国家中医药管理局
▶中医类别全科医师岗位培训规划教材◀

中医全科医学概论

主编　姜建国

中国中医药出版社
·北　京·

图书在版编目（CIP）数据

中医全科医学概论/姜建国主编. —北京：中国中医药出版社，2009.1（2024.11重印）

中医类别全科医师岗位培训规划教材

ISBN 978-7-80231-546-4

Ⅰ. 中…　Ⅱ. 姜…　Ⅲ. 中医学临床—教材　Ⅳ. R24

中国版本图书馆 CIP 数据核字（2008）第 179927 号

中 国 中 医 药 出 版 社 出 版

北京经济技术开发区科创十三街 31 号院二区 8 号楼

邮政编码 100176

传真　010-64405721

三河市同力彩印有限公司印刷

各地新华书店经销

*

开本 710×1000　1/16　印张 16.25　字数 282 千字

2009 年 1 月第 1 版　2024 年 11 月第 17 次印刷

书　号　ISBN 978-7-80231-546-4

*

定价　48.00 元

网址　www.cptcm.com

国家中医药管理局

中医类别全科医师岗位培训规划教材

编审委员会

主　任　于文明

副主任　洪　净　王国辰

委　员　（按姓氏笔画排序）

王希利　李灿东　张　敏　林　勋

呼素华　周　杰　周景玉　赵　明

洪　雁　顾　勤　徐金香　郭　栋

郭宏伟　崔树起

《中医全科医学概论》

编委会

前　言

社区卫生服务是城市卫生工作的重要组成部分，是实现人人享有初级卫生保健目标的基础环节。大力发展社区卫生服务，构建以社区卫生服务为基础、社区卫生服务机构与医院和预防保健机构分工合理、协作密切的新型城市卫生服务体系，对于坚持预防为主、防治结合的方针，优化城市卫生服务结构，方便群众就医，减轻费用负担，建立和谐医患关系，具有重要意义。因此，国务院《关于发展城市社区卫生服务的指导意见》以及人事部、卫生部、教育部、财政部、国家中医药管理局联合下发的《关于加强城市社区卫生人才队伍建设的指导意见》，明确提出了"到2010年，全国地级以上城市和有条件的县级市要建立比较完善的城市社区卫生服务，并实现所有社区卫生专业技术人员达到相应的岗位执业要求"的目标。

社区卫生服务具有综合、便捷、低廉、持续的特点，治疗的病种以慢性病、老年病为主，强调要将预防、保健、康复、健康教育、基本医疗、计划生育等六个方面为一体，而中医药在这些方面恰恰具有鲜明的优势，能够在社区卫生服务工作中发挥重要作用。

为落实国务院关于发展城市社区卫生服务的要求，提高中医药在城市社区卫生工作中的服务能力，国家中医药管理局先后发布了《中医类别全科医师岗位培训管理办法》和《中医类别全科医师岗位培训大纲》，对中医类别全科医师岗位培训工作提出了具体目标和要求。同时，国家中医药管理局人事教育司组织编写了本套"中医类别全科医师岗位培训规划教材"，并委托中国中医药出版社出版，以确保中医类别全科医师岗位培训的实施。

本套教材编写吸收、借鉴了"新世纪全国高等中医药院校规划教材"等系列教材编写的成功经验，专门举行了"中医类别全科医师岗位培训教材的编写工作研讨会"，邀请全国部分省、自治区、直辖市中医药管理部门分管人员以及中医全科医学专家参会，讨论并确定编写教材的目录框架以及参编人员的遴选条件。然后，进行全国招标，确定各门教材主编及主要编写人员，明确要求，统一认识，成立核心编写组，实行主编负责制，确保编写质量。

根据《中医类别全科医师岗位培训大纲》内容及学时数要求，本套教材共分八门，包括：《中医全科医学概论》《医学心理与精神卫生》《预防医学概论》《中医养生保健学》《中医康复学》《社区基本诊查技能》《社区中医适宜技术》和《社区临床常见病证及处理》。整套教材着眼于中医全科医学理论及相关知识的培训，注重体现中医特色，重点突出基本理论、基本知识和基本技能的传授。在培训内容的筛选、理论与实践课程的比例等方面均根据城市社区工作的特点和对从业人员的要求，力争满足城市社区卫生服务的需求。

"中医类别全科医师岗位培训规划教材"是我国第一套中医全科医学的培训教材，是一项开创性的工作，没有现成的模式可以参照，加之从启动到完成时间较短，故难免有疏漏、不完善之处，希望各地培训机构在使用过程中，及时反馈意见，以便再版时修改、完善，也为该专业其他层次教材的编写积累经验，提供借鉴。

国家中医药管理局人事教育司
2008 年 10 月

编写说明

　　《中医全科医学概论》是由国家中医药管理局主持编写的"中医类别全科医师岗位培训规划教材"系列中的基础理论教材。为培养既有中医学素质，又具备全科医学知识，能够胜任社区中医药工作的新型的中医类别全科医师而编写。力求使读者了解中医全科医学的有关基本理论、基本内容和基本方法，为进一步学习其他培训课程打下良好的基础。

　　本教材的编写始终遵循求实创新的原则，围绕中医学和全科医学的特点，运用中医学独特的理论与技术去丰富全科医学，同时运用全科医学的服务理念与模式去发展中医学。因此，本教材编写的指导思想是：突出中医特色，突出全科理念。编写的基本宗旨是：坚持科学性、理论性、基础性、适用性。

　　本教材共分为十章：第一章为绪论，主要介绍全科医学和中医全科医学的基本知识、基本概念；第二章为中医全科医学的理论基础，主要探讨中医学、生物医学、全科医学的哲学思想及中医全科医学的医学观；第三章为中医全科医疗的服务模式，主要论述中医全科医学在以人为中心、以家庭为单位、以社区为基础的社区卫生服务中的特点；第四章为中医全科医学的服务方法，主要谈中医全科医学在处理各类健康问题时所遵循的基本方法；第五章为中医全科医学的预防保健，主要阐述中医学的治未病和养生方法，以及全科医学的预防保健和健康教育；第六章为全科医疗中的医患关系与沟通，主要介绍医患关系的模式、医患关系沟通技巧与建立的策略；第七章为中医全科医疗中的伦理问题，主要阐述医学伦理学的基本知识及中医全科医疗中常见的伦理问题；第八章为中医全科医疗中的法律问题，主要介绍中医全科医生应该掌握的有关法律法规；第九章为中医全科医学的教育与科研，主要介绍中医全科医学教育的发展状况及科研的基本方法；第十章为社区中医药卫生服务，主要阐述社区中医药卫生服务的目标、质量、信息、法规管理。

本教材第一章由姜建国、郭栋编写，第二章由吕文亮、张国骏、黄学宽编写，第三、四章由顾勤、张玉英、戴小华、王志红、翁宁榕编写，第五章由吕文亮、王滨、张晓雪编写，第六、七、八章由佟子林、张宁苏编写，第九、十章由张敏、林勋、卫爱武、姚睿智编写。

全科医学在我国属于新生事物，而如何将我国传统中医学的基本理论、诊疗特色与全科医学的医学理念、服务模式进行互补、融合，更是一个全新的医学课题。中医全科医学的提出以及认识处于初期探索阶段，作为教材编写来说难免存在不妥之处甚至错误，在此诚恳地希望读者提出宝贵的批评和建议，以期进一步完善之。

编委会
2008 年 11 月

目 录

第一章 绪论 …………………………………………………… (1)

第一节 全科医学 ……………………………………………… (1)

第二节 全科医疗 ……………………………………………… (8)

第三节 全科医生 ……………………………………………… (10)

第四节 中医全科医学 ………………………………………… (11)

第五节 中医全科医疗 ………………………………………… (18)

第六节 中医全科医生 ………………………………………… (26)

第二章 中医全科医学的理论基础 …………………………… (32)

第一节 中医全科医学的哲学基础 …………………………… (32)

第二节 中医全科医学的医学观 ……………………………… (46)

第三章 中医全科医疗的服务模式 …………………………… (55)

第一节 以个人为中心的服务 ………………………………… (55)

第二节 以家庭为单位的服务 ………………………………… (72)

第三节 以社区为基础的服务 ………………………………… (82)

第四节 防治并举、简便验廉的服务 ………………………… (90)

第四章 中医全科医学的服务方法 …………………………… (92)

第一节 辨证论治 ……………………………………………… (92)

第二节 对症治疗 ……………………………………………… (109)

第三节 接诊技巧 ……………………………………………… (111)

第四节 评估方法 ……………………………………………… (113)

第五章 中医全科医学的预防保健 …………………………… (125)

第一节 中医学治未病理论和养生方法 ……………………… (126)

第二节 全科医学的预防保健和健康教育 …………………… (136)

第六章 全科医疗中的医患关系与沟通 ……………………… (148)

第一节 医患关系及其基础 …………………………………… (148)

　　第二节　沟通与医患关系 ……………………………………………（153）

　　第三节　医患关系沟通技巧 …………………………………………（156）

第七章　中医全科医疗中的伦理问题 ………………………………（164）

　　第一节　中医全科医疗的伦理基础 …………………………………（164）

　　第二节　中医全科医疗中常见的伦理问题 …………………………（172）

第八章　中医全科医疗中的法律问题 ………………………………（183）

　　第一节　中医全科医疗的相关法律制度 ……………………………（183）

　　第二节　中医全科医疗中常见的法律问题 …………………………（202）

第九章　中医全科医学的教育与科研 ………………………………（205）

　　第一节　中医全科医学的教育 ………………………………………（205）

　　第二节　中医全科医学的科研 ………………………………………（209）

第十章　社区中医药卫生服务 ………………………………………（219）

　　第一节　社区中医药卫生服务概述 …………………………………（219）

　　第二节　社区中医药卫生服务的管理 ………………………………（222）

　　第三节　社区合理用药 ………………………………………………（226）

　　第四节　社区中医药卫生服务的质量评价 …………………………（240）

参考文献 ………………………………………………………………（245）

第一章

绪 论

第一节　全科医学

一、全科医学的定义

全科医学，又称家庭医学，是 20 世纪 60 年代末在北美兴起的一门综合性的临床医学学科。经过三十多年的发展与完善，全科医学已逐渐形成了与传统的生物医学有明显区别的，具有独特医学观、方法论和系统学科理论的临床学科。全科医学的兴起弥补了当代高度学科化的生物医学的不足，真正实现了现代医学模式的根本性转变。

全科医学是在整合生物医学、行为科学和社会科学等学科的最新研究成果以及通科医疗的成功经验的基础上产生的具有独特的价值观和方法论的、综合性的临床医学学科。

全科医学作为一门临床学科，具备以下几个要素。①基本观念：整体医学观，即把医学所涉及的基本内容看成一个整体，把病人及其健康看成一个整体，为病人提供整体性的服务。②独特的方法论：系统整体性的方法，即一般系统理论和整体论的方法来理解和解决人类的健康问题，采用生物-心理-社会医学模式。③具体的服务方法或手段：以病人为中心、以家庭为单位、以社区为范围的服务方法，以预防为导向的临床预防方法，团队合作和自我发展的技巧，评价与处理社区常见健康问题的策略等。④独特的服务内容：主动为社区全体居民提供连续性、综合性、协调性、整体性、个体化、人性化的医疗保健服务。

二、全科医学产生的背景

全科医学的产生和发展是特定历史条件下的必然产物，也是医学科学发展的必然结果。全科医学的产生与人口的老龄化、疾病谱和死因谱的变化、卫生经费的压力、卫生服务模式的局限、社会人口迅速增长、家庭结构功能的变化等因素有密切的关系。

(一) 社会人口老龄化因素

人口老龄化是当今世界的重大社会问题，我国更是人口老龄化比较严重的国家。2005 年底全国 1% 人口抽样显示，我国 65 岁以上人口达到 10045 万人，占总人口数的 7.69%。按照老龄化评判标准，我国已成为人口老龄化国家。根据联合国对中国人口发展的预测，到 2010 年，中国总人口将达 13.73 亿，65 岁及以上人口所占比重为 8.1%。到 2050 年，中国总人口将达 14.78 亿，65 岁及以上人口所占比重为 22.6%。伴随着老龄化社会的到来，慢性疾病成为损害老年人健康的主要因素，居疾病谱和死因谱前几位的疾病均好发于老年人，老年人成为医疗保健服务的重点对象，老年人群体对综合性保健的需求日益凸显。人口老龄化也使社会对卫生服务的需求和医疗费用迅猛增长，社会对以家庭为单位的综合性保健的需求，尤其是对防治保康一体化服务的需求已十分迫切。

中医的养生理论和方法，对于老年病的防治有着独到的优势。《素问·上古天真论》中有"外不劳形于事，内无思想之患，以恬愉为务，以自得为功，形体不敝，精神不散，亦可以百数"的论述。中医学注重身心调养，保持形与神俱，重视阴阳平和，追求健康人生，使人的生命质量得到提高。如《灵枢·本神》说："故智者之养生也，必顺四时而适寒暑，和喜怒而安居处，节阴阳而调刚柔，如是则邪僻不至，长生久视。"中国古代有多种多样的运动形式和方法，如导引、八段锦、太极拳等，这些健身方法都比较适合老年人的生理特点。此外，还可适当用药预防衰老和疾病，明代李时珍的《本草纲目》中即录有 390 余首健身长寿方。社会人口的老龄化，给中医学的研究和临床实践提供了更为广阔的空间。

(二) 疾病谱和死因谱因素

疾病谱和死因谱的变化要求卫生服务必须提供连续性的医疗保健。各种慢性病如心脑血管病、恶性肿瘤、糖尿病等已占据疾病谱和死因谱的主要地位。慢性病与多种因素有关，发病机制十分复杂，常涉及躯体的多个器官、系统，生活习惯、行为方式、心理、社会因素等在疾病过程中起重要作用，通常有长期的演变过程。这就要求医生必须能够提供长期的、连续的，而且是综合性的医疗保健服务。目前通行的专科医疗因受各种条件的限制，无法承担这一重任，能够充分提供这种卫生服务的只有全科医疗。

中医学的整体观、辨证施治、治未病的基本理念和方法与现代医学生物、心理、社会和环境相结合来预防疾病和提高健康水平的未来医学发展方向是一致的。中医学强调发挥人体自身的调节作用，通过个体化诊疗手段、宏观调节、整体处理，保持人体的阴阳平衡，达到健康状态。中药大多源于自然界的植物、动物或矿物，通过适当配伍来调整人体平衡，其采用天然药物、毒副作用小的优势与当今全球回归自然的趋势是一致的。中医对慢性病的防治方法除药物外，还有非药物方法，包括针灸、按摩、推拿、气功、体疗等。疾病谱和死因谱的变化，使中医更加有了用武之地。

（三）卫生经费压力因素

卫生经费的压力迫使医疗保健由传统的病后治疗转为病前干预。卫生经费的迅猛上涨及其效益的降低是世界性问题，而由于我国仍然属于发展中国家，全科医疗又刚刚开展，这种情况尤为严重。本来人均卫生经费就比较少，而其中的绝大部分又都用在疾病的治疗上，用于预防和卫生保健的费用寥寥无几。卫生资源的不合理配置和应用主要表现在以下几个方面：一是大部分卫生经费消耗在城市大医院的房屋建设、大型设备的添置和疾病的诊疗上，而花费在基层医疗、预防保健上的费用越来越少。二是大都市医院林立，重复建设，资源浪费极其严重，而广大农村的贫困地区缺医少药、因病返贫的状况颇为令人担忧。三是大医院门庭若市，收入颇丰，而基层医疗单位、乡镇医院却门庭冷落，难以支撑。总之不良的医疗体制和单一的专科医疗，不但使广大的人民得不到应有的医疗保健，也极大地浪费了国家投入的医疗经费。医疗体制改革的关键就是医疗卫生政策应该向基层医疗、全科医疗、预防保健方面倾斜。也就是说，要从根本上解决我国的医疗卫生保健问题，开展全科医疗是一条必由之路。

（四）卫生服务模式因素

医院的现代化虽然为公众提供了高水平的技术服务，但在满足公众技术需要的同时，这种高技术服务也越来越机械化。中医在卫生服务模式上追随现代医学，盲目建设大医院，而城市社区和农村乡镇中医人才匮乏，直接导致了中医贴近基层医疗、贴近人民群众的特色逐渐消失。中医医院模式的专科化服务已明显暴露出其内在的局限性和片面性，具体表现在：①中医院西化严重：医院的专科化服务以治疗疾病为主，忽视预防、保健和康复，过度依赖大型仪器设备，中医的优势病种不明确，尤其是在当前以药养医、以设备养医的前提下，大多数高等中医院校毕业生在进入医院后不久就被西化；②中医特色不能发挥：治未病是中医的核心理念，但在医院模式下，仅能使所在地区 15% 的人口受益，去医院治疗的多是已病病人，失去了最佳的治未病时机；③服务时间的局限：中医院只为患者提供片段的医疗服务，不能实现中医所强调因时、因人、因地制宜，也不能对患者的治疗效果进行连续观察，直接造成了中医疗效的降低；④服务方法的局限：中医院的医生在局限于某一专科的同时，在治疗方法上也更加单一，绝大多数只采用汤药的形式，而缺乏传统中医的综合性、多样化治疗手段；⑤服务模式的局限：医院大多仅接受那些需要高技术、专科化服务的病人住院进行治疗，很少涉及社区和家庭保健，使中医药离群众越来越远，明显降低了中医药服务的可及性，而住院治疗也给病人及家庭带来诸多不便，尤其是需要长期照顾的老年、慢性病人及其家庭。总之，卫生服务模式的单一成为制约中医发挥效应的重要因素，中医卫生服务模式的多元化发展势在必行。

（五）社会人口迅速增长因素

社会人口的迅速增长与医疗保健系统的供需矛盾日益严重。世界在发展，社会在进步，人们的生活水平在提高，健康观念也在发生着变化，不仅要求治疗疾病，而且要求提高生活质量，对于医疗卫生在预防疾病和增进心身健康方面的需求明显增加，要求也明显提高。然而，现实是社会为公众提供卫生服务的能力远远跟不上因人口增长而导致的公众对卫生服务需求的增长速度，医疗保健系统的服务能力与公众需求之间出现了尖锐的矛盾。都市大医院病人聚集，疲于应付，医患关系紧张。这就说明大力培养既能治疗疾病、又能提供保健服务的多面手医生是十分必要的。目前我国城市居民的医疗负担越来越大，广大农村缺医少药的现象日趋严重。因此，培养全科医生更是十分必要和迫切的。

（六）其他因素

全科医学也是现代医学科学发展的必然产物。随着现代科学的发展，人们对于生命科学的认识也不断深化，其他学科领域的内容必然向医学渗透，从而改变医学观。

同样，行为科学、社会科学的研究成果对中医全科医学的产生和发展具有重要意义。这些研究成果更系统地阐明了行为、心理、社会等因素与疾病或疾患发生、发展的关系及相互作用的机制，为中医学引入新观念，更好地服务于基层提供了可能。随着行为科学、社会科学的融入，医患互动成为医学研究的对象，这使得本身强调文化属性的中医学找到了与这些学科更多的结合点。现代系统论、控制论和信息论对中医学的研究，更有助于整理和形成具有中医特色的系统整体性的思维模式。上述学科都对中医全科医学的发展起着积极的推动作用，将为中医全科医学进入社区奠定坚实的理论基础。

三、全科医学的目的

任何医学学科都有独特的目的，明确本学科的目的是确立一个独立学科的基础，全科医学也不例外。

医学的最终目的是要保障人类的健康。具体说来，在医疗过程中要关心病人、理解病人、服务病人、满足病人的需要，提高人类的健康水平和生活质量。要达到这个目的，医学就不仅仅要研究生命科学，还必须整合、利用行为科学和社会科学的知识和技术。医学既具有自然科学的属性，又具有社会科学的属性。医学服务既是技术服务，又是艺术服务，是技术服务与艺术服务的有机结合。在这方面，可以说中医学与全科医学比较贴近医学的本质。

现代的生物医学用孤立、静止、封闭、机械的方法去研究和解决人体器官、系统的问题。为了弥补生物医学的缺陷，有必要建立一种全新的医学观念和方法，为人类的健康服务。因此，发展全科医学的另一个目的就是要综合生物医学、行为科学和社会科学研究的成果，开创一种全新的医学，以满足关心病人、理解病人、服务于病人的需要，这就是全科医学的整体医学观、系统整体性的方法和由此产生的基本原则，也体现了医学科学发展的必然趋势和规律。全科医学进一步结合与汲取中医学的特色和优势，逐渐发展具有中国特色的全科医学。

总之，发展全科医学的目的主要包括以下三个方面：①进一步修正、完善现代医学体系，还医学服务于人而不是服务于病的本来面目；②彻底实现医学模式的转变，建立医学服务于人、解决健康问题的观念、方法和原则；③建立医学服务于大多数人群、服务于基层的模式，形成优质、高效、公平的卫生服务体系。

四、全科医学的研究对象

全科医学与生物医学不同。就服务的范围而言，有个人、家庭、社区；就服务的内容而言，主要解决的是社区常见的健康问题。

具体说来，有以下内容。

以个人为中心，研究完整的人及其健康问题，理解病人或健康的人作为一个完整的、活生生的人的特征及其需要。

以家庭为单位，研究家庭成员的健康问题，及与整个家庭的互动关系，理解病人作为家庭成员的特征与需要。

以社区为范围，研究社区中全体居民的健康问题，理解整个社区人群的特征和需要。

以预防为导向，研究健康问题而不是疾病问题，尤其注重研究社区常见的健康问题，理解作为一个独特医学专科的服务特征和作用。

五、全科医学的基本特征

（一）人性化照顾

以人为中心是全科医学的重要特征之一。全科医学从过去的生物医学单一研究"人的病"而转为研究"病的人"，并拓展到健康的人。全科医疗重视人胜于重视疾病，它将病人看做是有生命、有感情、有权力和个性的人，而不仅仅是疾病的载体；其服务目标不仅是要诊疗疾病，更重要的是预防疾病和维护健康。因此，全科医生充分考虑和尊重人的生理、心理和社会需求，以人性化服务调动人的主动性，使之积极参与健康维护和疾病控制的过程，从而达到良好的服务效果。

（二）综合性照顾

全科医学为人的健康提供"全方位"和"立体性"的照顾。这种综合性体现在：①在服务层面上，应用生物-心理-社会医学模式进行临床思考，从多角度认识和解决人的健康问题；②在服务范围上，以家庭为单位，充分兼顾到社区和个人，使人人都可以享有健康服务；③在服务内容上，根据社区居民的健康需求和需要，提供预防、医疗、保健、康复、健康教育的一体化服务；④在服务手段上，结合社区资源和现有条件，应用现代医学、传统医学或替代医学等为社区居民服务。

（三）连续性照顾

全科医生努力与社区居民建立起一种固定、长久、亲密的朋友式关系，提供连续性的服务。其连续性可包括以下几个方面：①人生生命周期的各个阶段都可覆盖在全科医疗服务之下；②疾病周期的各个阶段，提供从健康维护、疾病预防、疾病诊治、后期康复的全程照顾；③无论何时何地，全科医生对其服务对象都负有连续性责任。

（四）协调性照顾

全科医生是社区居民的"健康代理人"，处于整个医疗保健网络中的"枢纽"位置，他不仅掌握着各类医疗机构和专家的信息，也掌握着家庭和社区支持服务系统的信息，可以动员各级各类资源服务于病人及其家庭。全科医生的协调作用通常表现为通过会诊、转诊和会谈等协调措施，与专科医生和病人家庭等方面积极合作，共同解决病人的问题，从而确保其获得正确、有效和高质量的健康照顾。

（五）可及性照顾

全科医疗服务机构设立在社区中，是公众为其健康问题寻求卫生服务时最先接触、最经常利用的医疗保健部门，是整个卫生保健体系的门户和基础，80% ~ 90%的健康问题可以在社区得到很好的解决。全科医疗是可及、高效的基层医疗服务，它对社区居民应体现出地理上的接近、使用上的方便、关系上的亲切、结果上的有效及经济上的可接受性等一系列使人易于利用的特点。

（六）以家庭为单位的照顾

以家庭为保健单位的原则是全科医学作为一门独立学科的重要基础，也是全科医学鲜明的专业特征。家庭是全科医生的服务对象，又是其诊疗工作的重要场所和可利用的有效资源。因此，全科医生要善于了解、评价家庭结构、功能与周期，发现其中对家庭成员健康的潜在威胁，及时采取相应的干预措施，改善家庭功能。

（七）以社区为范围的照顾

全科医生生活在社区中，社区是其相对稳定的服务范围，这有助于其充分了解社区，协调社区中的各种资源，形成有利于社区居民健康的良好环境，保持卫生服务的可及性和可用性。全科医生在诊疗服务中，既要利用其对社区背景的熟悉去把握个别病人的相关问题，又要关注社区人群的整体健康。

（八）以预防为导向的照顾

全科医疗围绕着"生命周期保健"，根据服务对象生命周期的不同阶段中可能存在的危险因素和健康问题，提供不同层次的预防服务。全科医生接受过临床医疗为中心的一体化服务训练，能够掌握预防医学的基本知识，并以此作为技术核心，胜任对服务对象进行长期跟踪式的预防服务。全科医生将每次与社区居民的接触看成是提供预防保健的良机，随时提供个体化预防服务。

（九）团队合作的工作方式

全科医学的发展历程证明，在提供综合性、协调性、持续性健康照顾的过程中，全科医生需要与公共卫生、康复、理疗、心理、营养、口腔、护理等各类医护人员及社会工作者、社区义工等相互配合，组成健康照顾团队，围绕全面改善个体与群体健康状况和生命质量的目标共同努力。

全科医学所涉及的范围及与其他医学学科的比较：其他医学学科只研究人的某一部分及其相关的健康问题，如社会医学研究人的社会特性及其健康问题的社会相关性和社会性的干预措施；医学心理学只研究人的精神特性及其相关的健康问题和心理干预措施；家庭社会学和家庭治疗学只研究人的家庭特性及其相关的健康问题和家庭干预措施；生物医学只研究人的躯体结构和功能及其相关的健康问题和生物医学干预措施。"部分"是以上医学学科的特征，"整体"、"通科"则是全科医学的特征，全科医学实质是以上各类医学内容的综合。

全科医学虽然是现代其他医学学科的整合，但是应该视为一门独立的临床医学专科，理由如下：①它有自己独特的价值观和方法论；②它有自己特定的服务对象、服务范围和服务方法；③它在卫生服务体系中的作用是其他任何专科所无法取代的。

第二节　全科医疗

一、全科医疗的定义

全科医疗是指由全科医生所从事的医学实践活动。它具备了两个整合：一是整合生物医学、行为科学和社会科学的最新研究成果而发展起来的一种新型的基层医疗模式；二是整合了内、外、妇、儿等各临床专科的医疗服务，具有"通科"的特点。全科医疗又是一种以个人为中心、家庭为单位、社区为范围的连续性、综合性、整体性、个体化、人性化和防治保康教一体化的医疗保健服务，能满足病人及其家庭的完整需要，是医疗保健系统的基础和"门户"。

二、全科医疗的基本特征

（一）是一种基层医疗服务

全科医疗处在三级医疗保健体系中的底层，其核心是为基层的社区居民提供基本的医疗保健和公共卫生服务。全科医疗是公众为解决其健康问题最先接触、最经常利用的医疗保健部门，它能够以社区适宜的手段解决社区居民 80%～90% 的健康问题，同时能根据患者病情需要及时将病人转诊。

（二）是一种专科医疗服务

全科医疗是关于综合性处理社区常见健康问题的医学专科，也是关于基层医疗、初级卫生保健、社区卫生服务的医学专科。它不仅具有自己独特的理论和知识体系，而且形成了与众不同的价值观和方法论，它在整个医疗保健体系中所扮演的角色是其他任何医疗服务所不能替代的。

（三）是一种以家庭为单位的医疗服务

全科医疗充分认识到家庭与个人健康之间存在的密切关系，重视家庭要素在健康维护中的作用，许多国家也称其为家庭医疗。全科医疗正是通过维护家庭的健康，进而更深入地维护个人的健康。将家庭这一要素引入医疗之中，同时兼顾个人和社区，这是全科医疗区别于其他专科医疗和一般基层医疗服务的典型特征。

三、全科医疗和专科医疗的区别

全科医疗和专科医疗的区别见表 1-1。

表 1-1　　　　　　　　全科医疗与专科医疗的区别

特征	全科医疗	专科医疗
服务对象	较少而稳定（1：2500～1：2000 左右）	杂而流动性强
服务内容	防治保康教（计）一体化	医疗为主
服务重点	社区常见健康问题	疑难危重症
服务层面	较宽，涉及生理、心理和社会各方面	较窄，常局限于某系统、器官的病变
服务单位	以家庭为单位，涵盖个人、社区	个人为主
服务手段	适宜技术、综合性服务，经济	高新技术，昂贵
服务责任	持续性，从生前到死后	间断性
服务宗旨	以健康为中心，全面管理 以人为中心，病人主动参与	以疾病为中心，救死扶伤 以医生为中心，病人被动服从

第三节　全科医生

一、全科医生的定义

全科医生是接受过全科医学专门训练的、具有全科医学知识结构和诊疗思维的医生。全科医生的医疗保健服务以社区为主体，他们必须树立整体医学观和以病人为中心的服务理念，掌握系统整体性的医疗服务方法，熟练运用全科医学的基本原则，并在实践中整合内、外、妇、儿等各临床专科的知识和技术以及行为科学、社会科学等方面的最新研究成果，着重于解决社区常见的健康问题，主动为社区全体居民提供以个人为中心、家庭为单位、社区为范围、预防为导向的连续性、综合性、协调性、整体性、个体化及人性化的医疗保健服务。

全科医生应该是法定的首诊医生，是病人进入医疗保健系统的"门户"和"引路人"。全科医生是个人及其家庭的朋友、"健康保护神"和利益维护者。全科医生是健康保险系统的最佳"守门人"。作为守门人，全科医生首先要用最少的资金解决更多的问题，要把大部分社区常见健康问题用最少的资源解决在社区，只把少量的疑难问题转诊给其他专科医生，以便合理利用卫生资源，降低医疗费用。

二、全科医生的工作任务

全科医学的性质决定了全科医疗的服务内容，从而也相应地确立了全科医生的任务，主要如下。

1. 社区各种常见病、多发病的综合照顾，把握会诊、转诊时机。
2. 急、危、重病人的院前急救与转诊。
3. 社区人群的健康管理和慢病管理。
4. 负责老人、妇女、儿童、残疾人等社区重点人群保健。
5. 开展个人与群体的健康教育。
6. 医疗与伤残的社区康复。
7. 提供初步的心理咨询与治疗。
8. 计划生育技术指导。
9. 以个人、家庭健康档案为核心的社区卫生服务信息系统的建立与管理。

10. 通过团队合作执行卫生防疫、初级卫生保健任务。

三、全科医生和专科医生的区别

全科医生与专科医生的区别，见表1-2。

表1-2 全科医生与专科医生的区别

项目	全科医生	专科医生
接受训练	病房教学训练与社区实践训练结合	病房训练为主
医学模式	以生物-心理-社会医学模式为基础	以生物医学模式为基础
照顾重点	以人为中心，注重伦理和病人需要	以疾病为中心，注重诊治
服务对象	社区全体居民，包括病人和健康人	只为就诊病人服务
服务内容	防治保康教（计）一体化，照顾健康	治疗疾病
医患关系	主动、连续的服务，关系密切	被动、间断的服务，关系疏远
服务单位	以家庭为单位，涵盖个人、社区	个人为主
服务特点	预防为主，处理早期未分化的疾病	治疗为主，处理高度分化的疾病
诊疗手段	物理检查为主，注重个人经验	依赖高级仪器设备
服务目标	以满足病人需要为目标，以维护病人的最佳利益为准则	以诊治疾病为目标，注重个人的研究兴趣

第四节 中医全科医学

一、全科医学与中医学的同一性

中医学之所以历经数千年而不衰，至今仍在人类的医疗保健中发挥着不可替代的作用，是其自身哲学思想、医学理论、诊疗方法的科学性、先进性和优势所决定的。随着疾病谱的变化、老龄化社会的到来和健康观念的转变，中医学的优势与特色越来越显现出来。产生于20世纪60年代的全科医学，提出了有别于现代医学的新的医学理念与医疗服务模式，与古老传统的中医学十分相似，给中西医结合与发展带来了新的契机。中医全科医学的建立和发展，是中医学适应时代和民众需要，将其特色和优势进一步发扬的大好机会。

中医学的基本理论与诊疗方法十分重视整体性、全面性和实用性。诸如天人合参的整体观、阴平阳秘的健康观、内外相因的疾病观、辨证论治的诊疗观、未病先防的预防观、药食并重的营养观、形神并调的养生观等等，而这些都在全科医学的体系中有所体现甚至颇为一致，如"以人为中心"、"以社区为范围"、"以预防为导向"、"个体化照顾"等等。所以说全科医学与中医学具有同一性。从历史渊源的角度，从东西方哲学的发展来看，是全科医学秉承了中医学的医学思想、基本原则、诊疗思维。当然全科医学的兴起，不但指导着现代医学不断地从局部走向系统、从系统走向整体、从疾病走向病人。而且逐步在很多方面与中医学达成共识，而达到辩证的统一。因此，结合全科医学研究中医，有助于加深对中医学的理解；反过来，研究传统的中医学，也能促进现代医学包括全科医学的发展，二者相得益彰。

（一）医学思维

全科医学遵循东方哲学的整体系统论，遵循生理-心理-社会的医学模式，这种整体医学思维与中医学非常一致。中医学最为突出的特点是整体观念和辨证论治，整体观念就是整体性医学思维的表现形式。中医学的整体观念认为人是一个有机整体，人体与自然界也是一个密切联系着的整体。人体本身不仅是个有机整体，而且作为万物之灵，生活在自然界中，生活在社会发展的过程中，与自然、社会有着密切联系，因此自然、社会环境与人的健康、疾病息息相关。人能顺应自然就能获得健康，而与自然不相应则会导致疾病。这种"天人相应"的整体理论，反映在全科医学中，则表现为其所具有的双重属性——生物属性和社会属性，即人为自然之物，又为社会之人，这就从一个侧面揭示了中医学与全科医学的内在联系。而生物医学的明显缺陷在于它忽视了人的社会属性，它把人看成是纯生物体，认为疾病完全可以用偏离正常的可测量的生物变量来说明。当今影响人体健康的原因有营养、环境和行为三大要素，社会因素几乎成为所有疾病的最终原因，医学的发展需要从整体意义上正确地、全面地把握健康和疾病的本质，将生物、心理、社会因素相结合来认识健康和疾病，因而传统的生物学模式逐渐被现代的生物-心理-社会医学模式所取代。全科医学提出的整体医学思想可以说是逐步趋向中医学，回归到医学的本质，同时很好地弥补了生物医学模式的不足。

（二）诊疗方法

全科医学诊疗方法与中医学有着惊人的相似，主要表现在以下几个方面。

1. 整体性照顾

在中医学的整体治疗观与全科医学的生物-心理-社会医学模式的指导下，全科医疗与中医临床就不是只着眼于病，而是着眼于人。疾病是受个体体质禀赋、季节气候、地理区域等多种因素制约和影响的复杂过程。因此，治疗时除必须通过对各种症状、体征及有关资料进行分析研究，以找出和抓住疾病的主要矛盾外，还需进一步考虑各种影响因素，对处方用药作出一系列适当调整，以提高治疗效果。这一基本观点中医表述为因人制宜、因时制宜、因地制宜。另外，整体医学观认为健康的定义为阴阳的动态协调平衡，疾病就是这种平衡被破坏。因此，治疗从总体上说就是通过调整阴阳，以求得新的动态平衡。故《内经》强调治疗疾病须"谨察阴阳所在而调之，以平为期"。

2. 基层门诊治疗

全科医学的起源完全不同于现代医学，它和中医学一样起源于社会基层，起源于普通居民之中。因此，全科医疗的临床诊疗特点与中医学如出一辙，均以基层门诊的治疗为主。正因为如此，所以全科医疗提出"以家庭为单位"、"以社区为范围"的诊疗特点。可知，全科医学与中医学同样都是基层百姓真正需要的医学，对于基层百姓有着同样的亲和力。

不可否认的是，中医学在当今的发展中出现了本位特色缺失、临床疗效下降等现实问题。全科医学趋向中医学，而中医学却向现代医学靠拢，这是值得反思的。社区基层正是彰显中医特色的最佳场所，社区中医药卫生服务的开展也正是中医回归本位的最好机遇。

3. 个性化诊疗

中医学认为人处于自然界和社会的动态变化中，影响其健康和疾病的因素是多方面的、十分复杂的，因此发病也是因人而异的。既然发病因人而异，那么治疗就不能千篇一律，所以中医学提出辨证论治，并且在这种诊疗思维的指导下，又提出"因人制宜"的治疗原则。全科医学在临床实践中也逐渐发现了现代医学认识疾病的局限性，承认个体发病的特异性，提出以人为中心以及人性化照顾的原则，并且在这种原则的指导下，主张个性化诊疗。这样，在"因人制宜"的前提下，中医学与全科医学趋向同一。

4. 各科兼通

全科医学与中医学一样，重视临床各科的兼通，重视医疗技术的全面掌握。尤其是中医理论体系的奠基之作《黄帝内经》，提到的治疗手段和方法涵盖了针、灸、砭石、导引、按跷、祝由、汤液等，内容非常丰富。清代医家徐大椿指出，凡学医者要以"通科"为目标。中医最重要的治病手段是中药和针灸，历代中医基本上都是药石并举、针灸并用。宋代校正医书局所刊《新校备急千金要方·序》云："留意于方术者，苟知药而不知灸，未足以尽治疗之体，知灸而不知针，未足以极表里之变，能兼是圣贤之蕴者，其名医之良"。古代中医大都像扁鹊、孙思邈一样，不问长幼妍媸、华夷愚智、怨亲善友，一视同仁，造福于州府县镇、或十里八村。《史记·扁鹊仓公列传》记载："扁鹊名闻天下。过邯郸，闻贵妇人，即为带下医；过雒阳，闻周人爱老人，即为耳目痹医；来入咸阳，闻秦人爱小儿，即为小儿医。随俗为变。"可知中医历来主张各科兼通，而分科施治只是有所侧重，强调临床的灵活性而已。

（三）防治思想

20 世纪医学的重大变革是全科医学的出现，促使医学的目的由原来的对抗疾病转向发现和发展人的自我健康能力。其所倡导的预防保健和健康教育，与中医学的治未病观、养生观、发病观颇为相同。全科医学重视人胜于重视病的观点，与中医学强调人在医疗活动中的主导作用一脉相承。中医在发病观上强调"疾之所生，人自为之"。因自身因素常常在疾病发生过程中占据主导地位，所以诸多疾病发生的主要危险因素是患者自身不良行为习惯。如激烈而持久的情志波动、摄食异常、起居不节、劳逸过度以及房室不节等都可损伤正气，使正常体质变为病理体质，直接或间接地导致疾病的发生和发展。强调许多疾病是"人自为之"，突出自身行为习惯在疾病发生发展中的作用，促使人们注意行为习惯的调摄，以防止疾病，增进健康。行为医学作为一个新兴学科已初露端倪，在规范着人们的行为，促使社会的文明进步。

全科医学与中医学同样强调社会因素对病人的影响，重视心理因素对人体健康和疾病的作用，重视医患关系互动的重要性，强调病人与医生的相互配合等等。"七情"是中医学对人的情绪变化的形象描述。中医学非常重视精神活动对疾病的影响，认为精神因素也是重要的致病因素，如情志过极、过喜、过悲等都易导致疾病的发生。而且在疾病的治疗和康复过程中也起着决定性的作用。这种"七情病因说"相当于全科医学中的社会心理因素致病说，重视心理因素对疾病的影响既是全科医学的重要特色之一，也是新的医学模式的基本观点。世界卫生组织提出了新的健康定义，即健康不仅仅是躯体没有疾病，而且还要具备心理健康。这一概念不仅对人们的身体也对人们的精神和社会行为做出判定，说明人的健康不仅是生理和心理精神的统一，而且也是人与环境和社会的统一。健康是一种身体上、精神上和社会上的完满状态，而不是没有疾病和虚弱的状态，从中也体现了中医学和全科医学共同认同的医学思想。

二、中医全科医学的定义

中医全科医学是以中医学为核心，结合全科医学的特点，融合其他学科的最新研究成果而形成的一门具有独特的价值观和方法论的综合性的临床医学学科。包括三方面的内容：①深化中医学在基层服务中积累的经验，如治未病、整体观念、辨证论治等；②移植了全科医学的知识、方法和技术，如家庭、社区观念的引入等；③围绕着中医更好地为基层服务，通过丰富和发展中医学，而发展新的观念、知识、方法和技术。中医全科医学要以人为中心，以维护和促进健康为目标，为个人、家庭与社区提供连续、综合、便捷的中医药服务。中医全科医学不仅考虑单纯从学术上提高中医的理论深度和水平，而且从服务模式上为中医药在社区的应用提供保障，从而有效提高中医临床的整体服务水平。

全科医学对于现代医学最大的贡献在于真正实现了医学模式的转变，建立起一种整体性的临床思维方式和原则，是对健康、疾病以及医学本身的再认识。中医全科医学必须立足于保持中医学特色与优势的基础上，融合全科医学的思想及模式，创立集预防、治疗、保健、康复、健康教育于一体的具有中国特色的新型医学学科。

以家庭为单位，服务于社区基层是中医全科医学的专业服务特征。现任卫生部部长陈竺在太平洋健康高层论坛上指出："科学家应逐步突破中西医学之间的壁垒，建立融中西医学思想于一体的21世纪新医学。这种医学兼取两长，既高于现在的中医，也高于现在的西医。"强调："中医的整体观、辨证施治、治未病等核心思想如能得以进一步诠释和光大，将有望对新世纪的医学模式的转变以及医疗政策、医药工业，甚至整个经济领域的改革和创新带来深远的影响。"因此，开展中医全科医学的研究正是中医学主动适应和促进医学模式转变的过程。整理和提升中医的临床思维，发扬和提高中医的服务模式特色，形成社区中医药文化氛围，指导中医全科医生掌握中医理论和技能，利用社区及家庭资源开展以健康为中心和以人为根本的服务，已经成为我国社区卫生服务的重要内容。

三、中医全科医学的性质

（一）是一门体现中医学全科特点的学科

现代中医学的发展片面强调医院模式，直接导致了中医学诊疗模式的"西化"倾向，抹杀了中医学的"全科"特点。由于过度强调学科的分化，中医药人才的培养也抛弃传统中医的教育特点而完全趋同于现代医学，导致目前中医药人才整体水平下降，同时缺少针药结合的复合型社区适宜人才。中医全科医学有别于传统中医学，侧重于为中医学更好地在社区基层应用提供理论支撑、诊疗思维和服务方法。

作为一门新学科，中医全科医学主要具备以下5个要素。①基本观念：整体医学观，除"天人相应、五脏一体、形与神俱"等中医学极具特点的理念外，还要强调中医学在卫生服务过程中的整体观及中医学在医事管理中的整体观。②方法论：采用系统整体性方法，整合生物-心理-社会医学模式，把握三因制宜，注重病人及其健康问题的时空"背景"和"关系"。③中医全科医疗的原则和特征（详见本章第五节）。④具体的服务方法或手段：如以人为中心的中医健康照顾方法、以家庭为单位和社区为范围的服务方法、中医治未病的服务策略、中医服务团队建设、中医全科医生自我发展技巧、社区常见健康问题的中医药评估及照顾方法等等；⑤服务内容：发挥中医简便验廉的特点，为社区全体居民提供连续性、综合性、协调性、整体性、个性化和人性化的医疗保健服务。

（二）是一门综合性的医学学科

中医全科医学的综合性体现在很多方面，具体表现为中医学各临床学科的综合、中医学各种治疗手段的综合、中医学与现代医学及其相关学科的综合，甚至是中医学与社会学、家庭学、经济学、管理学等非医学学科的综合。由于涉及如此众多的学科，很容易使人产生误解，即中医全科医学是否属于中医学的范畴。"以学统术"是中医学学术发展的基本思路，判定某一学科是否属于中医学的关键是看其是否受中医基本理论的指导，如穴位注射，虽然方法是现代医学的，药物也是现代医学的，但经络理论是中医的，那么穴位注射就是对中医治疗方法的丰富。同样，中医全科医学始终是在中医理论指导下的。中医学的整体观念、辨证论治、三因制宜、治未病等医学思想，同样是中医全科医学的精髓所在。因此，中医全科医学一定是以中医学为核心的医学。但是我们回顾中医学近年的发展，不难发现在其朴素自然的思维方式、服务实践和医患关系等方面，其理论层次和实践水平不能满足现代基层卫生服务的需要。中医全科医学就是在整体医学观和系统整体性方法下对中医学的学术体系和服务模式的再构建，是对中医学学术的丰富和发展。当然，中医全科医学的研究才刚刚起步，其学科体系还有待进一步完善，但随着中医在社区卫生服务中作用的日益凸显，中医全科医学必将成为中医学学术发展的新方向。

（三）是一门服务于基层的医学学科

推进初级卫生保健是实现人人享受卫生保健的核心策略。传统中医的诊疗活动，大多有着自己的诊疗区域，在基层扎根，服务特定的人群，采取登堂入室的行医方式。而现代中医学的发展受到了西医学"大医院"模式的深刻影响，片面强调学科分化、"医院名科"的发展方式，直接导致了传统中医乏人乏术。中医全科医学在整体观念思想指导下，立足于基层医疗，长于把握精神、社会、自然因素之间的相互作用和影响，以满足和实现社区卫生服务的个性化、人性化的需要。中医诊疗疾病简便易行实用，无需昂贵的设备、精密的仪器，且疗效明显，更是十分适宜在社区开展工作。

（四）是一门注重人文社会科学的医学学科

中医学从中国传统文化中汲取了丰富的营养，本身就十分注重人文社会科学，注重在卫生服务中的医德修养和人文关怀。中医学历来称"医乃仁术"。认为"上医医国，中医医人，下医医病"。把治病、救人、济世看作三位一体。《素问·著至教论》曰："上知天文，下知地理，中知人事，可以长久，以教众庶，亦不疑殆。医道论篇，可传后世，可以为宝。"指出医者既要博学多才，更要重视医德。《大医精诚》更被视为行医必备之操守。中医全科医学发扬了中医学的这一特点，也融入了现代人文社会科学的新理念，在强调技术水平重要性的同时，更注重卫生服务艺术水平的重要性和必要性。

四、中医全科医学的目的

中医全科医学是一门综合性非常强的新兴医学学科，内容与其他学科有许多交叉重叠，因此在短时间内划清中医全科医学的学科界限是相当困难的，还需要进行更多的研究，逐步完善其学科体系。医学的最终目的是要理解病人、服务于病人、满足于病人的需要，提高个人和人群的健康水平和生活质量，绝不是单纯的治疗疾病。医学从其科学属性上，是自然科学、社会科学、人文科学的最佳结合点，中医学更不例外。但中医学也有其特殊性，从中医全科医学的角度来看，一方面中医学植根于中国传统文化，对生命、疾病和健康有着独到的认识，其精华尚有待于进一步挖掘提高；另一方面，中医学有着相对完整的理论体系，与现代医学及其他学科融合的难度相当大，适合中医学应用发展的道路亟待探寻。

发展中医全科医学的目的包括以下三个方面：①实现医学模式的转变。在医学模式上，中医学与全科医学在理念上有了更多共同的语言，为在更高层面上的中西医结合带来了可能，也为中医走向世界提供了新途径。②丰富中医学理论和临床体系。将全科医学、行为科学和社会科学的理念及方法融入中医学，促进中医学学术水平的提高。③建立中医学服务基层的理想模式。使中医成为基层卫生保健的主流手段，发挥其解决各类常见健康问题的优势。从中医全科医学的目的来看，中医全科医学是在医学模式转变的大前提下，立足保持和发挥中医药特色优势，满足基层卫生保健服务中发展起来的，它的理论和方法不仅将对中医学的发展产生重大作用，也会对世界全科医学的发展产生积极影响。

第五节　中医全科医疗

中医全科医疗是在城市社区和农村基层发挥中医应有作用的重要模式，是扩大中医服务层面、提高中医服务能力和促进中医文化传播的重要途径。

一、中医全科医疗的定义

全科医疗是现阶段世界各国公认的基层医疗的最佳服务模式。美国家庭医师协会（AAFP）对家庭医疗的定义是：家庭医疗是一个对个人和家庭提供连续和综合性卫生保健的医学专业，它是一个整合了生物医学、临床医学和行为科学的宽广专业。家庭医疗的范围涵盖了所有年龄、性别、每一种器官系统及各类疾病实体。

中医全科医疗是在中医学和全科医学的基本理论指导下，整合多学科领域的知识和技能，发挥中医学在基层卫生服务中的特色和优势，解决社区常见健康问题的一种医疗服务。

二、中医全科医疗的基本特征

（一）是一种基层医疗服务

世界上公认的理想的医疗保健体系，应该由三个不同级别的医疗机构组成，而且在医疗服务上分工明确，各负其责，互补互利，相互合作。同样，中医的医疗机构也必须合理分级定位，理想的中医医疗保健体系应该由以社区为基础的基层医疗服务机构、中间的二级专科医院、顶部的三级综合医院共同组成。其中三级综合医院应该是中西医并用，科研医疗并重，致力于用现代科学研究中医，突出用中医方法解决疑难危重症。二级专科医院则突出中医特色专科，发挥中医在某些疾病上的治疗优势。基层医疗覆盖面大，能够解决社区居民80%～90%的健康问题，中医理应融入其中，成为社区居民解决健康问题时最先接触、最常利用的卫生服务手段之一。

（二）是以门诊为主体的服务

中医全科医疗的主要工作场所是在社区卫生服务机构的门诊，中医自古就有"坐堂"行医的传统方式，所以主动服务于社区和家庭是传统中医诊疗活动的特色。中医大多有着自己的诊疗区域，采取登堂入室的行医方式。从某种意义上讲，古代名医大都是社区医生，而社区医疗所具备的病人情况熟知、便于疗效观察的特点，也使社区成为培养中医名家的场所。中医学的理论体系和诊疗手段来自于基层实践，中医进入社区是其理论体系和服务模式的回归和飞跃。

中医全科医疗提供以门诊为主体的第一线医疗照顾，也是首诊服务的重要内容。它能发挥中医在解决社区居民常见健康问题上的优势，并根据病情的需要安排病人方便而及时地转入同级但不同机构的全科或其他科医生，也可转入上级医疗机构。因此，中医全科医疗将成为中医进入我国基层卫生服务和医疗保险两种体系的基础，发挥其"守门人"的作用。中医全科医疗将成为中医在社区发挥作用的最佳切入点。

（三）是一种新型的医疗服务模式

中医全科医疗不同于以医院为主体的现代中医卫生服务模式，也不是传统中医门诊或坐堂服务模式的翻版，而是对中医诊疗服务模式的丰富和发展。现代中医发展过程中，片面强调大医院模式，中医在基层卫生保健中的作用得不到应有的重视，中医学的"全科"特色也消失殆尽。中医全科医疗整合现代全科医疗的先进理念，如面向家庭、立足社区、团队服务等，在整体观念和辨证论治的指导下，进一步丰富中医学的价值观和方法论，在全科医疗保健体系中所扮演的角色是其他任何医疗服务所不能替代的。

（四）是综合性的中医医疗服务

中医全科医疗的综合性体现在服务方法上，则是集医、针、药等各种方法为一体，中医学除有药物的内服、外用外，还有针刺、艾灸、按摩、推拿、正骨、食疗等多种预防治疗手段。综合治疗自古就被广大中医所认识、重视与运用，传统中医大家多是精医能针识药。《内经》中就有"毒药治其内，针石治其外"，"病形已成，乃欲微针治其外，汤液治其内"等服务方法与原则。《伤寒论》中也有"太阳病，初服桂枝汤，反烦不解者，先刺风池、风府，却与桂枝汤则愈"等具体病证的针灸与药物的合理运用。唐代著名医家孙思邈认为"若针而不灸，灸而不针，皆非良医也；针灸不药，药不针灸，尤非良医也"，显然把是否同时精通针和药作为评判医生优劣的一个标准。金元四大家更是擅长针药并用的医家。现代研究也表明，针药相互结合，可达到作用互补、疗效叠加、减轻药物不良反应的目的。

全科医疗服务包括预防、治疗、保健、康复、健康教育等多方面的内容，中医在这些方面都具有独特的优势。中医全科医疗在服务内容上的综合性，正可以使之服务于社区健康维护的方方面面。

（五）是有中国特色的全科医疗

全科医疗在各国的发展状况不尽相同，英国、美国、加拿大、澳大利亚的模式各具特点，皆因必须充分结合本国的政治、经济、文化和医疗卫生状况。因此，本土化是全科医学发展的必然途径和重要特点，这就要求我们必须建设有我国特色的全科医学体系。中医学是我国卫生服务体系中最具优势和潜力的资源之一，把2000多年来一直长盛不衰、且被人民群众广泛认可的中医学融入社区卫生服务体系中，无疑是具有中国特色的全科医疗最为重要的内容。

三、中医全科医疗的原则

中医全科医学以中医理论为指导，结合临床医学、预防医学、康复医学、心理学、社会学及其他人文科学知识，以中医中药、针灸、推拿等常用方法为主，为社区居民开展养生、保健、预防、医疗、康复等综合全面的服务。在服务实践中，遵循以人为根本，以预防为导向，强调三因制宜，注重医患关系，立足社区服务，建全健康档案，贯彻健康教育等基本原则。

（一）以人为根本

"医乃仁术"是中医传统伦理观的核心，行医之人必怀仁爱之心，以病者之苦为苦，志存救济，关爱众生，潜心医术，治病救人，挟精良之技，行仁义之道。

中医全科医生在日常工作中，应常怀悲悯仁爱之心，无论长幼贫富，远近亲疏，时时处处以人为本，以关爱健康、解除疾苦为宗旨。不仅关注人所患的病，更要关注患病的"人"——他的痛苦、情感、习性、体质，在整体观念指导下，因人、因时、因地制宜，辩证灵活地开展保健养生、防病治病工作，始终以保持人体阴阳气血平衡，维持身心健康——"形神兼备"，追求人与自然和谐相处——"天人合一"为最高境界，努力做到"手中有术，眼中有人"。

人除自然属性外，尚有社会属性，文化、信仰、经济状况、习俗对人们的健康与疾病均有影响。中医全科医生在长期的服务过程中，必须深入了解、收集服务对象的体质特征、生活习性、健康信念、家庭关系等基本资料，逐步建立具有中医特色的健康档案，在养生、保健、医疗、康复中充分考虑相关因素，进而为每一个服务对象开展有针对性的医疗保健服务。尊重个性，服务个体，这是以人为本思想的重要体现。

（二）以预防为导向

先贤尝曰"上工治未病"。《素问·四气调神大论》说："是故圣人不治已病治未病，不治已乱治未乱，此之谓也。夫病已成而后药之，乱已成而后治之，譬犹渴而穿井，斗而铸锥，不亦晚乎！"此段论述深刻而精辟地告诫我们：在疾病已成之后纠偏救弊固然必要，但若在未成之时加以预防，当属更"上"之策，医学的最高境界应是积极防止疾病的发生。此外，除了未病先防，还要既病防变，在防治过程中，要密切观察病情变化，努力做到"见肝之病，知肝传脾，当先实脾"，防止病情的传变及进一步发展。

中医全科医生工作在基层一线，服务在民众身边，担负着长期健康照顾的责任，如果我们能遵前贤之训，把工作的重心向未病防病之时推移，在中医学理论指导下，更注重帮助人们顺应自然，怡情乐性，调摄养生，就可以更好地保障健康，预防疾病，在疾病的早期得到更好的医治，在疾病发生后得到更好的康复。全科医生有这样的义务，也完全应该做到，而中医全科医生在这方面具备更多的优势。

此外，在针对个人预防保健的同时，全科医生还要利用在社区工作的便利，发现社区居民的公共健康问题，如不良生活习惯、不良环境因素等，因地制宜地将个体预防与群体预防结合起来，使防保工作更加有效，更加深入。中医运气学说认为不同时期、不同地域，四时五气、六淫疫毒各异，我们需要综合分析各种因素，采取必要的有效预防措施，防止某些不良气候或疫毒之邪对人体的侵害。

总之，在对生命服务的全过程中，中医全科医生应时时关注健康与疾病的动态变化，更多更主动地担负起健康期、亚健康期、疾病早期的预防工作，未病先防，既病防变，防治结合。

（三）强调三因制宜

由于天时气候、地域环境和性别、年龄、体质、生活习惯等因素的不同，疾病的发生、发展、变化、转归也有所不同。中医学强调应当针对不同的因素，因时、因地、因人制宜，采用不同的防治方法。

一年四季更迭，伴随着寒凉温热的气候特点和不同的物候变化，人体的生理活动与病理变化都会受到影响，因此，要注意不同天时气候条件下的防治宜忌。如炎炎夏季，暑热当令，阳气旺盛，人体腠理多疏松开泄，汗出较多，常人当顺应时令，尽量避免暴晒或久处于高温环境中，衣服宜宽松透气，并及时适当地补充水分或饮服一些清暑生津之品，劳作有度，则多能安然度夏；若不慎被暑热所伤，则宜清暑益气生津；或遇气候骤变，暑感风寒，辛温发散亦当有度，不宜过用，免致伤津耗气；若夏日阴雨潮湿，暑湿相兼，滞碍肠胃，则又当清暑化湿，芳香淡渗。他季亦然。正如《素问·六元正纪大论》所云："用热远热，用温远温，用寒远寒，用凉远凉，食宜同法。"

我国幅员辽阔，不同地域，地势有高下，气候、水质、土质亦各有差异，在不同地域生活的人们，其生活习性、饮食喜恶也带有明显的地域特征，南方喜清淡，北方多浓厚，川黔爱辛辣，沿海好海鲜。防病治病时宜结合各地的气候环境特点及人们的生活习性，如西北地区，天寒地燥，人们腠理常闭，易感风寒，麻黄、桂枝、羌活之类常用，用量一般亦较南方为重，而江南水乡，温暖湿润，人们腠理开疏，易于感受风邪，故桑叶、菊花、薄荷之类多用，或作茶饮，以辛凉疏风。此外，缺碘、多氟、水网地区还有一些与水质、土壤、寄生虫有关的特殊预防工作。

根据人们的年龄、性别、体质的不同，防治措施与方法亦有所不同。小儿生机旺盛，但脏腑娇弱，气血未充，易受外邪之侵扰，脾胃亦易损伤，治疗时药量宜轻，不可过于峻猛，尤当重视宣肺散邪，调护脾胃。青壮年大多体质强壮，气血充旺，起病初期，多见实证，治疗可以祛邪为主。老年阶段，脏腑气血渐衰，生机减退，常多病重叠，应分清标本虚实主次，祛邪勿伤正，补虚防恋邪。男女性别不同，各有其生理、病理特点，预防调护宜关注女性经带胎产、男性精子发育等生理、病理特性，适其所宜。

人因先天禀赋、后天调摄各异，体质有强弱盛衰、阴阳寒热之不同，患病之后，病证属性有别。古代有阴阳五行、阴阳太少、体型肥瘦、形志苦乐、禀性勇怯等不同体质分类方法，现代多以身型脉症为主要指标，分为平和体质、阴虚体质、阳虚体质、气虚体质、血虚体质、阳盛体质、血瘀体质、痰湿体质、气郁体质等九种体质。若能根据不同对象、不同特质开展个性化的摄生保健、辨证论治，将能更好地发挥中医中药的特色，达到更好的服务效果。如对气郁体质患者，可根据中医学的理论对其平常生活中的情志调摄、饮食宜忌、运动方式甚至音乐选择提出合理建议，会更有益于其保持身体健康，避免气郁致病。一般而言，强盛之体，患病实证居多，其体耐受攻伐；孱弱之人，患病虚证多见，或虚实夹杂，不耐攻伐。

（四）注重医患关系

生物医学的基本诊疗思维是着眼于疾病，寻找疾病发生的部位——病灶，然后开展针对性的治疗——消灭病灶，随着病灶的消灭，生物医学模式的治疗过程也就完成了。与生物医学模式不同，中医学有其自身的医疗模式。中医学属于人文主导型医学，敬畏生命，重视医疗实践，强调医疗活动以病人而不是以疾病为中心，强调整体观念，在诊治过程中始终贯穿尊重病人、关怀病人的思想。这一系列的诊疗措施构成的医学模式，使中医学历来把医患关系看成是诊治疾病的关键，从而形成了"医乃仁术"的准则。

中医的诊治过程极其重视病人的主观感受，因此医患间的沟通是诊疗中必不可少的环节。中医望闻问切过程中除对各种症状进行仔细观察外，更注重与病人及家属的信息交流，这种沟通和交流主观上是中医诊治疾病的需要，客观上更使病人和家属有如沐春风的感觉。《素问·汤液醪醴论》指出："病为本，工为标，标本不得，邪气不服。"病人是本，医生是标，二者必须相互配合。同时也强调，病人与医生的相互配合，是治愈疾病的关键所在，凡"拘于鬼神者，不可与言至德；恶于针石者，不可与言至巧；病不许治者，病必不治"。

中医学在医患关系层面的特质，与全科医学强调医患沟通、主张医生与患者应建立良好关系是相同的。在中医全科医学的发展中，我们理当更好地宏扬这一传统，加强医患间的交流与沟通，使我们所服务的居民不仅能得到良好的养生、保健、医疗、康复服务，更能在愉快、信服、合作、互动的状态下，达到最佳的服务效果。

（五）连续、综合、协调

中医全科医生工作在社区，以社区居民为主要服务对象，服务人群相对熟悉、固定，能随时随地为社区居民提供保健、预防、医疗、康复等健康服务，解决常见的健康问题，是社区居民贴心、周到、值得信赖的"家庭医生"。其工作特点、工作性质、服务形式与大中型中医院有很大的不同，其中最为重要的也是最具特色的，是其连续、综合、协调的服务。

中医全科医生以维护和提高社区居民的健康水平为己任，长期服务于相对固定的居民群众，必须全面了解所服务居民的健康状况。在服务过程中，逐步了解每个服务对象的身体状况、体质特点、个性特点、生活方式、饮食喜好、行为习惯、工作性质、个人信仰、文化背景、经济状况、社会资源等基本内容，建立和完善其个人健康档案，以此作为开展人性化、个体化、持续性、综合性防治的基础。并且随着时间的推移，不断补充、更新相关信息资料，动态显示服务对象的完整健康状况，为制订预防、保健计划，开展医疗、康复服务提供背景资料。这是一个渐进的过程，不可能一蹴而就，需要在充分沟通、相互信任以及体格检查的基础上，逐渐全面了解。又由于人的健康与疾病和家庭密切相关，我们的健康维护需要从个人扩展到家庭，这就要求中医全科医生先了解每个家庭成员的健康状况，为每个成员建立健康档案，再了解每个家庭的家庭结构、家庭关系、家庭功能、家庭资源，特别是家族史、家庭共同生活习惯、家庭压力事件等等，从而建立每个家庭的健康档案。

健康维护是一个长期的过程。在人体生、长、壮、老、已的不同阶段，人们有各种各样的健康问题需要得到全面持续的照顾。其中有生理咨询，如婚前咨询、妊娠、流产、新生儿评估、婴儿喂养、青春期生理心理变化、更年期反应、衰老等；有常见病的治疗，如感冒、咳嗽、腹痛、泄泻、头痛、眩晕、腰痛、耳鸣、中风等；还有各种心理、家庭、社会问题，如婚姻指导、分娩和未来双亲的准备、母乳喂养与人工喂养、儿童发育评估和指导、定期健康检查、健康教育促进、青春期相关问题，以及老年人的预防保健、营养问题、养老护理等。

社区中医药卫生服务包含医疗、预防、保健、康复、健康教育与健康促进、计划生育等诸多方面；服务形式有随机门诊、预约门诊、家庭访视、家庭病床、出诊、大众健康教育讲座、特殊人群专题健康讲座、健康访谈、群众体育活动、心理疏导等；服务手段以中医中药为主，结合临床医学、康复医学及其他传统医学。

全科医生对居民的健康照顾是多方面的，应掌握社区内外的各类信息，如各级各类专科医疗的信息、会诊专家的名单、各类社会服务机构的功能；了解社区各种健康资源，如政府管理机构、民间慈善团体、志愿者队伍、托幼托老机构、餐饮服务机构、护理人员等，必要时，为服务对象提供转、会诊服务及其他各种社区支持服务。善于调动各种资源，协调与健康相关的各种服务，是全科医生开展健康照顾必须坚持的原则。

（六）兼通并蓄多技

中医学历来重视临床各科的兼通，前面讲过，春秋战国时期的名医扁鹊，过邯郸，听说越人贵妇人，即为带下医；到洛阳，听说周人爱老人，即为耳目痹医；到咸阳，听说秦人爱小儿，即为小儿医。清代医家徐大椿更明确指出，凡学医者要以"通科"为目标。

所以立足于基层社区的中医全科医生更应兼通并蓄，无论妇孺长幼，服务百姓大众。在此基础上，中医全科医生还应当重视医疗技术的全面掌握，药石并举，针灸并用。除中药、针灸、推拿外，前人在医疗实践中还积累了大量独特的治病方法，如拔罐、放血、灌肠、烟熏、蒸浴等，这些疗法成本低廉，简便易行，疗效迅速，很受百姓欢迎。若能正确掌握运用，则可使中医药百花园绽放更多的奇葩，民众得到更好的服务。

（七）立足社区服务

中医全科医学不仅要面向个人和家庭，还要立足于社区，以社区为平台，积极开展社区卫生服务。这包含两个方面的意义：第一，当以一定区域的人群为基础，以该人群的卫生需求为导向，全科医疗服务内容与形式都应适合当地人群的需求，并充分利用社区资源，为社区民众提供服务。如我国北方地区很多群众喜爱秧歌、锣鼓，在社区运动体疗活动中可以充分考虑这一民俗特点，合理组织、推广这类文体活动，使居民在喜闻乐见、经济、适宜的活动中，达到强身健体，愉悦身心的目的。第二，把社区作为全科医学服务的一个特定对象，将社区居民的个体健康和群体健康照顾紧密结合、互相促进。全科医生在诊疗服务中，既要利用其对社区背景的熟悉去把握个别病人的相关问题，又要对从个体病人身上反映出来的群体问题有足够的认识与分析，从而通过群体性干预，提高健康保障、健康促进的水平，进而促进公共卫生事业的发展。

（八）健全健康档案

健康档案是卫生保健服务的重要工具，它是记录居民及其家庭健康状况的系统性文件，一份完整的健康档案，能够帮助全科医生系统全面地掌握服务对象的所有健康信息，进而有助于更好地提供长期的、个性化的、全面的预防、保健、医疗、康复等各种服务，以更利于其生理、心理、社会适应性的良好状态。

健康档案主要由个人健康档案和家庭健康档案组成，这两者是健康档案的基础。在此基础上，还有社区健康档案。个人和家庭的健康档案包括各种个人和家庭的基本信息、健康问题记录、健康检查记录等，社区健康档案是记录社区特征和居民状况的资料库，由此全科医生可以对社区居民健康状况和需求做出评价，并开展以社区为导向的整体性、协调性医疗保健服务。

健康档案的完整性、连续性是十分重要的，在信息技术高速发展的今天，利用计算机与网络进行健康档案的建立与管理已成为必然趋势。

中医全科医生在健康档案信息的收集过程中，应注重收集个人体质特性、证候变化，这是健康档案中最具中医特色的部分，将有助于中医全科医生更好地了解服务对象的体质特性、病机变化，更好地开展辨证论治。

完整而系统的健康档案，还可以帮助全科医生回顾、积累、总结临床经验，评价服务工作的质量、水平及效果，不断发展自我，并可作为医生团队继续教育的重要资源，以及政府及医疗管理机构卫生信息的主要来源。

（九）加强健康教育

健康教育是通过各种有组织、有计划的教育活动，帮助个体和群体掌握卫生保健知识，树立健康观念，自觉地采纳有利于健康的行为和生活方式，消除或控制健康危险因素，从而达到预防疾病、维护健康、提高生活质量的目的。健康教育的核心是教育人们树立健康意识，养成良好的行为和生活方式，改变不良行为和生活方式，其实质是一种干预，它提供人们改变不良行为所需的知识、技术与服务，使人们在面临增进健康、预防疾病、治疗、康复等各种健康问题时，有能力做出抉择。

健康教育的形式多种多样。可利用各种宣传教育途径，如报纸、杂志、书籍、传单、广播、电视、网络等开展大众化健康教育。也可针对某一特定的人群，如社区居民、儿童、学生、职业人群、患者、消费者等，进行健康宣教，如生理卫生知识、疾病防治知识、营养健康知识、心理卫生知识、环境保护知识等。

作为全科医生，更多的是在每天的日常工作中将养生、保健、医疗、康复工作与健康教育有机结合起来，对不同个体，开展一对一的、有针对性的、具体的服务。

中医养生保健观极具中华民族传统文化的特色，有深厚的群众基础。中医全科医生在日常服务中应努力发挥这一优势与特色，将中医顺应自然、调摄情志、谨和五味、保养形体、房事有节、慎避外邪等养生观，以及精神调摄、药膳食疗、运动功法、四季养生等摄生保健方法传授于居民，改变各种对健康不利的观念、行为及生活方式，从而达到保障与促进健康的目的。

第六节　中医全科医生

一、中医全科医生的定义

中医全科医生是接受过专门训练的新型医生，是中医全科医疗的主要协调者和执行者。他们所受的训练和经验使他们能从事内、外、妇、儿等科相对广泛领域的服务，对于社区居民，不论其性别、年龄或所发生的躯体、心理及社会问题的类型，均能以独特的中医药知识和技能为个人、家庭提供连续性和综合性的医疗保健服务。他们必要时应适度地利用其他全科、专科会诊或转诊，并通过中医文化的传播影响社区居民的健康观。他们应充分发挥中医在社区卫生服务中的优势，合理地使用中医药资源，最大限度地满足社区居民对中医的需求，将中医纳入医疗保健系统和健康保险体系中，承担"守门人"的角色。

对中医全科医生的认识应该注意几个问题：一是不要等同于类似坐堂医的传统中医医生，坐堂医虽然也是中医医生存在的一种形式，但其不能完全适应中医在社区应用的新形势；二是不要等同于中西医结合医生，认为既懂中医，又懂西医就是中医全科医生，中医全科医生立足于中医药，有着自己独特的诊疗理念、知识和技能结构；三是不要将社区中医边缘化、技术化，认为只是在西医医生的基础上，掌握适宜中医技术即是中医全科医生，甚至把中医全科医学的优势与社区中医适宜技术的应用等同起来。中医全科医生应该是有着自己的理念、知识、技能和态度的高素质医生。

中医全科医生是掌握中医全科医学理论和思维，熟练运用中医全科医学知识和技能，为社区群众提供连续的、综合的、可及的中医药服务的新型医生。

二、中医全科医生的素质要求

中医全科医生的核心任务就是发挥中医药优势，为社区居民提供综合、连续的以中医药为主的全科医疗服务，因此必须具备深厚的中医理论功底、精湛的中医适宜技术、全面的卫生服务能力、良好的人文素养和管理能力。

（一）良好的人文素养

全科医学以人为中心的照顾原则，要求全科医生必须具有对人类和社会生活的长久兴趣，具有服务于社区人群，与人相互交流、相互理解的强烈愿望和需求。因此，全科医学对全科医生的医德和医患沟通能力提出了更高的要求。中医学向来重视医德修养和医学伦理，称"医乃仁术"，认为"上医医国，中医医人，下医医病"，把治病、救人、济世看作三位一体。《千金要方·大医精诚》更被看做是为医必备之行操。中医学重视医患关系，所以中医全科医生必须要有对病人的高度同情心和责任感，以及对中医的强烈热爱，这种人格和医德是当好一个中医全科医生的基本前提。

（二）出色的管理能力

对管理能力的要求是中医全科医生与传统中医医生的区别之一。中医全科医生的工作不单纯是医疗，而且涉及病人管理、家庭管理、社区健康管理及社区卫生服务团队管理。出色的管理能力是中医在社区发挥效用的保障。因而中医全科医生必须有自信心、自控力和决断力，敢于并善于独立承担责任、控制局面，具有协调意识、合作精神和足够的灵活性、包容性，与各方面保持良好的关系，从而成为团队的核心之一。并能随时平衡个人生活与工作的关系，以保障自己的身心健康与服务质量。

（三）执著的科学精神和自我发展能力

由于中医全科医生工作相对独立，服务人群相对固定，中医学术流派众多，容易导致知识陈旧或技术的不适当运用。为保持与改善基层医疗质量，科学精神和自我发展能力是中医全科医生的关键素质之一。因此，中医全科医生必须能够严谨、敏感而孜孜不倦地对待业务，正确评价和理解中医药知识和适宜技术在社区的应用，不断提高使用效果。

三、中医全科医生的角色

中医全科医生的工作是将中医药综合运用到医疗、预防、康复、保健、健康教育等多方面，以个人为中心、以家庭为单位、以社区为范围来开展卫生服务，需动用和协调社区内外医疗和非医疗资源。因而，在实际工作中，中医全科医生担当了多重角色。

（一）与普通全科医生相同的角色

1. 医生

负责常见健康问题的诊治和全方位全过程管理；负责健康的全面维护，促进健康生活方式的形成；定期进行适宜的健康检查，早期发现危险因素并对其进行干预。

2. 教育者

提供健康与疾病的咨询服务，聆听与体会病人的感受，通过有技巧的沟通与病人建立信任，对各种有关问题提供详细的解释和资料；利用各种机会和形式随时进行全面性、科学性、针对性的健康教育。

3. 协调者

负责为居民提供协调性服务，包括动用家庭、社区、社会资源和各级各类医疗保健资源；与有关医院包括中医院形成有效的双向转诊关系。

4. 守门人

作为向居民提供其所需基本医疗保健的首诊医生和医疗保健部门的门户，立足社区最大限度地发挥中医药的优势，用中医药解决社区常见健康问题，并实现适宜病证和上一级中医医疗机构双向转诊；作为医疗保险体系的门户，除严格依据有关规章制度和公正原则、成本-效果原则从事医疗保健活动外，还承担着中医药相关的医疗保险内容。

（二）有着中医特色的角色

1. 综合运用中医理论和技能为社区居民解决健康问题的服务者

中医全科医生的知识和技能结构是综合性的，其为社区居民解决健康问题时并不局限于使用中医药，同样可以使用普通全科医生所采用的手段和方法，但中医全科医生所特有的深厚中医理论功底和多样中医适宜技术，却可以使他们在解决各类健康问题时，将中医的应用放在重要位置来进行综合考虑。而中医的社区适宜性，也从另一个方面保证了中医在社区的广泛应用。中医全科医生生活在社区中，和个人及家庭建立亲密无间的关系，其对社区居民健康状况的观察和了解是全程的、全面的、全维的，真正实现了中医在预防、治疗、保健、康复、健康教育等服务内容中的效用。

2. 指导中医进社区，发挥社区中医应用的综合效益的管理者

中医全科医生作为中医进社区的核心人物，与传统中医医生的区别在于他不仅是一个服务者，而且是一个管理者。其管理职能至少体现在：①服务不再局限于个人，而是延伸至家庭和社区，做好人、财、物管理，发挥中医药应用的最大效益；②协调好社区卫生服务团队、医患之间及社区各方关系，包括中医药照顾和其他医学的关系；③作为医疗保险部门的"守门人"，做好各种保险服务的管理；④结合中医药特色，协助建立和管理社区健康网络，运用各类健康档案资料做好健康监测和统计工作。

3. 传统中医知识、技能的继承者

传统中医面临着乏人乏术的困境，其根本原因是中医丧失了人才培养和学术发展的客观环境。中医全科医生的工作场所是社区卫生服务机构，与社区居民有着相对固定的卫生服务契约关系，且各类中药品种齐全，符合传统中医"前医后厂"的服务模式；中医全科医生既通医道，又明药理，辨脉诊病，针灸推拿，加工炮制，做到了"医知药情，药知医用"。稳定的人群为中医全科医生提高诊疗水平提供了保障，同时也有利于传统中医师带徒人才培养方式的复兴。中医全科医生将成为传统

中医药知识和技能的最佳继承者。

4. 中医文化的传播者

中医发展的一种境界便是中医文化融入社区居民的生活中，中医文化的传播是中医复兴的重要途径。中医知识的传播速度决定了中医对社区居民健康的影响力，也决定了中医事业发展的速度。中医全科医生与社区和家庭之间有着亲密无间的人际关系，能够广泛地参与社区和家庭的活动，利用各种宣传手段随时、随地的传播中医文化。

四、中医全科医生应具备的知识和能力

（一）中医全科医生的知识结构

中医全科医生肩负着传承中医药的使命，其特殊的工作环境、利用资源、地位、角色和作用，决定了其知识和能力结构应具备实用性、针对性、适应性和整体性的特征。中医全科医生与普通全科医生相比，一方面中医全科医生是站在中医学的角度来理解全科医学，任务是发展中医学，更好地为社区居民健康服务，其知识结构与普通全科医生有着明显的不同；另一方面中医学与全科医学在医学观上具有相似性，中医全科医学是中医学与全科医学的融合，又决定了中医全科医生与普通全科医生有着许多的共同点。中医全科医生的知识结构包括以下几个方面。

1. 中医学知识

①中医基础理论、中医临床各科的知识；②中医社区适宜技术的知识；③中医经典著作是中医基本理论和辨证思维的载体，对中医经典著作的理解和掌握程度往往决定中医全科医生的临床水平；④中医文化的学习，包括中医文献，中医学发生发展的历史，中医学的思维方式、哲学思想、价值理念、文化功能、人文精神，历代名医的生平及所处历史背景、学术思想形成的条件及传承等等。

2. 中医全科医学的专业知识

包括中医全科医学的理论与方法、社区常见健康问题中医药照顾的技巧。

3. 现代医学知识

基础医学和临床医学知识，结合社区卫生服务实践，以够用为度。

4. 与以人为中心有关的各学科知识

掌握并能整合心理学、社会学、家庭学、伦理学、人际交往等学科理论中能用于理解病人、服务病人的知识。

5. 与服务体系相关的知识

如医疗服务体系利用、医疗管理、团队合作等知识。

6. 与职业价值观形成相关的知识

如服务诊疗的态度、价值观、职业责任感等。

（二）中医全科医生应具备的能力

中医全科医生履行工作职责，应具备以下几方面的能力。

1. 社区中医药的应用能力

熟练运用中医全科医疗的基本原则与方法，解决社区常见健康问题，将中医药应用到社区卫生服务的预防、治疗、保健、康复、健康教育的各方面。

2. 现代医学的诊治能力

熟练运用现代医学的基本治疗技术开展社区常见疾病、疾患相关咨询和治疗服务；能对急症及时开展院前急救，准确把握会诊和转诊时机。

3. 人际交往的能力

中医全科医生是社区居民的朋友，可以协调多种关系、充分利用家庭、社区、社会和专科医院的资源，为病人及其家庭提供协调性、综合性、连续性的中医药保健服务。

4. 经营和管理的能力

具有分析市场需要、推销自己的服务、参与市场竞争的能力；具有规范建立、合理使用和管理健康档案的能力；有能力进行目标管理、质量管理及人事、设备、药品财务管理；能妥善处理遇到的社会和伦理学问题，如保守病人秘密、尊重病人隐私；熟悉相关的法律、法规，能正确做好医疗纠纷的防范和处理。

5. 学习与自我发展的能力

能树立终生学习的观念，掌握有效的学习方法；能积极地参与中医药科研和教学；能始终保持对中医事业的兴趣和热情，保持对病人的爱心和同情心。

第 二 章

中医全科医学的理论基础

第一节　中医全科医学的哲学基础

一、中医学的哲学思想

（一）元气论的本体观

1. 元气论是中医本体论的主要内容

气是中国古代哲学的本体论范畴。作为一种物质形态，气的原型是可感知的大气、水汽、云气及它们的冷暖、晦明的变化和生命体内的气息。在汉以前，对气的认识多半限于这些具体的状态，进而联想到它们的相互转化。春秋时代的医学家医和说："天有六气，降生五味，发为五色，征为五声，淫生六疾。六气曰阴、阳、风、雨、晦、明也"（《左传·昭公元年》）。这些话反映出古人独特的思维方式。他们把一切无定形而可感知的物质形态，如气味、颜色、声音等等，都看做是气的变态，这里面包含着把气作为物质本原的思想萌芽。

《内经》则明确提出了气是世界的本原，是构成万物的基始。据统计，《内经》所论列的气多达八十余种，其具体含义十分复杂。《素问·阴阳应象大论》指出"积阳为天，积阴为地"，认为天是轻清的阳气积聚而成的，地是重浊的阴气沉降而成的，而万物则是天地合气的结果。人也不例外，"人生于地，悬命于天，天地合气，命之曰人"。最早论及"元气"的医籍是成书于东汉的《难经》，称"脉有根本，人有元气"。《难经》之后元气说广泛流传与运用，特别盛行于宋、元、明、清。若追溯其源，则来自战国末年和汉代的哲学。东汉王充提出了元气自然论，在《论衡》中他说："元气，天地之精微者也。""元气未分，混沌为一。""万物之生，皆禀元气。"肯定了天地万物都由元气自然生成。这些元气一元论思想，为医家探索世界和人体生命本原指明了正确的方向。

2. 元气论对中医学的影响

元气论本体论作为中医学理论的重要基石，对中医学理论形成和发展产生了重大的影响。

一是奠定了人体物质一元论的医学模式。中医学视人体为有机的统一整体，这与气一元论有着密切联系，是气一元论思想在中医学理论体系中的具体体现。既然气一元论认为构成世界万物的气是整体无形的，那么，构成人体生命之本的气也理应是整体无形的。中医学认为，人是一个高度统一的有机体，尽管它的五脏六腑、四肢百骸、五官九窍、皮肉筋骨等各个部分彼此极不相同，但每一部分的活动以气的物质为基础，统一于气，因而也都能与其他部分息息相关。人的机体的任何功能活动，都建立在与其他功能活动相联系的基础上。五脏六腑之间，脏与腑之间，脏腑与体表形态之间都有直接或间接的联系。

在气一元论的作用下，中医学不仅把人体看成是一个有机整体，同时也将人与自然看成一个不可分割的有机整体。中医学历来重视人与自然、人与社会环境以及心理与生理之间的统一关系，并从自然、社会的大环境中观察研究人的疾病变化，探讨脏腑气血的运行。《内经》提出："人与天地相应也"。人与天之间之所以能够"相应"，就在于"气"，气的连续性和渗透性是天人之间联系和作用的媒介。同时认为社会因素以及"五态"、"七情"等精神心理因素对人的健康和疾病有重大影响。这种把人与自然、社会以及精神因素作为一个统一整体来观察疾病的思想，构成了中医学的重要理论基础。

二是气作为人体的基本物质，是有机的，其有机性在于物质和功能的不可分。医学将人体结构看成是一种活的、动态的"气化结构"。中医学认为气是人体的物质基础，是人体生成的条件，"气聚则形存，气散则形亡"。并以气的运动变化来解释人体的生理活动和病理变化，认为气的升降出入运动平衡协调，则能维持人体正常的生理功能；若气的升降出入运动平衡失调，则会产生各种病理状态。人的生命为气化活动构成的过程流。气化是指通过气的运动变化所产生的各种生理功能性变化。气化结构除有形的外，大量为功能的、过程的、无形的，如藏象、经络、三焦、命门等均为功能性的"气化结构"，而非形态解剖结构。

三是气作为人体基本物质的一元论和有机论自然导出人体的整体观，使中医以整体论思维方式认识和治疗疾病。元气论一元论始终把气看成一个连续的、不可分割的整体。因此，在元气论本体论的引导下，必然遵循整体论的思维方式来探讨疾病。在中医学看来，整体分化出部分，整体产生部分，整体有不能用部分及其相加之和来说明的东西。人在本质上是不可分解的，疾病的发生往往是由于人体整体关系失调而致，阴阳失衡、气机失调都是从整体上把握病机的。证是中医学的一个核心概念，它的一个重要特点就是整体反应性，证是整体水平的，是机体在致病因子作用下出现的整体反应。中医学临床察色按脉、听声观形、视舌问症，都是在考察患者的整体反应性，包括患者的体质。中医学遣方用药针对的不是疾病的局部，而着重于从整体上调节人体机能，恢复整体的阴阳平衡。

（二）"天人合一"的自然观

1. "天人合一"是中医学自然观的主要内容

天人关系是中国古代哲学与科学共同关注的问题。在诸多天人关系中，天人合一的整体观念最终占据了主导地位，成为中国传统文化的基始，并对中国传统科学文化各层面发生了深刻的影响。中医无疑也受到天人合一观念的洗礼，从而形成了具有浓厚文化色彩的医学整体观。成书于秦汉时期的《黄帝内经》批判地继承了先秦诸子的哲学思想，特别是老子、庄周、荀况及《周易》《管子》的自然观，比较系统地揭示了人与自然界之间统一的关系，为防治疾病提供了朴素唯物论和辩证法的世界观、方法论。虽然其中尚未明确出现"天人合一"这一提法，但确实蕴含着这一科学的思想。如《太素·经脉正别》云："天地变化之理谓之天道，人从天生，故人合天道"。《素问·气交变大论》云："善言天者，必应于人，善言古者，必验于今。"后世的医家也基本上遵循《内经》的思想路线，坚持把人与自然视为一个整体。从天、地、人相互联系中考察人的生理、病理、病机及防治疾病的方法，并在理论和实践中不断丰富和深化这一思想。中医除了认为人体各组成部分之间相互联系和相互作用之外，还特别强调人与天地自然之间的密切关系，将人与自然视为具有内在联系的不可分割的有机整体。

2. "天人合一"自然观对中医学的影响

"天人合一"作为对人和自然界总的看法，为医家认识人体提供了一个总原则，即最彻底的整体观，主张把人体的生理、病理现象置于世界万物的总联系网中加以考察和认识，从而为中医学的病因学、养生学、治疗学奠定了厚重的思想基础。从病因学上看，尽管中医学提出了"三因说"，即引起疾病的原因有内因、外因和不内外因。而从天人合一的观点看，无论内因、外因或不内外因都可视为天人关系的失常。由此，顺应自然、法天则地成为中医治病养生的一大原则。《素问·四气调神大论》说："夫阴阳四时者，万物之终始也，死生之本也，逆之则灾害生，从之则苛疾不起，是谓得道。"在天人合一观念指导下，中医认为防治疾病必须法天则地，即顺应和运用天地之道。无论是望、闻、问、切唯象观察方法，还是针灸、中药、推拿等治疗方法，均是这一观念的具体体现。

（三）阴阳五行学说的方法论体系

1. 阴阳学说对生命的诠释

阴阳是中国古代哲学的一对范畴，揭示了世界物质对立统一的矛盾运动的基本规律。《内经》继承和发扬了先秦诸子及《周易》的阴阳学说，不仅把天地万物及人看作阴阳二气的生成物，而且认为："阴阳者，天地之道也，万物之纲纪，变化之父母，生杀之本始，神明之府也"。在中医学看来，人体是一个充满阴阳对立统一的有机整体，用阴阳学说可以对人体组织结构和生理功能进行划分。"人生有形，不离阴阳"，人体的一切组织结构，既是有机联系的，又可以划分为相互对立的阴阳两部分。

阴阳学说在中医学中的重要应用就是提出了人体健康的重要标准以及维系健康的重要原则，即为中医治病养生提供了一套行之有效的法则。《内经》说："阴平阳秘，精神乃治；阴阳离决，精气乃绝。"指出了人体健康的标准就是"阴平阳秘"，即阴阳双方在运动中既不偏盛，也不偏衰，二者保持和谐、协调、融洽的关系和状态。与之相对应，疾病乃人体阴阳失衡的状态。由于各种内外因素的作用而导致阴阳失调，发生疾病。"阴盛则阳病，阳盛则阴病。阳盛则热，阴盛则寒。"如果出现"阴不胜其阳"或"阳不胜其阴"，即阴阳两方平衡被破坏后，将导致疾病，如果阴阳偏盛偏衰不及时纠正，进一步发展到有阳无阴或有阴无阳的地步，就会影响生命，出现"阴阳离决，精气乃绝"的危象，甚至死亡。

既然阴阳失衡是导致疾病的原因，那么，调整人体阴阳，使之恢复平衡就成为中医学治疗疾病的纲领。因此，调整阴阳，补其不足，泻其有余，恢复阴阳的协调平衡是中医学治疗的基本原则。故《素问·至真要大论》说："谨察阴阳所在而调之，以平为期"，据此而确定治疗原则。"以平为期"是防治疾病的总体目标，即经过调和使阴阳两平，未有偏盛，也就是"阴平阳秘"的"中和"状态。至于如何调和，不外乎"正者正治，反者反治"这两种方法。正治之法适用的对象是"正病"，其本质与现象一致，即热（阳）病见热症，寒（阴）病见寒症。故可以热（药）治寒（病），以寒（药）治热（病），使寒热中和，阴阳趋平。反治之法适用的对象是"反病"，即其本质和现象并不直接一致，而是似乎相反，即实质是热（阳）病反见寒（阴）症，寒（阴）病反见热（阳）症，故必须以寒（药）治寒（假寒真热），以热（药）治热（假热真寒）。无论"正治"，还是"反治"，都是阴阳调节法，使偏盛或偏衰的阴与阳达到两相平衡。

2. 五行学说与中医人体的动态结构

除了"气"物质一元论、"天人合一"整体系统论、"阴阳"对立统一运动观，中医还把"五行"学说，即物质和运动的多样性和复杂性引入自己的理论体系。"五行"是中国古代动态哲学中的范畴之一。五行学说源于殷商时代的五方观念，之后又出现了五材说。五材就是木、火、土、金、水五种物质材料，这是一种朴素的唯物主义观点，它试图把一切有形物体最终归纳为五大类，并肯定世界的物质性。《尚书·洪范》是先秦论述五行的重要著作，它的出现标志着五行学说的形成。

中医学从一开始就受到五行学说的影响。《内经》则明确地把五行规律视为宇宙的普遍规律。《灵枢·阴阳二十五人》说："天地之间，六合之内，不离于五，人亦应之，非徒一阴阳而已也。"《素问·天元纪大论》中更把阴阳和五行（五运）并列，曰："夫五运阴阳者，天地之道也，万物之纲纪，变化之父母，生杀之本始"。认为世界上的事物，都是按照阴阳五行的法则运动变化的。五行学说成为一种普适的理论框架和思维模式，已经渗透到社会生活的各个方面，成为人们认识世界和改造世界的一种理论工具。

在长期的医疗实践中，古代医家积累了大量有关人体的解剖、生理和病理方面的知识，但认识是零碎的、粗糙的、不系统的。阴阳五行学说成了解释人体各种生理病理现象，构建人体框架的有效工具。一是以五脏配五行，五脏又联系着自己所属的五体、五官、五志等，从而把机体各部分机能联结在一起，形成了中医学以五脏为中心的生理病理系统，使整体机能在防治疾病的实践中贯彻到底。二是根据五行生克制化规律阐释机体肝、心、脾、肺、肾五个系统之间相互联系、相互制约的关系，进一步确立了人是一个完整的有机整体的基本观念。三是以五脏为中心的五行归属，说明人体与外在环境之间相互联系的统一性。四是把五行之间的生、克、乘、侮关系应用于五脏。五是全面地揭示了五脏之间以至整个人体复杂系统的控制、反馈调节机制。

五行学说在解释人体生理病理现象的同时，还为中医治疗学提供了法则。如"虚则补其母，实则泻其子"的治疗原则，"滋水涵木法"、"培土生金法"、"益火补土法"、"金水相生法"、"抑木扶土法"等，都是行之有效的治疗方法。

3. 阴阳五行框定了中医学理论建构的模式

阴阳五行学说不仅对中医学理论体系的构建起到了方法论作用，而且对中医学发展模式起到了框定作用，这是古代哲学对中医学最重要的影响，也是人类应用哲学的光辉典范。

中医学以生命现象诸因素的统一整体性质及其相互作用的"联系"为理论构架。换言之，即着眼于活的人体。因为只有在活的人身上才有生命现象和疾病现象，才有健康维护和疾病治疗的必要与可能，而生命现象与疾病现象的本质正是活的人体内部诸因素及人体与环境因素统一联系和相互作用的表现及其运动状况决定的。

中医学在把阴阳五行说创造为自己的基本理论的同时，也接受了其中包含的科学结构，同时也框定了自己独特的医学发展模式。而在临床实践的直观过程中，当这些医学哲学的合理思想不断得到印证时，中医学也就产生了理性飞跃，即自觉地把阴阳五行的整体思维和辩证思维作为自己的根本指导思想，这就是中医学整体论治和辩证论治思想的形成。而整体论治和辩证论治思想正是中医学独有的优秀理论与实践特质。

二、传统生物医学的哲学思想

（一）二元论哲学与医学的冲突

17 世纪法国哲学家雷奈·笛卡尔提出了二元论世界观，即"物体和心灵分属两种实体，彼此不相关。思维、意识不以物质为转移，不是物质的产物，物质也绝无产生思维和意识的能力。"认为精神和肉体是两个并行不悖、独立存在的实体，谁也不决定谁，谁也不依赖谁，二者分庭抗礼，泾渭分明。笛卡尔在哲学上主张精神和肉体的二元分裂，但在医学上却不否认生理和心理的统一：在人的身上，"精神和肉体高度地搅混在一起"，"组成一个单一的整体"。可是，笛卡尔的哲学是与宗教神学妥协的产物，是一个矛盾的体系。二元论哲学对于医学发展的影响则表现为笛卡尔试图缓冲和调和宗教与医学的冲突，在承认宗教神学的前提下，争取医学发展的空间。他说"从哲学的角度断言，医学应专心研究人体的生理功能，而把灵魂的问题留给上帝和他的代理人——教会来处理"。显而易见，二元论哲学与中医学的"形神统一"观是背道而驰的。

（二）还原论与传统生物医学发展

16 世纪英国杰出的哲学家弗兰西斯·培根提出的经验论和归纳法是近代生物医

学的认识工具。培根认为，人的一切认识都来自感觉和经验，但培根没有陷入狭隘的经验论的泥潭之中。他认为只有通过理性认识才能把握事物的本质。培根坚信，人们要认识自然，必须将"经验能力和理性能力"结合起来，而实现这种结合的办法是进行实验。马克思对培根的评价是"整个现代实验科学的真正始祖"。

实验科学的兴起对医学的研究方法产生了重大的影响，医学研究人员开始用当时的物理、化学、数学等科学知识作为医学研究的工具，采用自然科学技术的新成就与实验方法研究人体和医学问题。维萨里对人体的研究应用解剖观察描述与数据测量法；哈维创立血液循环理论采用的是动物实验与生物统计等方法；桑克陶瑞斯研究人体的新陈代谢使用了天平、温度计、脉搏计等新仪器；列文虎克等用显微镜打开了人类认识微观世界之门。实验方法大大地拓展了医学认识的领域，促进了医学的深入发展。而不能完全解释人体各种生理、病理变化的医学学说开始受到人们的质疑，包括盖伦的"灵气学说"和"血液循环潮汐说"。同时，不同的医学学派如物理医学派、化学医学派纷纷产生。16～17世纪实验医学体系的兴起是一个里程碑，标志着世界医学的发展迈入了新的阶段。

（三）机械论对生物医学的影响

1. 机械认识论

从亚里士多德时代开始，医学始终受到机械论和活力论哲学思想的影响。机械论者认为，所有的生命现象都可以用物理的、化学的规律来解释。活力论者主张，生命的真正实体是灵魂或"活力"。机械论和活力论之争至17世纪才逐渐平息，机械论思想开始占统治地位并深刻地影响着医学。17世纪法国哲学家笛卡尔认为，宇宙是一个巨大的机械系统，在其中，上帝是所有运动的"最初起因"。物质的基本特性是广延性、可分性和运动性。按照笛卡尔的解释，人体本身也是另外一种"尘世间的机器"。人的灵魂控制着人体这部同样遵循着物理定律的机器。笛卡尔用机械术语描述人的生理功能，如把胃说成是"磨"，把心脏说成是"热机"等等。笛卡尔是医学机械论的奠基者。1687年《自然哲学的数学原理》一书问世，牛顿的经典力学思想甚至成为一种哲学意义上的认识论和方法论，在很长一段时间影响着医学家和其他科学家的思维方式。这种认识方法就是从机械力学的角度，以分门别类的、纵向的、静态的研究方式为特征的形而上学的认识方法。

16～17世纪包括医学在内的各门自然科学以分门别类的方式，独立地、深入地、静态地进行研究。在科学发展处于需要向纵深拓展的早期，这种研究模式和思维方法的相对稳定与沿袭，是特定的历史条件下各门自然科学进一步发展的必要条件。

同时这种认识方法和反对宗教神学、坚持唯物主义相联系，具有历史进步意义。如18世纪法国医生拉·美特里充分运用当时医学所取得的成就，从生理学、医学的角度阐述一系列唯物主义和无神论观点，详尽地论述了心灵对肉体、精神对物质的依赖关系，对宗教神学唯心主义展开批判，在当时的水平上唯物主义地解决了思维和存在这一哲学基本问题。机械论认识方法的局限性之一就是它的机械性和片面性，它用力学定律来解释一切自然现象，用孤立、静止和片面的观点去看世界，近代医学受这种哲学的影响很深。显而易见，机械论和还原论与中医学的整体观、恒动辨证观、常变辨证观等遵循辩证唯物论的医学观点是相悖的。

2. 拉·美特里和爱因斯坦的医学观

拉·美特里的名著《人是机器》是近代医学和机械唯物主义哲学相结合的产物，其中形而上学的思维方式表现得很充分。拉·美特里提到，胃、心脏、动脉和肌肉的功能都是机械地伸缩，肺就像鼓风机一样机械地操作，膀胱、直肠等处的括约肌也是机械地发生作用。他甚至认为，人的理性的存在是由于人比最完善的动物多了"几个齿轮"、"几个弹簧"，大脑和心脏的距离更为合适，脑部供血更为充足。总之，"人是一架会自己发动自己的机器，一架永动机的活生生的模型。体温推动它，食料支持它"。那一时期人体的各种生理活动普遍被解释为机械运动。例如口腔和牙齿被解释为钳子，胃被看成曲颈瓶和碾子，心脏被视为发条，动、静脉是水压管，肌肉和骨骼则是由绳索和滑轮构成的力学系统等等。

爱因斯坦主张物理学机械论和还原论，并将之扩展到生命领域。他认为生命现象可以归结为物理过程，物理学的定律也适用于生命领域。他甚至"相信心理现象以及它们之间的关系，最终也可以归结为神经系统中进行的物理过程和化学过程"。爱因斯坦这些具有代表性的观点中所包含的机械论和还原论思想一直对医学产生着极其重要的影响，而且这种影响还将持续下去。

（四）科学主义思潮对医学的影响

由于科学哲学与自然科学的关系十分密切，因此，科学哲学的认识方法对医学的影响很大。如科学哲学中的分析哲学流派和逻辑实证主义都十分强调还原方法，要求在科研和哲学研究中把研究对象还原为最小单位并在逻辑上加以证实。20世纪以来，生物医学的基本指导思想就是还原论，基本方法就是还原方法。还原论和还原方法对科学发展的作用不可一概否定，但科学主义和技术主义的消极影响不可低估。在医学领域中，医学技术主义的影响日见其隆。从19世纪开始，显微镜、温度计、X线、听诊器、心电图仪、CT、核磁共振等医学仪器成为医学诊断和治疗不可缺少的基本条件，其显著绩效有目共睹。医学技术的冷峻和客观渐渐取替代了原本与医学融为一体的亲情和仁爱。医学向医学技术主义迈出了危险的半步。这种倾向一开始就引起了人们的警觉。19世纪欧洲兴起过"视病人为人"的运动。维也纳医学教授诺瑟格尔认为：医学治疗的是有病的人而不是病。美国霍普金斯大学医学教授鲁宾森在其著作 *The Patient as Person* 中告诫医学界不能以"科学的满足"取代"人类的满足"，要求医生"把病人作为一个整体来治疗"。美国乔治亚医学院教授休斯顿认为是否尊重患者的心理感受，是"医生区别于兽医之所在"。遗憾的是，自20世纪以来，医学技术在医学中的作用继续强化，医学技术主义倾向的发展势头有增无减。

三、新兴全科医学的哲学思想

（一）全新的医学观

1. 全科医学的本质在于医学观的改变

全科医学的本质在于它在观察和解决问题时所秉持的哲学。只有站在哲学的角度上来把握全科医学的实质，才能完整、深刻地理解全科医学产生和发展的必然性、现实意义和先进性。从其他任何一个角度去研究全科医学，都只能是局部的、片面的认识。而且，不解决世界观、方法论及理论基础等问题，全科医学也就无法真正成为一门独特的综合性医学学科，而只能是一些片段知识和技术的简单堆积。实际上，医学理论应包括四个不同的层次：经验层次、具体医学理论层次、一般医学理论层次、哲学观点层次。医学理论的形成是这四个层次反复相互作用的结果，经验层次起着基础的作用，哲学层次则起着启发或助发现的作用。临床工作者往往都能认识到经验的重要性，却很容易忽视哲学的作用，然而只有站在哲学的高度上才能深刻地认识事物的本质，全科医学工作者要在医疗卫生服务和医学教育领域进行一场深刻的改革实践，就必须在哲学的高度上来把握全科医学的实质。

2. 准确把握医学学科的特点

（1）医学的科学性和经验性

科学是人类探讨事物构造和法则的理性认识活动，也是这种理性认识活动成果的理论性、系统性的知识总汇。医学发展确实经历过纯经验时代，随着其他科学的发展，人们逐渐掌握了研究人体和疾病的科学方法和工具，从而创造出许多能直接反映人体构造和功能以及疾病本质的知识。全科医学是对生物医学理论进行重新评价后的产物。临床工作者既要认识到经验的重要性，又要认识到科学研究和理论的重要性，只有把这两者有机地结合起来，才能取得更大的成功。

（2）医学的自然科学性和社会科学性

医学具有两面性，它既是自然科学，又是社会科学。这是由人具有的两面性所决定的，人既是一个自然实体，又是一个社会成员。传统的科学观念认为，只有客观的可以观察到的现象才能成为科学的研究对象，人的主观感觉、内心体验和象征性的信号无法成为科学研究的对象，更无法用自然科学的变量去加以描述和分析。这种观念使临床医生只承认诊断所需要的病理生理或病理解剖等方面的客观证据，而完全忽视病人的主观体验和内心感受，实际上也割裂了疾病与患病的人之间的有机联系。只承认人是一个低级的生物有机体，而否认人的其他一切特性，实际上也就否定了人的存在价值和特殊意义。因此要正确地认识社会因素在医学中的地位，全面、完整地认识医学的本质问题。

（3）医学服务的技术性和艺术性

艺术家所接受的训练是如何带着感情去观察世界，医生的任务也是双重性的，一方面要理解病人和他所患的疾病，这样才能更好地解除病人的痛苦。另一方面，医生要与病人在感情上进行交流，这是医疗实践取得成功的基础，也是治疗或服务的一个重要方面。医生是最好的药物，增加医疗过程中感情交流的成分，是提高医疗质量的关键。了解病人要比了解病人所患的病重要得多，因为只有理解患病的人才能更好地理解病人所患的病，医生缺乏感情的纯技术服务是没有生机的，也不可能得到公众的认可和赞扬。

3. 整体医学观

（1）正确认识病理过程与疾病的关系

当人们感觉病了的时候，人的整体功能已受到影响。这时，医生便将其诊断为某种"疾病"。然而在此之前，还有一个不易被人觉察的或长或短的局部变化过程，先是分子、细胞水平上的某些生理、生化和免疫学等方面的异常反应（病理反应），然后是组织、器官水平上的局部损害（病理变化），我们把以上过程称为"病理过程"，病理过程只有在影响整体功能时才表现为疾病，某些轻微的病理过程可以不表现为疾病。

临床医生常常习惯性地认为疾病就是一定的病理反应、病理变化和临床表现的集合，而医生所掌握的也仅仅是诸多部分之中的少数部分，以少数部分去推测整体的特性总是会有缺陷的。

（2）正确认识疾病与疾患的关系

疾患是指一个人患病的事实以及相关的种种表现，是认识病人的第一步，也是诊断疾病的基础。疾病是理论领域的一个概念，是理解以上事实的一种概念上的工具，使人们能系统地认识病人的问题，并对病人做一些推断和预测。疾病是一种解释模型。实际上，疾病的概念往往已经预先存在于医生的思维中，当医生把与病人有关的事实按一定的规律排列成某种构象时，如果正好符合思维中某种疾病的框架，这时医生便诊断这个病人得了什么疾病，同时医生可以据此推断以后将出现的现象。当病人的问题被诊断为一种疾病时，病人的问题便被归纳为一种概念，而不再是一种客观存在。这种方法的缺陷是，疾病的概念过早地存在于医生的思维中，很容易使医生的注意力定向于与假设的疾病有关的线索上，而不是全面地描述与病人有关的客观事实，更何况并不是所有的疾患都能用疾病作为诊断的。

（3）正确认识疾病与生活问题的关系

疾病总是要影响病人的日常生活、家庭生活和社会生活，疾病和生活问题是分不开的。我们要了解疾病对病人的生活所造成的影响，然后才能理解疾病对病人来说所意味着什么，最后才能理解病人为什么会对疾病作出这样的反应。所以，不了解生活问题就不可能完整地理解患病的人，也不可能准确地理解疾病或疾患。

（4）要将病人视作一个完整的人

中医学建立在阴阳五行的人体观基础上，西医学建立在人体由四种液体构成或由原子构成的基础上，这是一种"小宇宙人体观"。正是在此基础上建立起来的医学体系把医学从巫术的统治下解放出来。生物医学只研究疾病，不研究人或病人，只"治病不治人"，置病人的感受、体验、情感、需要于不顾，由此引起了公众的强烈不满。行为科学、精神分析学和社会科学等方面的研究成果为人们认识疾病与病人及其环境的联系提供了有效的理论和方法，已有大量的资料阐明了人的潜意识、个性、行为方式、家庭、社会等因素与疾病的密切联系，并初步揭示了它们相互作用的内部机制。同时，一般系统理论也为理解疾病与病人及其环境的相互关系提供了理想的理论框架。病人作为一个完整的人，除了具有正常人所有的全部特性外，还有一些正常人没有的特征。病人除了有躯体功能障碍外，还有内心独特的感受、体验、情感、需要和期望，这些不仅影响病人生活的所有方面，而且还将影响医疗服务的过程和质量。综上所述，病人是一个不可分割的有机整体，他不等于各器官、系统的相加；病人是一个心身统一体，躯体与精神是密不可分的；病人是社会成员、家庭的成员、工作单位的职工、宗教团体的成员、社会活动的参与者……

（5）要端正健康的概念

生物医学模式一直以来所秉持的健康观是"无病即健康"。这种健康观使人们把注意力集中在生物学疾病的防治上，认为医学的最终目的就是要彻底消灭生物学疾病。1948年世界卫生组织对健康所下的定义是："健康不仅仅是没有疾病或虚弱，而且包括在躯体、精神和社会适应方面的完好状态"。1977年Engle提出了生物-心理-社会医学模式，认为健康至少应该包括以下三个方面的内容：①躯体方面的健康，即保持躯体功能的良好状态，没有不能被治愈或被控制的疾病，没有不能康复的躯体残疾，没有持续的不适或虚弱，生理需要得到基本满足；②精神方面的健康，内心没有严重的矛盾冲突而影响个人的情绪和行为，个性能得到自然发展，并且能适应社会生活的要求，能自如地应付各种紧张状态，能适应各种变化，并对变化做出适当的反应，没有不良的行为方式和生活习惯，没有明显的精神活动异常；③社会方面的健康，能适应社会道德、文化准则和行为规范的要求，能在社会生活中保持积极向上的精神状态，没有明显影响身体健康的社会关系冲突，能有效地利用各种社会资源，并能在社会生活中满足个性发展和自我实现的需要。

（二）全新系统论是其方法论的基础

1. 部分与整体

人作为一个整体，是生物体、心身统一体和社会成员这三大部分的有机结合体，但绝不是这三大部分的简单相加，这三大部分的相互联系和相互作用以及人的生活目的是人这一整体的根本特性，分别对这三大部分进行研究是深入认识人的特性的基础，如果不研究这三大部分的相互联系和相互作用以及人的生活目的，那就无法从根本上把握人的本质。同样，人的生物体是由神经系统、内分泌系统、循环系统、呼吸系统、消化系统等构成的，但绝不是这些系统的简单相加。分别研究这些系统是认识人这一生物体的基础，但无法代替对人这一生物体的整体研究。人和病人是医学研究的主要对象，因为疾病是人的疾病，健康是人的健康，研究脱离人的疾病和健康是毫无意义的。医学要为有病的人提供服务，而不是为有病的器官和系统提供服务。生物医学已经对人的器官、系统以及器官系统的"疾病"进行了深入的研究，并建立了许多有效的诊断和治疗方法。然而，生物医学的研究和服务却把作为整体的人排除在外，只见疾病不见人，只懂疾病不懂病人，只治病不治人，这种方法虽然也取得了一些局部的成功，但是却在整体上走进了死胡同。全科医学则强调要在生物医学对部分进行研究的基础上，在人的整体水平上来研究疾病和健康，强调要理解疾病，首先要理解人，理想的服务最终要落实到人。生物医学与全科医学的关系恰恰体现了部分与整体之间对立统一的辩证关系。

2. 分析与综合

分析和综合是科学研究的两种基本方法，与整体和部分之间存在对立统一的辩证关系一样，分析和综合之间也存在对立统一的辩证关系。

分析就是把整体分解为部分加以认识，认识部分是分析的主要任务。客观世界是处于相互联系之中的，但人们为了深入认识部分，同时也是为了更好地认识整体，就不得不把特定的系统整体从普遍联系中暂时划分出来，分门别类地、孤立静止地加以剖析。

分析和综合是辩证统一在一起的，单纯强调某一方面都是片面的，综合是在分析基础之上的综合，综合离不开分析。而分析也是为了综合。没有分析就不可能有综合，而没有综合，分析就丧失了它的最终意义。分析和综合是有一定层次和水平的，因为任何部分、要素在较低级上都是一个整体，因此分析之后一定要有综合。而任何整体都是由部分构成的，综合之中一定有分析。生物医学着重于在分子、细胞、组织、器官、系统水平上对疾病进行研究，主要进行的是分析研究，但也有在分子、细胞、组织、器官、系统水平上的综合性研究。例如，在分别对 DNA、mRNA、tRNA、rRNA 的结构与它们在机体蛋白质生物合成中的作用进行分析研究的基础上，把几种核酸的作用与蛋白质、氨基酸的合成结合起来，从整体上认识蛋白质生物合成的机制与过程。全科医学着重于在生物医学、行为医学、社会医学对疾病和健康进行分析研究的基础上进行综合性的研究，即在人的整体水平上来研究疾病和健康。

3. 还原与整体

还原论和整体论代表着两种既对立又统一的思维方式和方法论。在医学的整个发展过程中，始终贯穿着以上两大理论与方法论体系的相互角逐，是医学科学螺旋式向上发展过程中的两个既对立又统一的方法论体系。

还原论是一种片面强调分析和归纳的、机械的、静止的、形而上学的方法论。还原论的分析归纳法是一种只见树木不见森林的方法论，它在科学发展的初期对科学的进步来说是必不可少的，因为这种方法可使人们对事物的认识不断深入。而当科学知识积累到一定程度，人们的认识由一个个点发展到需要进一步弄清这些点之间的联系，而要把个别的知识综合起来时，还原论的纲领就明显表现出局限性和片面性。现代的医学还原论是生物医学模式的方法论基础，它认为疾病可用分析、归纳的方法去研究，疾病是一种孤立存在的、几乎可以脱离患病的人及其社会背景的自然实体；在诊治过程中，医生通常是一个独立的观察者，而病人却是一个被动的接受者。系统哲学家拉兹洛指出：还原论与系统的整体论"两种思维都难免有不足之处，后一种用信念和洞察代替了翔实的探索，前一种牺牲了融会贯通以换取条分缕细"。

4. 全新整体观

系统整体论是建立在一般系统论基础之上的整体观和整体性的方法论，它吸取了传统整体论从整体上看问题的长处和还原论深入分析的优点，注意克服这两者各自的片面之处，并试图将两者有机地结合起来，从而实现了部分与整体、分析与综合的辩证统一。

（1）医生的服务对象是病人

病人是人，而不是一架需要修理的机器或进行药物反应的容器。人是有生命的，生命属于一个人只有一次，人的生命是无价的。特殊的服务对象和挽救生命的特殊使命要求医生必须具备特殊的职业道德。古人云：医乃仁术。良好的医德是一个医生获得成功的基础。培养良好的医德是培养一个优秀医生的关键。

（2）人是有感情和需要的

病人有比健康的人更复杂、更特别的感情世界和需要。病人希望得到医生的关心和同情，要求医生在感情上与之产生共鸣，接纳自己的感受和要求。因此，医生应该掌握娴熟的情感交流技术，以其丰富的情感体验与病人进行感情交流，使病人产生一种安全感、信任感和被认同感，并尽可能地满足病人各方面的需要。

（3）病人有和医生同样的尊严和权利

病人虽然需要得到他人的帮助，但仍然希望保持自己的尊严和价值，希望得到医生的尊重，并与医生建立一种平等交往的关系。病人有权决定对自身问题的处理方案，有权了解自身问题的原因、机制、严重性、预后以及医生采取某种措施的理由和利弊。全科医生应该认识到向病人作必要的说明、解释和保证的重要性，并与病人及其家庭共同制订解决问题的方案。

（4）病人具有主观能动性

如果病人仅仅被动、盲目地接受治疗，可能会由于对医嘱、病情的了解不够而明显降低对医嘱的顺从性以及治疗的效果，并可因此导致意外情况的发生。全科医生在大多数时间里扮演指导者和教育者的角色，应该对病人进行适当的教育，使病人及其家属成为维护健康和治疗疾病的积极合作者，也使他们掌握必要的自我保健知识和技术，让他们为自身的健康负责，这样才能增加病人对医嘱的顺从性，才能使医疗服务产生最好的效果和最大的效益。

（5）病人是一个完整的人

病人是一个完整的有机体，各器官系统之间、躯体与精神之间，以及个人与环境之间都有极其密切的联系，病人是一个不可分割的有机整体，同样，为病人提供的服务也是不可分割的。而过度专科化的医疗服务体系却已将医疗服务严重瓜分，打破了人的有机整体性，以致"头痛医头，脚痛医脚"，在实践中难以取得理想的效果。更何况我们现在所面临的问题往往涉及多个专科。

（6）病人共有个体化的倾向

专科医生对刚才看过的病人的特征可能了解甚少，而对病人所患的病却可以描述得很详细。对专科医生来说，疾病是千篇一律的，都由症状、体征和阳性的实验室结果构成，针对某一类疾病的治疗原则也大同小异。而对全科医生来说，每一个病人的问题都是不同的，因为每一个病人机体所处的环境不一样，同一疾病在不同的病人身上就会有不同的反应和意义。

第二节　中医全科医学的医学观

中医全科医学是在唯物论和辩证法思想指导下，将中医学与全科医学的哲学思想、基本理论、诊疗方法逐步融合，形成和发展起来的一门新兴学科。

整体就是指统一性、完整性和联系性。中医学十分重视人体自身的统一性、完整性以及人与外界环境的相互联系。全科医学则强调以人为中心、以家庭为单位、以社区为范围的诊疗思想和健康理念。中医学与全科医学在医学观上的相近之处，构成了中医全科医学观的核心。

一、人体的整体性

1. 生理上的整体联系

中医学强调人是一个有机整体，人体由若干脏腑等组织器官组成，这些组织器官相互沟通，任何局部都是整体的一个组成部分，与整体在形态结构上有着密不可分的联系。而精、气、血、津液则是构成人体各脏腑组织器官共同的基本物质，分布和运行于全身，从而完成人体的功能活动。这其中的核心部分，就是五脏一体观。

中医学认为，机体的整体统一性是以五脏为中心，通过经络系统"内属于腑脏，外络于肢节"的联络作用，把六腑、五体、五官九窍、四肢百骸等全身组织器官联系起来，从而构成以心、肝、脾、肺、肾为中心的五个生理系统，共同完成机体统一的生命活动。五个生理系统之间不是并列的，心在五脏中居于主导地位，靠心的整合和主宰，各个系统才能体现出统一协调的整体性。

由于人体外在的形体官窍分别归属于以五脏为中心的五个生理系统，而这五个生理系统之间又存在着协调统一的关系，因而这些外在形体官窍的功能不仅与其内在相应的脏腑密切相关，而且与其他脏腑的功能也有联系。如肝主目，而《灵枢·大惑》又说："五脏六腑之精气，皆上注于目"，辩证地说明目之视觉功能不但与肝有关，与其他脏腑也有关。在这种整体观念基础上所体现出的五脏一体观，不但应用于生理，而且贯彻于病理、诊断、治疗以及预防保健各个方面，在中医全科医学诊疗过程中则有十分重要的指导价值。

2. 病理上的相互影响

中医学不仅重视从整体上分析人体生命活动的规律，而且十分重视把局部病理变化与整体病理反应统一起来分析病因病机。认为内脏有病，常常反映于相应的形体官窍，即所谓"有诸内，必形诸外"。因此，在分析形体官窍疾病的病理机制时，应处理好局部与整体的辩证关系。如肝阴血不足，可见两目干涩；心火上炎，可见口舌生疮；肾精不足，可见腰酸耳鸣等。五脏之中，一脏有病，常常波及他脏。如肝疏泄失常，不仅表现出胁肋胀闷等肝脏本身病变，而且常常影响到脾胃的功能，出现纳呆腹胀、呃逆嗳气、便溏或腹泻等症。可见，在分析某一脏腑病机时，既要考虑到本脏腑病变对其他脏腑的影响，也要注意到其他脏腑病变对本脏的影响。

3. 诊断上的整体审察

由于各脏腑组织在生理、病理上的相互联系和相互影响，决定了诊察病人时可通过观察形体官窍、色脉等外在病理表现来分析内在脏腑的病理变化，从而对疾病作出正确判断。如舌通过经络直接或间接地与五脏相联系，舌相当于内脏的缩影，察舌即可诊察脏腑的病理变化。不仅察舌，而且诊脉，观面色、眼睛、耳郭、手掌、足底等，均可测知全身的病理变化。这种局部与整体的相互联系，与现代生物全息律的研究结果十分相似。现代生物全息律认为：生物体的某些局部的、外在的变化，可在相当程度上以一定方式反映出整体的、内在的情况。因此，中医通过察"颜"观"舌"等测知内脏病变的诊断方法，是在整体观念指导下的伟大创举，并由此形成了中医诊断学望、闻、问、切丰富的诊察内容。

4. 治疗上的整体调节

中医治疗疾病，主张从整体上加以调治。如肝开窍于目，肝和目的关系十分密切，故临床治疗眼科疾患常从调肝着手，每可获得满意疗效；心开窍于舌，心与小肠相表里，所以可用清心泻小肠火的方法来治疗口舌糜烂等病症。又如脱发、耳鸣、耳聋，多由肾精亏虚引起，可用补肾填精法治之，这是由于肾藏精，开窍于耳，其华在发。其他如"从阴引阳，从阳引阴；以右治左，以左治右"（《素问·阴阳应象大论》)，"病在上者下取之，病在下者高取之"（《灵枢·终始》）等等，都是整体观念在治疗原则上的具体体现。

5. 预防保健上的全面调养

中医学的"治未病"是中医全科医学最具特色的部分，在社区和农村卫生工作中占有十分重要的位置。在预防保健过程中一定要运用整体观念进行全面调养，一方面通过调畅情志、饮食起居、顺应自然、锻炼身体等措施以增强正气，提高机体的抗病能力，另一方面还需通过药物预防、避开邪气以防止病邪的侵害，从而达到未病先防的保健目的。患病之后，也需运用整体观念，采取早期诊治、防止疾病传变、先安未受邪之地等措施来防止疾病的发展与传变。当然，无论是未病先防、已病调养，还是病后康复，中医都很重视形神共养，最终达到"形与神俱，而尽终其天年"的保健目的。与此同时，中医保健还有健形以安神的养形方法，例如：导引、吐纳等气功养生，药膳、粥疗等食饵养生，"节阴阳而调刚柔"的房中养生，"顺四时而适寒暑"的四时养生，以及"食饮有节、起居有常"的作息养生，"形劳不倦"、"不妄作劳"的劳动养生等等。在此基础上，再结合现代健康教育的理论和实践，肯定会达到形神统一、延年益寿的预防养生保健效果。

二、形神统一观

全科医学打破了传统的身心二元论，将心理因素纳入医学的整体范畴，与中医学的"形神统一观"不谋而合，展示了生命科学真实的一面。中医学所指的形体，泛指脏腑经络、四肢百骸、五官五体、九窍腧穴，也包括精、气、血、津液等。而"神"则有广义和狭义之分。广义之神，是指人体生命活动的总体现或主宰者；狭义之神，是指人的精神意识思维活动，包括情绪、思想、性格等一系列心理活动。其中主宰思维、行使主观意愿、统率五脏六腑的"神"藏于心中，而其他主管潜意识、本能知觉等意识活动的"魂"、"魄"等分藏于五脏之中，故《素问·宣明五气》说："心藏神，肺藏魄，肝藏魂，脾藏意，肾藏志"。中医学中的形神思想来源于哲学，同时又具有医学实践的特质。

形神统一观具有三个方面的含义，第一，神是更高级、更精微的精气，形与神本质上都是气，神必须依附于形才能完成所有的生命功能，形只有在神的主宰下才会有一切生命现象的产生；第二，当"神"表示为意识活动时，形神关系则表现为躯体与精神的关系，而正常的形体活动与意识活动是协调统一的；第三，当"神"表示为人体的生命活力时，形神关系则表现为形体脏腑气血与生命活力征象的关系，形气充则活力强、神采足，形气衰则活力弱、神黯淡。简单地说，形神统一观就是形体与精神的有机结合与统一。在活的机体上，形与神是相互依附、不可分离的整体，是脏腑气血运行、四肢百骸运动与相应的精神活动（如意识、思维、情感等）的有机统一。

形神统一观在治疗上的运用，主要体现在治形与疗神密不可分，但有"疗神以治形"或"治形以疗神"不同方法的侧重。疗神以治形：如果把"神"理解为生命活力的"神机"，那么，疗"神"重于治形，因为所有针对治形的方法都仅仅是手段而已，一切治疗能否发挥作用，取得疗效，根本取决于患者"神机"的内应与否。《黄帝内经》有"神不使"则"病不可愈也"的论述，强调要充分体察患者的"神机"，做到依据病人"神机"的盛衰而随证施治；如果把"神"理解为精神情志，"疗神以治形"主要表现为从致病的情志因素出发，根据脏腑情志五行所属、相克乘侮规律，给予患者"五脏情志相胜"的中医心理治疗。治形以疗神：主要表现为方药、针灸的治疗，如用人参、酸枣仁、茯神、龙骨等许多药物养精血或调形气以达到治愈精神疾病的作用。《伤寒论》《金匮要略》中的十枣汤、桃核承气汤、大承气汤、葶苈大枣泻肺汤、酸枣仁汤等方剂，针对气血、瘀浊、燥屎等，通过调治形体以达到安神愈病的目的。

三、人与环境的统一性

全科医学将社会因素纳入医学的范畴，可以说是现代医学的一场革命，或曰进步，或曰回归。中医学始终认为人体与外界环境也存在着对立统一的关系。环境是指围绕着人类的外部世界，是人类赖以生存和发展的社会物质条件的综合体，包括自然环境和社会环境。人生活在环境里，外界环境的变化可以直接或间接地、显著或不显著地影响到人的功能活动，迫使机体作出相应的反应。如果这种反应处于生理阈值之内，则表现为生理性适应；如果这种反应超过一定范围，或者虽作出了反应，但仍使机体无法适应外界的变化，便可能出现病理变化，甚至发展成为疾病。这就是中医学强调的人与环境的统一性，也是全科医学生物-心理-社会医学模式的具体体现。

1. 天人相应观

自然环境，即自然界，是人类生活、社会存在和发展的物质基础和必要条件。按其组成要素可分为大气环境、水环境、土壤环境和生物环境等。适宜的自然环境对人体健康有促进作用，而当自然环境剧烈变化，超过人体生理功能的适应范围时，影响人的健康，甚至引起疾病的发生。中医认为人和自然环境都源于气，都是阴阳二气相互作用的结果，是相互依存、相互影响的对立统一整体，这种物质的统一性决定了生命与自然运动规律的统一性。我们把这种人与自然界的和谐统一观念称之为天人相应观。

（1）季节气候对人体的影响

在四时气候变化中，中医根据五行学说把一年分为五季，并指出春温、夏热、长夏湿、秋燥、冬寒是一年中气候变化的一般规律，人体随着季节更替也相应的发生适应性的调节变化，使机体阴阳消长与季节气候的阴阳消长相和谐。四时气候与人体五脏功能之间相互通应，如肝气通于春、心气通于夏、脾气通于长夏、肺气通于秋、肾气通于冬等。自然界生物也同样表现出春生、夏长、长夏化、秋收、冬藏等相应的生理性适应过程。人亦不例外，如在不同季节中，处于生长发育阶段的青少年生长速度不一，身高的增长速度春夏明显比秋冬为快，这与中医学所说的机体活动有春生、夏长、秋收、冬藏等特点不谋而合。而随着季节气候的变化，四时脉象也相应的发生某些变化，如"春弦夏洪，秋毛冬石，四季和缓，是谓平脉"。

当然，人类适应自然环境的能力是有一定限度的。如果气候剧变，超出了人体的调节能力，或者机体的调节功能失常，不能对自然变化作出适应性调节时，人体就会发生疾病。有些季节性的多发病或时令性的流行病有着明显的季节倾向，如《素问·金匮真言论》说："春善病鼽衄，仲夏善病胸胁，长夏善病洞泄寒中，秋善病风疟，冬善病痹厥"，就提出了季节不同，发病也不一样的观点。一般来说，春季多温病（包括呼吸道传染病），夏秋季多痢疾（包括消化道传染病）、泄泻（消化不良），冬季多病伤寒。此外，某些慢性疾病如痹证、哮喘等，往往在气候剧变或季节更替时发作或加剧。

（2）昼夜晨昏对人体的影响

中医认为，不仅四时气候变化对人体生理功能有所影响，一天之内，昼夜24小时的阴阳变化也会对人体产生一定作用。古人将一日分为四时，朝为春、日中为夏、日入为秋、夜半为冬。虽然昼夜的寒温变化并没有四季那样明显，但随着昼夜晨昏的规律性更替，人体的阴阳气血也进行着相应的调节，使人的功能产生了节律性变化，以适应昼夜时辰的改变。如《素问·生气通天论》说："故阳气者，一日而主外，平旦人气生，日中而阳气隆，日西而阳气已虚，气门乃闭。"就是说，人体的阳气白天运行于外，趋向于表，推动着人体的脏腑组织器官进行各种功能活动。早晨阳气生发，中午阳气隆盛，到夜晚则阳气内敛，便于人体休息，恢复精力。中医认为"阳入于阴则寐"，这反映了人体在昼夜的阴阳消长过程中，其生理功能活动的适应性变化。如人的兴奋度、体温、呼吸、脉搏、血压存在着深夜低、白天高的变化，与"阳气主昼"相符；而甲皱的皮肤温度和血流速度却与上述变化相反，夜里比白天高，与"阴气主夜"相合，阴气主营血，因此夜里血流比较旺盛。这些研究表明，人体生理上确实存在着昼夜阴阳消长的日节律。

在病理上，昼夜的变化对疾病过程也有一定影响。一般疾病，大多是白天病情较轻，傍晚加重，夜间最重，故《灵枢·顺气一日分为四时》有"夫百病者，多以旦慧、昼安、夕加、夜甚"之说。这是因为昼夜间自然界阳气的变化，致使人体内的阳气也相应表现出朝生发、午最盛、夕始弱、夜半衰的改变，从而影响到邪正斗争，使病情呈现出旦慧、昼安、夕加、夜甚的不同。通过大量的临床观察，发现很多疾病确实具有这一变动规律，特别是那些久病气血虚损之人，表现则更为典型。如结核病的发热和盗汗多在夜晚加重，咯血和气胸的发生也多在晚上。另外，哮喘、青光眼的疼痛、心脏病患者的心律失常和心衰也总是好发于夜晚的一定时间。

（3）地区方域对人体的影响

在自然环境中，生活环境是人类生存不可缺少的必要条件，主要由空气、水、土壤和食物等因素组成。因地理位置不同，人们的生活环境、地质环境、地域气候、人事地理等不尽一致，也可在一定程度上影响人们的生理功能和心理活动。如徐大椿《医学源流论·五方异治论》说："人禀天地之气以生，故其气体随地不同。西北之人气深而厚……东南之人气浮而薄"。在我国，东南地势低平，气候多湿热，人体腠理疏松，体格瘦削，容易感受风、热、暑、湿邪的侵袭，多虚热体质；而西北地势高峻，气候燥寒，人体腠理致密，体格壮实，容易感受风、寒、燥邪的侵袭，多虚寒体质。这些变化都与地理区域的差异有关。人生活在不同的地理环境中，由于受环境的长期影响，逐渐在功能方面表现出某些适应性变化，一旦易地而居，环境突然改变，许多人初期往往感到不太适应，或生皮疹，或出现腹泻等，习惯上称为"水土不服"。但经过一定的时间，大多数人是能够逐渐适应的。

当然，地理环境与某些疾病的发生也有着密切的关系，特别是某些地方性疾病，其发病主要与环境中的地理因素相关，如地方性甲状腺肿，则与水土缺碘有关。另外，地域不同，人的体质不同，所患疾病的诊治亦不同。如金元医家张从正在阐述汗法禁忌时说："南陲之地多热，宜辛凉之剂解表；朔方之地多寒，宜辛温之剂解之。"清代温病学家叶天士也在《外感温热篇》中说："吾吴湿邪害人最广"，故其用药遣方，十分注重南北差异，而对吴越江浙之人，则常以宣化湿邪为主。

（4）自然灾害对人体的影响

久旱酷热、水涝雪灾、地震等自然灾害，常常给人类的生存、生产和发展带来极大破坏，很多人因此而生病，或发生伤亡，并在人们心中留下难以抹去的阴影。其中，久旱酷热常易引起中暑、肠道疾病的发生；水涝雪灾常易引起冻伤、外感疾病的发生；地震则易引起外伤、精神类疾病的发生。众所周知，某些自然灾害的频繁发生与人类过度开发自然资源，忽略生态环境保护有关。如臭氧层空洞的形成与扩大，大气温室效应引起的全球气候变暖和海平面上升，正严重地威胁着人类社会的未来。如今，土地的沙漠化、热带雨林的消退，以及大批生物的灭绝，说明人类赖以生存和发展的生物圈日益恶化。中医类别全科医生有责任宣传保护环境与人类健康关系的重要性，普及卫生防疫工作。

2. 社会和谐观

社会是人的社会，人是社会的人。人生活在复杂的社会环境之中，其生命活动时刻受到社会环境的影响。而社会环境是在自然环境的基础上，人类通过长期有意识的社会劳动，加工和改造后的自然物质、创造的物质生产体系、积累的物质文明等所形成的环境体系，是与自然环境相对的概念。社会环境包括政治、经济、文化等社会特征，以及人们的年龄、性别、风俗习惯、宗教信仰、婚姻状况等人群特征，以及生活方式、饮食习惯和爱好等。当人类处于良好的社会环境时，有力的社会支持、融洽的人际关系、愉悦的心理状态，可使人精神振奋，勇于进取，有利于身心健康，我们把这种人与社会的和谐有序状态，称之为社会和谐观。反之，社会环境因素的某些变动，会直接或间接地影响着人们的健康，甚至导致疾病的发生。

（1）社会进步对人体的影响

随着社会的进步，人们丰衣足食，居住环境日益舒适，更加有利于健康。加上人们日益重视自身健康，健康知识日益增长，知道如何养生，如何防治疾病。因此，人类的寿命随着社会的进步而延长。但是，社会进步也会给人类带来一些不利影响，如生活条件改善，人们摄取大量高脂肪饮食，交通便利，从而缺少运动，致使大量肥胖者出现，而肥胖又是诱发心脑血管疾病、糖尿病、脂肪肝等的元凶。又如大规模现代化设施的建设，使得人们不必再"动作以避寒、阴居以避暑"，而是生活在人工营造的环境之中，夏季室外酷暑炎热，而室内冷气逼人，冬季户外冰雪凛冽，而屋内暖气融融，由于室内外温差悬殊，常使人体腠理汗孔骤开骤闭，开闭无常，日久人体正常生理功能遭到破坏，失去其特定的内外环境的稳定性，久之也会产生疾病。

特别是人类在生产、生活过程中产生的有害物质，如噪声、废气、废水、废渣等，危害着人类的健康。某些过敏性疾病、胎儿畸形、肿瘤、地方性甲状腺肿、氟中毒、克山病、大骨节病等均与环境的污染有关。因此，在社会进步的同时减少污染，保护人类生存环境，具有十分重要的现实意义，同时也是医学研究的课题。

（2）社会习俗对人体的影响

习俗，是指人类社会在发展过程中经长期沿袭而形成的风尚和习惯。习俗的形成和沿习与地区、种族、信仰等因素密切相关。随着当代医学科学的发展，人们发现，人类的很多疾病亦与风俗有着密切的关系。如有的地方每逢喜事常饮酒作乐，人们患肝胆疾病的几率往往比不喝酒的人要高得多；有的地方喜食腌腊制品，胃肠疾病尤其是胃肠肿瘤的发病率会明显上升；有的地方人们喜欢贪冷露宿，患风湿类疾病的人就较多。可见，社会习俗与某些疾病的发生密切相关。

（3）社会治与乱对人体的影响

社会的治或乱，对人体的影响非常大。社会安定，人们生活规律，抵抗力强，病少而轻，寿命也比较长。若社会大乱，战争频繁，人们生活不规律，抵抗力下降，各种疾病皆易发生。战争使人们流离失所、饥饱不常、劳役过度、瘟疫流行，导致人群大量死亡者不计其数。如东汉末年，由于战火绵延、天灾频繁，结果疫病流行，到处都是"白骨露于野，千里无鸡鸣"的惨状。张仲景在《伤寒杂病论·序》中记载，他的家族原有200多人，自汉献帝建安元年（公元196年）以来，不到10年时间，就有三分之二的人因战乱、疾病而死去。

（4）社会关系和社会地位对人体的影响

在社会活动中，人与人之间的关系是心理性的。由于人体不断接受各种外界信息的刺激，就会出现一定的心理感知和反应。每个人的社会行为都是与他人相关的，比如友谊、爱情、仇恨、嫉妒等等，这些个体与个体之间或个体与团体之间的心理反应，便构成了社会心理。不同的社会心理环境，对人体产生不同的影响。如《素问·上古天真论》说：上古之人"美其食，任其服，乐其俗，高下不相慕，其民故曰朴……所以能年皆度百岁而动作不衰"，表明和谐的社会心理是健康长寿的重要因素。但是，现代社会发展迅速，社会竞争日益加剧，人们为改变和维持既定社会地位，不可避免地参与各种竞争，竞争就容易导致人际关系复杂、物质利益分配不均等。这种过度紧张的生活节奏，使得现代人精神紧张、情绪躁动、心灵疲惫、焦虑不安，引起机体阴阳气血失调，从而出现慢性疲劳综合征、抑郁症等疾病。

个人的社会经济和政治地位改变，势必带来物质和精神生活上的变化，这对人的心身功能的影响很大。《医宗必读》指出："大抵富贵之人多劳心，贫贱之人多劳力；富贵者膏粱自奉，贫贱者藜藿苟充；富贵者曲房广厦，贫贱者陋巷茅茨。劳心则中虚而筋柔骨脆，劳力则中实而骨劲筋强；膏粱自奉者脏腑恒娇，藜藿苟充者脏腑恒固；曲房广厦者玄府疏而六淫易客，茅茨陋巷者腠理密而外邪难干。故富贵之疾，宜于补正；贫贱之疾，利于攻邪。"强调了社会地位的不同可造成身心功能上的众多差异，各有利弊。所以，古人主张不要把贫富、贵贱看得太重而影响健康，故《素问·上古天真论》说："恬淡虚无，真气从之，精神内守，病安从来"。

综上所述，随着科学的发展，社会的进步，中医全科医学应进一步发挥整体医学观的思想，在社区诊疗、养生保健过程中突出中医全科医学的特色，达到上知天文、下知地理、中晓人事、治病不失人情的境界，为社区、为基层群众的健康事业服务。

第三章

中医全科医疗的服务模式

中医全科医疗服务是面向个人、家庭、社区的服务，以整体观念为主导思想，辨证论治为诊治特点，将生物-心理-社会医学模式积极运用到临床，建立以人为中心、以家庭为单位、以社区为基础，维护和促进整体健康为目标，提供长期负责式照顾，连续、综合、便捷的基本卫生服务体系，其服务模式注重整体照顾与个体性的统一，防治并举、简便验廉。

第一节　以个人为中心的服务

个人是指社区中的全体居民，包括健康人和病人。健康人是指在身体、精神、社会适应能力方面处于完好状态，而不仅是没有疾病或虚弱的人。它涉及人的躯体、心理和社会道德方面的整体健康。病人是指处于疾病（disease）、疾患（illness）、患病（sickness）状态的人。疾病（disease）是在一定致病因素作用下，人体稳定有序的生命活动遭到破坏，出现功能、代谢和形态结构的异常变化，存有生物学上的异常，从而表现为一系列临床症状和体征的生命过程。疾患（illness）是疾病前期机体的不适感，可表现出一定的症状和体征，也有可能仅仅是心理和社会方面的失调，不一定有生物学意义上的改变，主要依靠个体的自我感觉和判断，即机体的亚健康状态，患病（sickness）是一种社会地位和状态，即被他人认可处于不健康的状态，如真正处于疾病、疾患状态的人，或因为某种原因"诈病"需要免除社会责任、需要休息或需要医护人员照顾的人。以上三种情况可以单独、同时或交替存在。

中医学认为人体的疾病、疾患、患病状态多为机体在内外环境的多种因素相互作用下出现的整体失衡、阴阳失调、气血津液代谢失常等反应。因而在治疗上，《素问·疏五过论》提出"圣人之治病也，必知天地阴阳，四时经纪，五脏六腑，雌雄表里，刺灸砭石、毒药所主，从容人事，以明经道，贵贱贫富，各异品理，问年少长，勇怯之理，审于分部，知病本始。八正九候，诊必副矣。治病之道，气内为宝，循求其理，求之不得，过在表里。"可见人体本身是一个有机整体、五脏一体、形神合一，并且人与自然环境、社会环境关系密切，要保障人体的健康，使之"阴平阳秘，精神乃治"，这就要求医者要"上知天文，下知地理，中知人事……"暗合了中医全科医疗服务整体性和个性化相融的特征，即多从生物-心理-社会角度来考察和解决个人的健康问题，诊疗上以问题为目标，强调在整体观念的指导下，采用适宜技术，直觉领悟，司外揣内，揆度奇恒，辨证求因，审因论治，审因时除了解发病过程中可能作为致病因素的客观条件外，还要运用基本接诊技巧，全面收集症状、体征，系统地了解个人背景资料，多从病人期望与需求角度分析病人的就医原因，以期更利于个人健康维护。

一、了解背景资料

中医全科医疗提出了以个人为中心的服务理念，其核心内容就是理解病人，服务于病人，满足病人的需求，预防疾病，治疗疾病，保障健康。理解病人的基础是了解病人，了解病人必须基于较完整的背景之上。而要全面地了解相关背景资料，就需要全科医生与病人建立起朋友式的医患关系，提供连续性服务，深入收集与积累，记录在健康档案中，还要让病人知晓全科医生对背景资料感兴趣，因为这有利于帮助解决病人的健康问题。由于全科医疗中遇到的大多是疾患或早期未分化的疾病，而且多受心理、社会等多因素的影响，所以，完整的背景包括个人背景、个人所在家庭的背景、家庭所处的社区背景以及社区的社会背景。

个人背景包括性别、年龄、民族、职业、婚姻状况、籍贯、爱好、文化修养、政治地位、经济状况、价值观念、宗教信仰、人际关系、社会支持网络、性格、气质、能力、抱负、潜意识矛盾、生活挫折、防御机制和社会适应状况等。

家庭背景主要包括家庭结构、家庭功能、家庭生活周期、家庭资源、家庭角色、家庭关系、家庭交往方式、地理位置、居家条件、主要生活方式等。

社区影响健康的因素包括社区的社会制度、政治和经济状况、种族、文化、习俗、宗教信仰，以及社区自然环境、社区资源、社区功能、社区服务网络、社区意识、社区关系、社区的影响力等。

中医全科医生要从宏观整体角度来观察个人健康问题的背景及个体所表现的特异性。例如，《黄帝内经》中详细地描述了人的气质、行为、能力、体质和体型的分类特征及相互间关系，以及这些因素与疾病的发生、诊治的关系。在《灵枢·阴阳二十五人》中依据五行将人分为"五形人"，就个性特征而言，"木形之人"的能力是"好有才"；"火形之人"的性格是"多虑"；"土形之人"的价值观是"不喜权势"；"金形之人"的气质是"静悍"；"水形之人"的态度是"不敬畏"，侧重点各不相同，适应四季状况不同，因此，"五形人"的求医行为也各不相同。

表 3-1　　　　　　　　《灵枢·阴阳二十五人》五形人个性类型

分型	个性特征	适应四季状况
木形之人	好有才，劳心，少力，多忧劳于事	能春夏不能秋冬，感而病生
火形之人	疾心，轻财，少信，多虑，见事明	能春夏不能秋冬，秋冬感而病生
土形之人	安心，好利人，不喜权势，善附人	能秋冬不能春夏，感而病生
金形之人	身清廉，急心，静悍，善为吏	能秋冬不能春夏，感而病生
水形之人	不敬畏，善欺，戮死	能秋冬不能春夏，春夏感而病生

正如医学之父希波克拉底所说："了解你的病人是什么样的人，比了解他们患了什么病更重要。"完整的背景，不仅有助于全科医生理解病人，更好地服务于病人，维护健康，而且还有助于分析病人的求医原因。

二、分析求医因素

《医学源流论》说："凡人之所苦，谓之病；所以致此病者，谓之因。"《三因极一病证方论》说："凡治病，先须识因；不知其因，病源无目。"病人就诊的原因不仅仅是疾病的严重性，它更涉及病人对症状的理解以及功能障碍对病人的影响和意义。研究发现，出现症状后，30%~40%的人不理会这些症状，30%~40%的人会采取自我保健措施，10%~20%的人会征询亲戚朋友的意见或寻求民俗治疗，仅5%~20%的人寻求专业性的医疗服务。从不同层次的医疗保健部门求医人群分析，人们产生就医行为的类型分为主动求医型和被动求医型。McWhinney 在《超越诊断》中描述了促使病人就诊的七大原因：①躯体方面的不适超过了忍受的限度；②心理上的焦虑达到了极限；③出现信号行为，如病人认为发现了一些可能与疾病有关的症状或体征等信息，希望与医生一起讨论或做出诊断；④出于管理上的原因，如就业前体检、病假条、医疗证明、民事纠纷等；⑤机会性就医，如病人仅仅因其他原因有机会接触医生，而顺便提及自己的某些症状，机会性就医常可以发现一些早期的疾病；⑥周期性健康检查或预防、保健的目的；⑦随访，如病人应医生的预约而就诊，主要为一些慢性病患者。可见促使病人就诊的原因主要是生物学的原因，其次是心理性原因、社会原因。影响求医行为的因素主要源自病人的疾病因果观和健康信念模式，病人的多层次的需要，患病体验、痛苦感受等以及相关的家庭因素和社区因素对患者的影响。

（一）健康信念模式

健康信念模式是病人在其自定义健康概念的基础上反映出来的对自身健康的关心程度，主要涉及求医行为的价值和可能性。它存在两个主要影响因素，一是对疾病威胁的感受，包括疾病严重性及个人的易感性；二是对保健行为带来利益的认识，一般认为某个特定疾病的威胁较大而采取求医行为所产生的效益很高，则个人就可能求医，以获取适当的预防或治疗等措施；反之，则可能不会求医。这两方面个体化的影响因素又会受到来自社会与自然等修正因素的影响，如年龄、性别、种族等人口学特性影响；人格、社会地位、同辈及相关团体压力等社会心理因素影响；医生、家人或同事的告诫及宣传媒介的诱导等他人行动的提示，以及以前与疾病的接触经验和获得的知识等建构因素影响。可见健康信念模式与求医行为直接相关。珍惜健康的人常因轻微的症状而就诊，而忽视健康价值的人却往往延迟就诊，延误治疗时机。因此，全科医生应该了解病人对自身健康的关心程度，及其对有关疾病严重性和易感性等问题的认识程度。此外，健康信念模式还会影响病人对医嘱的顺从性，影响病人与医生的合作程度，同时也影响病人对疾病的焦虑程度和应对方式。家庭成员中个人的健康信念模式可相互影响，如病人的求医行为常常受其配偶或父母的健康信念模式的影响。帮助病人建立正确的健康信念模式是维护个体健康的重要基础。应该让病人认识到，拥有健康是人生的最大财富，个人应该对自己的健康负责，珍惜和努力维护拥有的健康，并积极采取促进健康的措施。

中国传统文化蕴含着十分丰富的健康学思想，中华民族之所以能够在几千年的繁衍中生生不息，一脉相承，与儒家、道家、释家，抑或是中医独特的健康文化氛围是分不开的。儒家比较重视人类社会的健康、和谐、稳定的发展；道家孜孜以求的恬静淡泊、随心所欲的境界，是心理健康的重要标志，也正是道家对现代健康学的重要贡献；释家在阐述身体健康与心理健康的关系时指出，内心的宁静与寿命的长短有密切的关系，心灵越宁静，寿命也就越长；中医学则认为人体健康的标志为"阴平阳秘"，即阴气平顺，阳气固密，各脏腑、组织之间，以及人的生命活动与外界环境之间维持相对的动态平衡，即可以进行正常的生理活动，《黄帝内经》将此健康状态的人称作"平人"。直贯古今，可以发现中国传统文化，尤其是中医发病观对个人健康信念模式构建产生了一定的影响，从而也影响了个人求医行为。临床调查发现，有不少人在医院检查后尽管未发现疾病，但仍然认为个人存有健康问题，常

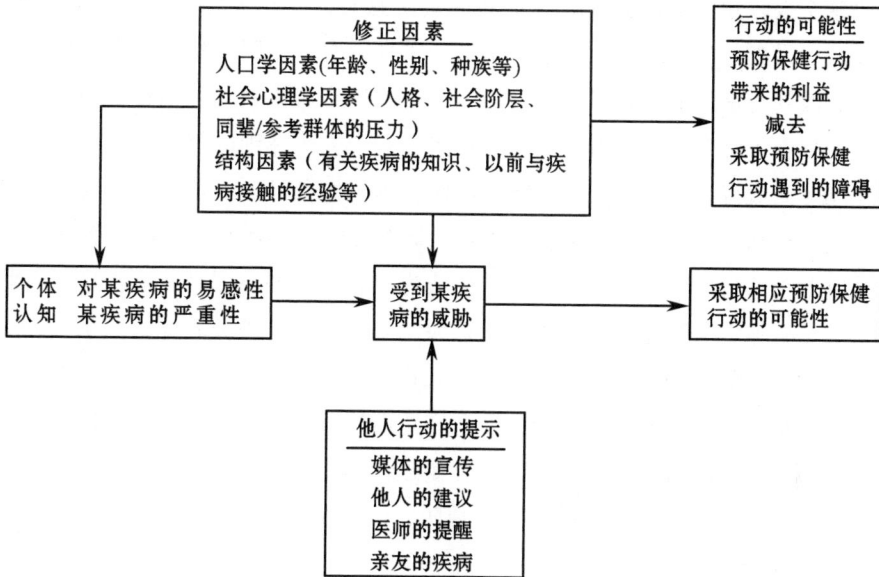

图 3-1　健康信念模式

常求助于中医，期望给予治疗。由此可见，在生物医学模式中，健康目标是由疾病或生理缺陷来确定的，诊断和健康目标十分相似，其治疗目标诸如治愈或缓解，而以病人为中心的医学模式和中医学却意识到健康的相对性，设定目标时必须衡量每一个病人的客观需要和主观愿望，以便清楚地确定切实可行的、特定的、医患双方都同意的健康目标，鼓励病人尝试达到其最佳健康状态的机会。

（二）疾病因果观

疾病因果观是指病人对自身疾病的因果看法，是病人解释自身健康问题的理论依据，受个人文化、家庭、宗教和社会背景等因素的影响。病人通过医生、朋友、家庭成员、书籍等渠道收集信息，使自己具备了一定的医学保健知识，并能认识机体亚健康或患某些疾病的信号，根据个体性的疾病因果观，产生相应的求医动机与求医行为。如果个人认为自己的健康问题是由生物因素引起的，就会要求医生开具药物；如果个人认为自己的健康问题是由精神紧张引起的，就会要求医生提供解除精神紧张的方法；而如果个人认为自己的健康问题是由鬼神附体引起的，就会求助于巫医。不健康的疾病因果观，可能会导致病人过度求医、或拒绝求医等不良就医行为。

医生若不了解个人的疾病因果观，就无法正确认识个人求医的主要原因，无法正确理解个人陈述问题的方式以及症状的真实意义，也容易漏掉一些重要的资料。由于疾病因果观与个人的文化背景、信仰、家庭因素等多因素相关，个体性的疾病因果观的改变与重建都需要时间来磨合，甚至还存在难以转变的情形。因此，全科医生有必要在了解个人疾病因果观的基础上，对个人作详细的解释，争取在疾病因果观上与个人取得一致，减少不健康的就医行为。如全科医生可以通过与个人讨论主要问题，如病因、时间、严重性、预后、影响、担忧和治疗，从而了解病人的疾病因果观：你认为自己得的是什么病？你认为得病的主要原因是什么？这个问题困扰你多久了？你觉得问题有多严重？你认为问题如果不处理会有什么后果？患病给你带来了什么样的不便？你害怕什么？你想接受怎样的治疗？需要关注的是，个体化的疾病因果观在各类传媒的宣传、社区广泛而持久的公共卫生教育及医生、家人正确的疾病因果观影响下可能会由量变到质变，因此，中医全科医疗服务要从个人、家庭及社区入手，真正体现全科医疗中预防、治疗、保健、康复、健康教育、计划生育六位一体的服务。

（三）患病体验

患病体验指病人经历某种疾病时的主观感受。从社会学角度分析病人的患病过程，一般分为十个时期：①觉察到一些不连续的身体功能障碍；②感觉到一些不连续的疾病症状；③尝试某种形式的自我保健；④利用家庭内可得到的内部资源；⑤利用某些非专业的外部资源；⑥求助于职业性非医疗资源；⑦求助于医生；⑧诊断与评估；⑨制订和实施处理计划；⑩治愈或成为慢性疾病或死亡。

一般患病体验主要表现为七个方面。①精神与躯体的分离感。②孤独感与无助感：这种与世界失去联系的感觉，是病人产生失去独立和失去控制自身或他人能力的感觉，最后产生一种深刻的悲痛感，病人体验到孤独、依赖、悲哀、愤怒、内疚和自责。愤怒可以投射到医生或其家人身上，表现为无端的指责。③恐惧感和焦虑感：合理的恐惧主要来自严重的疾病，而不合理的恐惧和焦虑常来自微小的疾患，与病人对疾患的错误理解有关，是病人常有的体验，与疾病的严重性无关。④对健康充满羡慕：失去健康的人大多对健康充满了羡慕，对医生来说这是一个实施健康教育的最好时机。⑤疾患可以损害理性的本能并容易被激怒：病人在患病后感到烦躁不安，无法集中注意力，无法保持内心的平静，难以接受混乱不堪的现实，很容易被激怒，最讲理的人也可以变成不讲理的人。全科医生要理解和容忍病人的易激惹的情绪，促使病人利用自己的力量去控制和维持内心的平衡。⑥失去时间变化的感觉：由于人体的自然节律，如饮食、睡眠、工作、休息的节律都被打乱了，病人往往感觉时间是缓慢流动的或凝固的，延长了病人体验痛苦的时间。⑦拒绝接受症状并由此产生紧张心理：如慢性病患者所出现的症状和体征并非一过性的，病人必须带病生活一段时间甚至终身。拒绝接受症状会增加病人对症状的敏感性，把过多的注意力集中在症状上，不利于适应带病生存的状态，而病人一旦接受症状后往往紧张也就解除了。

疾病带来的痛苦体验是非常个体化的体验，一种总体的感觉，它只是疾患的一个方面，而不是疾患本身。疾病或疼痛、不适等引起的痛苦程度往往与许多个人方面的因素有关。痛苦常常包括肉体的痛苦、精神的痛苦和道德的痛苦三个方面，在临床治疗上经常只关注缓解病人肉体上的痛苦，而忽视了肉体、精神和道德的痛苦相互交错。如果疼痛是慢性的，或疼痛的原因不清楚，或病人感觉到疼痛无法被控制，则疼痛引起的痛苦较严重。如果病人的疼痛还没有被一种疾病诊断所证实，如果亲属或医生对疼痛的真实性表示怀疑，病人将遭受更多的痛苦。痛苦的程度还依赖于病人对疾患意义的认识和评价，因自己的原因而造成的疼痛或残疾将引发更严重的痛苦，而最严重的痛苦是替代性的痛苦，即看到自己所爱的人因自己的过失而遭受痛苦时，将产生极度的痛苦。需要与痛苦区分的是疼痛，疼痛可以被有效的药物或医疗措施所控制或缓解，但医生却无法保证病人不受痛苦，医生所能承诺的是对病人的痛苦保持敏感并表示关心或同情和支持。

（四）患病行为

病患角色（Sick Role）是与疾病被确诊相关联的。一个人一旦被确诊为疾病时，他就在社会上扮演了病人角色，出现相应的疾患行为。如一位中年男性肺癌患者，手术后半年复检时发现新转移灶后，服用大量安眠药，自杀身亡，经检查认定手术成功，术后给药合理。实际上，如果我们完整地了解病人，就能理解疾患对病人所包含的意义以及随后出现的疾患行为，该患者死亡原因是肺癌术后丧失工作机会，家庭经济困难，妻子携子与之离异，唯一感情依靠母亲因操劳过度死于意外事故，病人丧失了生活的希望，对健康采取漠不关心的消极态度所致。由此可见，疾患对病人生活的影响往往是多方面的，包括：①危及躯体功能甚至生命，威胁机体的完整性；②搅乱生活规律或正常活动受到限制；③造成了经济拮据或社会地位的改变；④导致某些关系受到威胁或破裂，如恋爱、婚姻关系或工作关系等；⑤威胁个人的生命；⑥导致生活意义的丢失；⑦打断重大人生计划。

总之，患病体验、痛苦感受和疾患行为都是影响求医的主要因素，同种疾病在不同的个体上患病体验、痛苦感受和疾患行为各不相同，不同的疾病可能在个体上表现出相同的患病体验和痛苦感受。因此，在临床上要加强审症求因，坚持辨病与辨证相结合的诊治思路，辨析该病目前处于病变的哪一阶段或是哪一类型，依据个人的临床表现，随证施治。

（五）病人角色

病人角色是指从常态的社会人群中分离出来的，处于病患状态中，有求医行为和治疗行为的社会角色。当人患病之后，其社会身份与角色就开始发生改变，并被要求表现出与病人角色相符合的行为，从而具有一定的特殊义务和权利。

病人角色赋予其病人的权利和义务：①解除或部分解除病人在健康状态时的社会责任的权利。病人受到社会的照顾，得到治疗和休息的机会，减轻病人的生理心理负担，体现出病人作为社会人的基本权利。②受到社会的尊重与理解的权利。理解病人在病态下的身体与心灵上的痛苦，对于那些病态下的心理变化给予理解、帮助，减轻他们的痛苦体验，这正是病人的社会人格所需要的。③及时就医、争取早日康复的义务。病人要为社会公共利益着想，及时寻求医疗帮助、解决病态，特别是传染病的病人，控制传染、及时治疗的问题，已经涉及社会公共利益，病人必须求医，并应寻求社会承认的正规医疗方式，这是病人的社会责任和应尽义务。④遵守医疗保健部门有关规章制度的义务。如遵守医院的就诊、住院、探视等规章制度，以维护医疗保健服务的秩序和质量。总之，病人角色的首要义务就是要寻求帮助、积极求医。

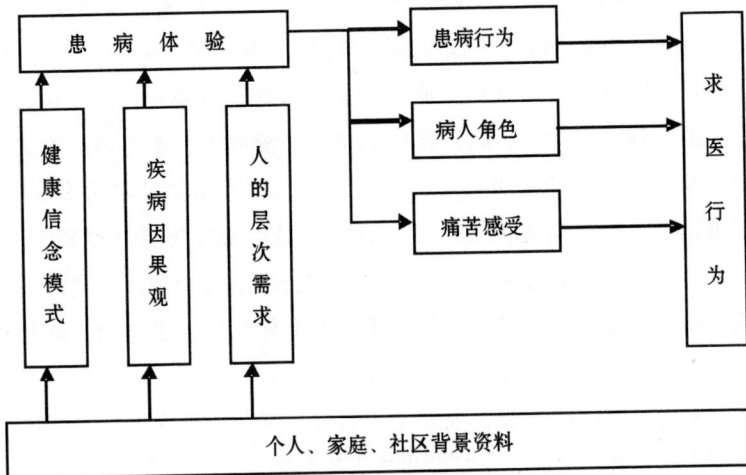

图 3-2 影响求医行为的因素

综上所述，影响求医行为的核心因素是个体化的疾病因果观和健康信念模式，而个人的患病体验、痛苦感受、患病行为及其相关的家庭和社区因素是影响求医行为的重要构件。此外，个体性的求医行为还影响着个人对医生的期望，所以，中医全科医疗以个人为中心的服务模式中还要求医生要充分理解病人的期望。

三、理解病人期望

病人总是带着期望来就诊的，病人对医疗服务的满意度实际上主要取决于病人期望被满足的程度。通常是病人的期望值越高，就越容易产生不满和失望。了解病人的期望，有助于医护人员有针对性地不断改善自己的医疗行为和服务技巧。全科医生需从生物-心理-社会的角度整体上理解病人的各种个体性和期望，并合理地满足病人的期望。

（一）理解病人对医生医疗技术的期望

病人对医生医疗技术的期望是第一位的，病人总是期望医生能准确迅速地做出医疗诊断，药到病除。病人不希望听到医生说"你的问题不属于我这个专科"，"你的病我看不明白"或"你的病我已经没有办法了"之类的话。病人期望通过就医得到的结果是：自己的病情是清楚的，诊断是明确的，处置是得当的，效果是明显的。

（二）理解病人对医生服务技巧与态度的期望

病人总是期望医生能说服自己，让自己了解问题出现的病因病机，并有机会参与讨论，发表自己的意见和看法，最后能与医生一起决定处理问题的方案。当病人的期望与医生的能力和原则相矛盾时，应及时了解病人及其家庭的需求，耐心地加以解释。

（三）理解病人与医生建立起朋友式的关系的期望

由于医生所处的权威和决定者的位置，使病人无法与医生进行平等的交往，而病人在感情上又有许多特殊的需要，病人希望与医生进行感情交流，成为朋友，建立互相尊重、互相关心的平等关系，以增强自身的安全感和战胜疾病的信心，所以医生的感情支持是病人康复最有效的动力。

（四）理解病人有发挥自身的主观能动性的期望

病人往往因专业知识受限而处于被动接受者的地位，这就增加了盲目遵医带来的治疗的危险性，降低了治疗的效果。全科医生通过教育、咨询和帮助，充分调动病人的主观能动性，使病人发挥自我康复的潜力，有效解决自身问题，使其享受平等医学帮助的医疗服务权和自主选择权，享受医疗活动的知情权和同意权，享受保护个人秘密的保密权和隐私权。病人有选择就医场所、就医对象、就医方式的权利，应推广采用"医生建议，病人决定"的医疗服务方式，病人有权接受或拒绝某些常规或特殊诊疗措施的实施，并有权知道自己的接受和拒绝行为可能产生的良好或不良后果。医生有权对其耐心劝说解释，但不得强迫。对违背病人意愿进行的临床实验，病人有权拒绝。

（五）理解病人对医生提供帮助的期望

有时病人也需要医生提供其他方面的帮助，如开具假条、疾病诊断证明和进行体检等。在疾病诊治过程中，病人有权要求对所有和自己有关的生理心理状态、病情讨论、病程记录、医疗方案等加以保密。即使某些信息并不直接与病人相关，也应征得病人同意后方可公开，更不允许以病人的生理缺陷或隐私秘密当作谈资。

（六）理解病人对医生高尚医德的期望

病人就医往往最直接的愿望就是希望医生工作认真、耐心和蔼、情操高尚、平等待患；自己能医生平等轻松地交往，让医生充分倾听自己的诉说，与医生建立起朋友式的互动关系。医生任何的含糊其辞、随意、拖延、试探或推辞等行为，都会使病人感到不愉快和不被接受，从而丧失与医生合作的基础。作为医生要理解病人对医生的人格和医德的期望。

（七）理解病人对医疗条件和医疗环境的期望

在接受医疗帮助过程中，病人希望医疗服务的软硬件服务质量都能满足自身的需求。如病人希望就医环境舒适隐秘，就医流程简捷合理，候诊时间尽量缩短，诊治结果明显有效，希望使用最先进的医疗设备、药物和新技术，期望在较低的消费水平上享受更完善的医疗服务等。

四、尊重人的需要

人的需要是人的生命活动的内在规定性和存在方式，心理学家马斯洛把人的基本需要分为从简单到复杂、从低级到高级发展的五个层次，即生理需要、安全需要、爱和归属的需要、尊重需要、自我实现的需要。

（一）尊重人的生理需要

生理需要是人类最基本的需要，是机体的本能反应，如饥饿、性欲、疲劳、睡眠等，也是维持人类生命、生长发育的基础。人的求医行为与生理功能失常，不能满足个人的生理需要密切相关。对病人来说，保持躯体的完整性和生命系统正常运转是就诊的第一需要，因健康问题就诊的病人的第一需要就是解决生理需要问题。

（二）尊重人的安全需要

当个人生理需要得到相对的满足后，安全需要就成为首要的需要，既有对稳定、依赖以及免受惊吓、焦虑和混乱折磨的需要，也表现出对体制、秩序、法律、界限的需要及对保护者实力的要求。病人都希望在一个安静、有序、洁静的有安全感的医院就医，并要求医生要有高度的责任感和细心诊治、耐心说明的工作态度。安全需要决定了病人对医院和医生的选择，它不仅影响病人的就医行为，而且与病人的症状、治疗、康复有着密切联系。如一些医院因医疗事故频繁发生，病人觉得没有安全保障，而出现门诊病人就诊量下降的情况。部分病人因不安全感而表现出疼痛、焦虑、失眠或躯体功能障碍。要增强病人的安全感，就要求医护人员建立镇静自信、认真负责的态度与言谈举止，准确的诊断和令人信服的治疗措施以及恰当的医患沟通和良好的医患关系。

（三）尊重人的爱和归属的需要

爱的需要是指个人有同他人保持一种充满深情和厚爱的关系的渴望，给予他人爱的同时，也接受他人的爱。归属的需要是指个人渴望在家庭和社会团体中有一席之地并为达到这个目标而努力。病人对爱的需要往往会直接投射到医护人员身上，希望与医护人员建立一种充满爱的关系，希望能被医护人员所接受，得到医护人员的爱护和帮助。同时，病人也希望在适当的时候报答医护人员，这种需要的满足对病人来说是一种有效的治疗和支持。全科医生应该充分认识到病人对爱、感情交流和相互接纳的需要。

（四）尊重人的自尊的需要

自尊的需要指人都有一种对于自尊、自重和来自他人的尊重的需要或欲望。满足自尊的需要，就让人获得一种自信，让人觉得自己有能力、有价值、有位置、有用处，是不可或缺的，这是健康必不可少的心理状态。而病人往往因病而丧失了某些能力，处于自卑或被动地位，反而增加了对自尊的需要，医生的重视和尊重的态度，可以增加病人对就医的信心，有利于病人的治疗与康复。

医生的职业性质决定他的任务就是保护和抢救人的生命。病人作为一个特殊的人，在感情上也有许多特殊需要，感情支持是病人康复的有效动力。病人和医生具有同样的尊严与权利，但在现实生活中，医生往往扮演权威和决定者角色，这使病人无法与医生进行平等的交往，病人的尊严和权利也就无法得到应有的尊重。医生只有与病人成为朋友，进行平等交往，建立互相尊重、互相关心的平等关系，才能充分尊重病人的尊严和权利。

（五）尊重人的自我实现的需要

自我实现的需要是指个人有一种使自己的潜能得以发挥，实现自我价值的最高欲望。主要表现为对事业、对工作表现出极大的热忱。而健康问题往往干扰了病人自我实现的计划，使病人产生痛苦和焦虑。病人的欲望和痛苦有可能改变病人的求医行为，医生要在理解病人的基础上，帮助病人摆正疾病与健康的关系，使病人能做力所能及的工作，以增强病人对医嘱的依从性和康复的信心。

五、采用适宜技术

全科医生常常遇到的健康问题是生物-心理-社会问题交织，各个年龄组的问题交错，个人、家庭和社区的问题交融，聚焦反映在急性病的处理、疑难病的转诊、慢性病的照顾、传染病的管理、个体和群体的卫生宣教、病后的康复各种层面，这就要求全科医生必须利用整体的方法辨证求因，获得"健康问题"的三维印象诊断，同时还必须具有敏锐的观察力、清醒的头脑、广博的学识、丰富的生活经验、缜密的思维推理和精湛的物理诊断能力去判断各种健康问题。由于全科医生的工作环境决定了其很少使用高技术辅助手段，不能过多依赖大量精密仪器和实验室检查判断疾病，这意味着全科医生应有娴熟灵活的接诊技巧，对临床健康问题评价时更多地善于应用概率方法，建立诊断假设，并重视基本体格检查，适当地采用各类功能状态量表等适宜技术。

（一）重视基本接诊技巧

全科医生作为基层医生，承担着各种健康问题的首诊工作，有些是疾病早期未分化阶段，有些是一过性的功能失调，也有些是诊断明确的慢性病，还有咨询、求助等等，问题众多，较为复杂，接诊技巧是十分重要的。资深的全科医生不仅要有丰富的临床经验，还要有娴熟的接诊技巧，这往往是拨开迷雾，找到问题的关键。通过系统的病史询问、体格检查、实验室检验，选择性地应用 COOP/WONCA 功能状态量表等工具，一般可以作出初步的判断。具体方法参见第四章。

（二）善于应用概率方法

概率是指事件发生可能性的大小度量。在临床诊断中，概率主要用来表示病人出现某种信号如症状或体征时，推测其患某种疾病的可能性的预测值，通常以百分数表示。有经验的临床医生通常在与病人的交流中，按照疾病概率的大小建立诊断假设，并且在假设的前提下，有目的地制定出进一步的病史搜索、体征检查和实验室检查的计划，然后再根据所得结果，检验原先的诊断假设，鉴别并排除不支持的诊断，保留最为支持的诊断，这种假设演绎法在全科医生的临床诊断过程中运用也相当普遍，是最常用的诊断策略之一。

全科医生常常运用概率方法对不同社区、不同疾病的病人进行判断，如社区疾病的概率是根据社区人群的发病情况和疾病变化而改变的，对于不同的专科、不同的地区和时期，疾病的概率是一个迁移的变量。例如，社区全科医生对某地方病的患病概率印象是 60%，而对于综合性医院的内科医生来说患病概率印象可能是 3%。各个假说的概率随着资料的增加而发生改变，例如，一位 50 岁男性病人，主诉咳嗽 1 个月，近 3 天加剧，可形成的诊断假设是：慢性支气管炎概率印象可能是 80%，感冒概率印象可能是 15%，肺癌概率印象可能是 5%。询问病史发现病人吸烟 35 年，每天 2 包，近 3 个月体重下降 20 斤，咳嗽咯痰，痰中带血。患病概率由此而变化，感冒概率小于 1%，慢性支气管炎概率可能是 19%，肺癌可能性上升至 80%，这里的概率是指根据症状推测患该病的预测值。因此，全科医生在临床工作中，要注意收集各类疾病发生现状、流行规律、各种常见病的患病率及常见病主要症状发生的概率等基本数据，运用临床工作经验和多学科知识，建立更合理的诊断假设。

应用假设演绎尚不能得到明确诊断时，全科医生则应重新详细询问病史，仔细寻找疾病的细节与诱因，扩大检查项目，依据新的线索搜寻阳性体征并结合实验室检查综合分析，进行逻辑推理，在这种情况下全科医生可同时运用穷尽推理的方法诊断复杂的疾病，也可运用中医辨证求因的方法，以病证的临床表现为依据，进行综合分析，推求病因。总之，全科医生在临床疾病诊断中施行逐级深入，灵活采用不同诊断思维方式对不同程度的问题进行判断。

全科医生实施医疗服务的治疗策略是建立在生物-心理-社会三维层面上，面向个人、家庭、社区，以问题为目标的健康照顾。每个病人都有个体化倾向，每个病人的问题都是不同的，因为每一个病人及其所处的环境都不一样，同一种疾病在不同的病人身上就会有不同的反应和意义，因此对每个病人的照顾应当完全是个体化的。健康照顾的核心原则就是治病求本，它贯穿于疾病治疗全过程，告诫医者在错综复杂的临床表现中，要探求疾病的根本原因，并针对根本原因进行治疗。而这个根本原因，可能是疾病、疾患，也可能是心理状态问题，或社会适应性问题，这些问题可反映在个人，也可表达为家庭功能障碍，或社区健康问题。这不仅有利于中医治病求本的临床实践，而且发展了治病求本的理论内涵。

（三）处理现存的问题

全科医疗的临床治疗为体现以人为本的整体治疗导向，首先要了解病人的意愿，充分利用个人、家庭和社区资源对病人进行合理的支持，并用通俗易懂的语言，从治疗学、伦理学、社会学角度综合分析健康问题，向病人及支持者详细说明病情、诊断、治疗措施及预期后果，与病人充分交流，达成对问题处理的共识，鼓励病人承担实施计划的责任，并适当地引导病人建立适宜的、正确的健康信念模式和疾病因果观；适时给予感情支持和心理咨询与心理治疗；提供饮食、运动等自我保健、综合康复指导；合并使用非药物疗法，如行为疗法、康复方法、营养方法以及群体治疗等，指导病人自我照顾，尤其要考虑有效地应用中医药疗法，分清标本先后，急则治其标，缓则治其本，因人、因地、因时制宜；在实施以问题为目标的健康照顾过程中，面对健康问题的处理结果，客观地审视与评价问题解决的程度。

全科医疗临诊处方用药时要理解和尊重病人的期望与自主权，有些长期服药的慢性病患者，对自己所服用的药物有一定认识，医生除了对病人解释药物的作用途径、疗效、服药时间及间隔、用药周期和药物毒副作用外，还要鼓励病人参与自我疗效观察和监控药物的副作用。有些病人表现出多系统、多器官病变，全科医生需帮助病人选择有针对性的专科治疗，并指导病人从整体上综合考虑使用的药物，以经济、安全、有效为目标，避免重复用药或盲目使用补益药物、滥用抗生素。同时还要注意到临床用药受家庭成员，尤其是家庭权力中心成员的健康信念模式与疾病因果观的影响，以及社区文化、习俗、意识、设施等影响，因此，真正做到合理用药还要注意寻求与协调家庭支持和对社区健康意识的正确引导。

（四）加强健康教育

病人教育是全科医生在日常医疗实践中对个别病人进行针对性的教育。它是健康教育的一种具体形式，是全科医生与病人交流的重要方式，采用面谈沟通、环境和宣传媒介熏陶，解释健康问题发生原因、发展规律及执行治疗方案时的注意事项，介绍与健康问题相关的预防、治疗、保健和康复方法，说明与影响疾病发生、发展相关的健康危险因素的作用，以及病人、家庭在解决健康问题中的角色，指导病人改善求医行为，旨在增加病人对医嘱的顺从性，纠正病人不良的健康信念模式和疾病因果观，帮助病人制定改善不良行为的措施。

（五）适时随访干预

随访是病人按照医生的要求而定期或不定期的就诊，医生借此了解患者病情变化并指导患者康复。对于许多有健康问题的病人来说，支持、解释和随访是病人管理中必要的部分，也是全科医生整体治疗的十分有效的部分。通常需要随访的主要有自限性、急重性和慢性病三类健康问题，预约随访时间及频繁程度依必要性而定。自限性健康问题经过一定时间后还未改善，或情况有任何重大变化，病人就应该自动再次复查。因急性的、重要的、危及生命的问题住院治疗，出院后的随访是很重要的，可以保证管理的连续性。随访对于慢性病、不能治愈的疾患是较重要的管理方式，这些问题处理强调照顾而不是治愈，从发现问题的早期到治疗的任何阶段，常规的指导和周期性的复查，对可能的并发症需要预见或确认，并可以回顾治疗是否得当，是良好的临床管理的基础；对于病人在生理、心理、社会等各个方面的功能状态，全科医生都应仔细地评价，以便通过自己的服务和病人的自我保健达到其相对健康和生命质量的最佳状态。随访还可根据时间分为近期和远期两类情形，在近期随访中，医生主要观察病人治疗的效果及某些反应，并根据随访情况和复查结果来调整用药；远期随访可获得某一治疗方案的长期效果、远期并发症及生存时间，有利于筛选出更有效的治疗方法，并可建立资料档案，掌握某一疾病的发展规律，有助于医学研究的发展。以肺癌病人为例，尽管患者经过手术切除或者放疗、化疗等综合治疗后病情得以缓解，但仍不能视为痊愈。作为一种全身性的疾病，血液和淋巴管中的癌细胞以及身体其他部位的癌细胞会在停止治疗后或机体抵抗力降低时重新增生引起复发和转移。即使对于临床治愈的病人，5年以后仍可能发生转移。同时，患肺癌的病人发生第二个原发癌的可能性也必须给予重视。通过随访可做到早发现、早治疗，通常癌症患者比较重视近期随访。因此，随访的意义在于可以有效地采集病人治疗的效果及某些反应，并根据随访结果及时调整用药，同时在长期观察中可以获得某种疾病的发展规律。

六、开展个体化、整体性服务

以个人为中心的健康照顾，是全科医学的核心理念之一，旨在要求健康照顾不应仅仅以生物医学对疾病的认识实施医疗服务，而应以生物-心理-社会医学模式为基础，根据照顾对象的具体情况，围绕着被照顾的"个人"，开展相应的医疗照顾。例如对高血压病、糖尿病等慢性非传染性疾病，生物医学的基本要求，就是要尽最大努力控制血压、血糖，保护重要脏器的功能，至于患者的内心感受、经济承受力、用药的反应等则不是考虑的主要方面，因而临床上常常出现这样的矛盾——医生认为制订的治疗策略、治疗方案是正确的、对患者有利的，而患者却有不同的看法，不愿意被动地服从于医生对某一疾病的"标准化"模式，提出种种质疑，依从性差，影响治疗效果，甚至出现一些极端冲突，医患双方均难以接受和理解。如恶性肿瘤的治疗，究竟选择怎样的医疗方案对患者最合适，专科医生与患者及其家属的考量是不同的。医疗方案错了吗？病人的要求过分吗？答案都是否定的，问题的关键是思考的角度。医生具备医学知识背景和临床工作经验，是医疗决策的主体及医疗服务的主要施行者，但必须认识到的是，患者不是机器，而是有思想、有感情、有尊严、有感觉的人，他们的生活环境、生活习性不同，体质禀赋有异，他们希望医生不仅能为他们解除病痛，而且在开展医疗服务时，能够既站在医学的角度，又站在患者的角度，兼顾他们的感受，只有这样才能达到大家共同期待的医学照顾的目标。

正是在这样的期待中，全科医学倡导"以个人为中心的服务"。在尊重人的尊严和需要，理解病人的期望与要求的前提下，充分了解每一个服务对象的背景，强化个体化、整体性照顾，无论是医疗、康复，还是健康咨询、养生保健，均需综合考虑各方面的因素，以适当的方式，提出恰当的、患者可接受的建议和方案，以达到最好的健康照顾的目标。

中医学最显著的特点就是强调个体化、整体性。中医整体观念、辨证施治强调和体现的正是把人及其所处的自然环境看作一个完整的整体，认为生命就是存在于这个整体中的运动、变化，人的健康、疾病、强壮、虚弱等等一切问题，都不能静止、局部地看待，而应在整体观上考量，以维持和恢复整体动态平衡为目标，同时充分考虑每个人的个体差异，先天禀赋、后天调摄、自然气候、水土环境、学养感受无一不影响着人的病证表现及其变化，因而无论治疗、康复、养身、保健均要在遵循共性原则的前提下，针对个性施治、调养，才能达到最优化的效果，这便是千变万化的中药、腧穴配伍的根源所在，同病异治、异病同治的精髓所在。在中医全科医疗过程中必须始终坚持这个原则，才能够最好地发挥中医特色和优势。

例如对于一个高血压病头昏头胀的患者，根据其形体胖瘦、性情、面色、生活起居、饮食、二便、舌苔脉象等诸多表现，考虑平肝潜阳、化痰熄风、补益肝肾、祛瘀通络、平调阴阳等不同的治则、方药，绝不可千篇一律。西药降压药物的选用，也应在全面评价的基础上，比较各种药物的品种、适应证、副作用、服药宜忌、经济承受力等，充分考虑病人的接受度、配合度作出选择，并且针对生活方式、危险因素等提出合理的建议。在治疗过程中，尤其需要密切观察病人的反应，力求最大限度地发挥治疗效用，降低副作用，减少经济负担，从而提高患者的满意度和依从性，达到治疗目的。

也许对专科医生而言，疾病是千篇一律的，都是由一组症状、体征和阳性的理化检查结果构成，因此，针对某一类疾病的治疗也是大同小异的。而对全科医生来说，每一个病人的问题都是不同的，因为每一个病人及其所处的背景不一样，同一种疾病在不同的病人身上就会有不同的反应和意义。因此，可以这样认为：一种疾病的治疗原则可能是非个体化的，但对一个病人的照顾却完全是个体化的。

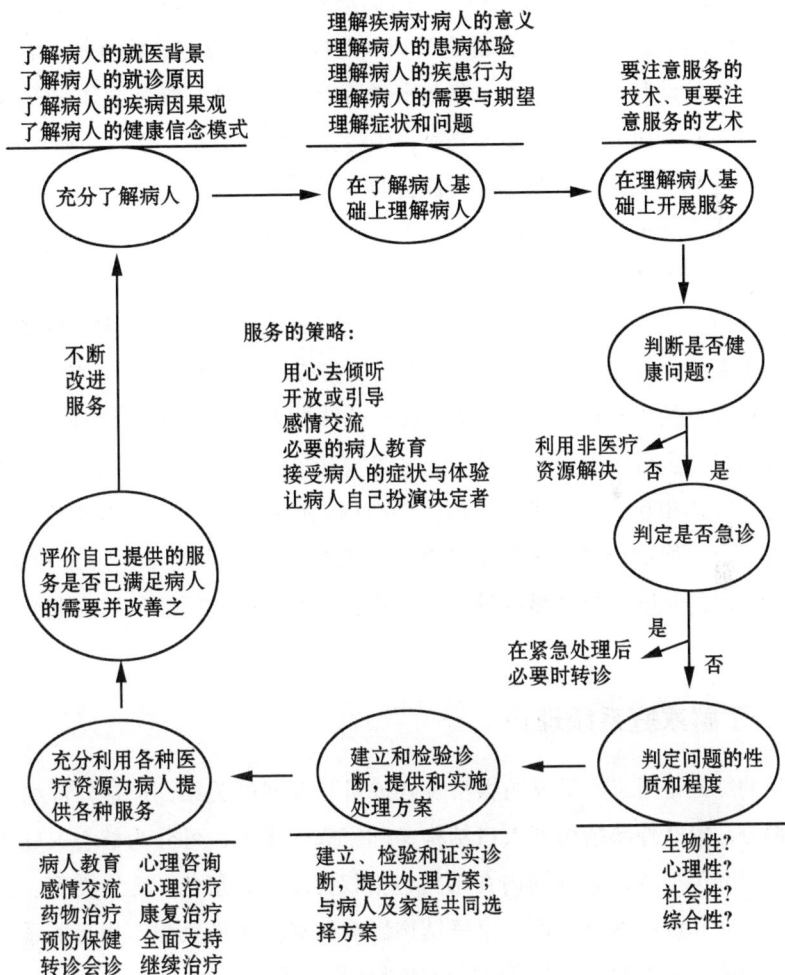

图 3-3 以个人为中心的服务模式

第二节　以家庭为单位的服务

家庭与个人健康有着直接而密切的关系，以家庭为单位的服务是全科医疗服务的专业特征。传统意义上的家庭指由血缘、婚姻或收养关系联系在一起的，两个或更多的人的群体。随着社会的发展，家庭的形式结构开始多样化，Smilkstein（1980年）从强调家庭功能的角度将家庭定义为：能提供社会支持，在其成员遭遇身体或情感危机时，能向其寻求帮助的一些亲密者所组成的团体。纵观同住、婚姻、血缘、供养、相互支持和照顾等家庭基本要素，较趋完善的定义是：家庭是通过情感关系、法律关系和生物学关系连接在一起的社会群体。

全科医生在考虑个人健康问题时常将其置身于了解家庭的背景之中，熟悉个人的家庭状况和个人在家庭中的角色、地位，充分利用家庭资源来帮助有健康问题的个人。家庭背景主要包括家庭结构、家庭功能、家庭生活周期、家庭资源、家庭角色、家庭关系、家庭交往方式、地理位置、居家条件、主要生活方式等。

对家庭背景的了解和分析，是全科医生临床判断的重要组成部分，也是全科医疗的一大特色。全科医生通过绘制"家系图"，了解家庭结构并评价其功能以及家庭各个角色之间的相互关系和相互作用，判断病人疾患的发生、发展和预后与其家庭之间的联系，以便进行必要的协调指导，及时纠正家庭中的不良观念和交往方式，力求改变家庭的氛围，消除影响健康的隐患，使其对病人问题的解决起到积极的作用。

一、了解家庭系统理论

家庭的结构是指家庭组成的类型及各成员相互间的关系，包括外部结构和内在结构两部分。家庭外部结构即人口结构又称家庭的类型，可分为核心家庭、扩展家庭和其他家庭类型等；家庭的内在结构包括权力结构、角色、沟通类型、界线、气氛、生活空间和价值观等方面。家庭结构影响到家庭经济负担、相互关系、家庭资源、家庭功能、疾病的传播及家庭成员的就医行为等。

（一）家庭的类型

1. 核心家庭

核心家庭是由父母及其未婚子女组成的家庭或和无子女夫妇组成的家庭，也包括养父母及养子女组成的家庭。目前我国的核心家庭所占比例最大，是当代社会最普遍的家庭类型，特点是规模小，结构简单，只有一个权力中心，容易做出决定，但同时可利用的社会资源也少。这种家庭关系具有亲密和脆弱两重性，出现危机时，会因较少得到家庭内、外的支持而易导致家庭解离。这给全科医生带来了新的工作内容。

2. 扩展家庭

扩展家庭是指由两对或两对以上的夫妇及其未婚子女组成的家庭，包括主干家庭和联合家庭两种形式。

（1）主干家庭

主干家庭又称直系家庭，是由一对已婚子女同其父母、未婚子女或未婚兄弟姐妹构成的家庭，包括父和（或）母和一对已婚子女及其孩子所组成的家庭，以及一对夫妇同其未婚兄弟姐妹所组成的家庭。

（2）联合家庭

联合家庭是由至少两对或两对以上同代夫妇及其未婚子女组成的家庭，包括由父母同几对已婚子女及孙子女构成的家庭、两对以上已婚兄弟姐妹组成的家庭等。特点是家庭规模大，人数多，可获得的家庭内、外资源比核心家庭要多要广，应付家庭危机和家庭压力的能力要强。但因其结构复杂，成员间的关系较繁杂，有多个权力中心，制约因素较多。这种多代多偶的中国传统的大家庭类型，现在占的比例很少。

3. 其他家庭类型

其他家庭类型包括单身家庭、单亲家庭、未婚同居家庭、群居家庭及同性恋家庭等。这类家庭不具备传统的家庭结构，一般认为其家庭功能不完善，较少能获得家庭内外的支持，其本身的结构对疾病和健康具有不利的影响，在我国这类家庭呈现增多的趋势。

家庭的内在结构反映了家庭成员之间的相互作用及相互影响，这种相互关系可以从家庭权力结构、家庭角色、家庭沟通类型和家庭价值观等方面考虑。

（二）家庭的权力结构

家庭的权力结构是家庭的决策者以及做出决定时家庭成员之间的相互作用的方式，分为传统权威型、工具权威型、分享权威型和感情权威型四种类型。传统权威型是因家庭所在的社会文化传统而来的权威。如在男性主导社会，父亲通常是一家之主，家庭成员都认可他的权威，而不考虑他的社会地位、职业、收入、健康、能力等。工具权威型指负责供养家庭、掌握经济大权的人，被认为是这种家庭类型的权威人物。妻子或子女若能处于这种位置上，也会成为家庭的决策者。分享权威型指家庭成员分享权力，共同协商做出决定，由个人的能力和兴趣来决定所承担的责任。感情权威型由家庭感情生活中起决定作用的人担当决策者。家庭权力结构并非是固定不变的，它有时会随家庭生活周期、家庭事件、社会价值观的变迁等家庭内、外因素的变化而改变。家庭权力结构是家庭医生进行家庭评估的参考资料，通过评估确定家庭中的决策者并与之协商，然后实施家庭干预措施。

（三）家庭角色

家庭角色是指个人在家庭中的地位和在家庭关系中的位置，这种地位和位置决定了个人在家庭中的责任、权利和义务。在家庭中，存在各种各样的角色，如父亲、母亲、妻子、丈夫、子女，有其相应的义务和权利，各种角色都需要学习而来。

角色学习是一种综合性的学习，学习角色的情感、态度，角色所拥有的权利和所负的责任。角色的学习是在人与人之间的相互作用和角色互补中进行的，当然传统的角色模式也给同等角色树立了仿效的样板。角色学习既受到家庭环境的影响，又受到社会环境的作用。角色学习如发生偏移，可能学习到一些不良的行为，不仅影响到健康，也可能造成家庭危机和压力。如男性在家庭中常扮演丈夫、父亲和儿子多种角色。如果角色太多或角色划分不清时，所扮演的角色与家庭和社会期望的角色行为差距太远，不能适应角色期望时，个体感到左右为难，内心困惑和矛盾，可能产生角色冲突。角色冲突可以在扮演一种或多种角色时发生，将导致情绪、心理功能紊乱，甚至会出现躯体障碍，表现出相应的临床症状和体征，同时导致家庭功能障碍。

角色冲突亦可能产生相应的角色期待，每一家庭成员的角色期待虽都有传统的规范，而各个家庭对每一个成员的角色期待则不尽相同。对角色期待也会因时代的不同而有所改变，人的成长经历与角色期待是分不开的，角色期待包含了复杂的综合转变，如对家庭社会的认知、实践体验、情感态度的转变等。所以角色期待是指社会和家庭对其成员所期盼的特定的规范行为模式。健康的角色期待对个体是一种关心和鞭策，是个人自我实现的一种动力，而异常的角色期待则会使人形成一种病态人格。家庭的角色期待对成员的发展至关重要，既能符合家庭又能符合社会规范才是理想的期待角色。

家庭角色行为的优劣是影响家庭功能和家庭健康的重要因素之一。健康家庭的角色功能表现为：家庭各成员对角色的期望趋于一致；每个家庭成员的角色都与自己的地位、能力相适应，个人认同自己所扮演的所有角色；家庭的角色行为与社会期望的一致，能被社会所接受；家庭角色具有一定的灵活性，能主动地适应角色转变，防止角色冲突带来的危害。

家庭功能良好也是建立在每一成员良好的角色期望之中，表现出家庭对每一角色期望的一致性，角色期待能够满足家庭成员的心理需要，他们的角色期待符合自我个性的发展，对角色的转变赋有灵活的弹性，都能适应转换的角色规范，这样的角色也能适应社会，符合社会规范而被社会所接受。正因为家庭角色功能良好是健康家庭的保证，全科医生要在了解人文科学和社会科学的基础上，对家庭成员的角色功能给予足够的重视，帮助每一成员认识自己的角色转换，摆正自己所处的位置，有意识地培养良好品质。

（四）家庭沟通

家庭沟通是家庭成员间交换信息、沟通感情和行为调控的有效手段，也是维持家庭正常功能的重要途径。发送者与接受者的沟通是通过信息的传递而表达的，其中发送者、信息、接受者是沟通的三要素。根据沟通的内容与感情的相关性，可以分为情感性沟通与机械性沟通。根据沟通时表达信息的清晰程度，可分为清晰性沟通与模糊性沟通。根据沟通时信息是否直接指向具体的接受者，可分为直接沟通与间接沟通。家庭沟通有助于了解家庭功能。如家庭功能不良的早期容易发生情感性沟通受损；家庭功能严重障碍时，家庭成员间的信息传递缺乏或中断、表达不清或错误，模糊性沟通和间接沟通增加，甚至机械性沟通也难以进行。因而全科医生在提供服务时，对沟通障碍的家庭建议多使用直接沟通、清晰性沟通、情感性沟通方式来调整家庭功能。

（五）家庭价值观

家庭价值观指家庭对客观世界的态度，是一种认识观，它与家庭成员的行为方式，家庭成员对外界干预的反应性有关。家庭各成员可有自己的价值观，它们相互影响并形成家庭所共有的价值观。如家庭的疾病观、健康观直接关系到每位家庭成员的就医行为、遵医性、实行预防措施、改正不良行为等方面，因而对维护家庭健康至关重要。

家庭成员的求医行为也决定他们的健康状况，求医行为在家庭成员之间是相互影响的，家庭支持程度影响家庭成员求医的频度，如家庭成员频繁求医，过分依赖医生和护士，常表示家庭功能严重障碍。

（六）家庭功能

家庭的功能主要包括：①满足感情需要的功能；②满足生殖和性需要的功能；③扶养和赡养的功能；④将家庭成员培养成合格的社会成员的社会化功能；⑤家庭是经济活动的基本单位；⑥赋予成员地位的功能。

家庭基本功能总是受到家庭资源的影响，家庭资源充足时，拥有足够的家庭支持，可以克服困难，渡过危机。家庭资源匮乏时，出现个人或家庭压力事件，甚至可使个人和家庭处于危机状态。

（七）家庭资源

家庭资源可分为家庭内资源和家庭外资源。

1. 家庭内资源

经济支持：家庭对成员提供的各种金钱、财物的支持。

健康维护：家人参与对成员健康的维护和支持。

医疗处理：家人提供及安排医疗照顾。

情感支持：家人对成员的关怀及精神支持。

信息和教育：家人提供医疗资讯及建议。

家庭结构上的支持：家庭住所或设施的改变，以适应患病成员的需求。

2. 家庭外资源

社会资源：亲朋好友及社会团体的支持。

文化资源：文化水平的高低。

宗教资源：宗教信仰、宗教团体的支持。

经济资源：来自家庭之外的收入及赞助。

教育资源：教育程度的高低。

环境资源：居所的环境。

医疗资源：医疗保健机构。

全科医生可通过看病人、会见家属或家访等方式，了解病人家庭的资源状况，评估可利用的家庭内、外资源，记录下来，存入病历。当家庭内资源不足或缺乏时，全科医生应充分发挥其协调者的作用，帮助病人及家庭寻找和利用家庭外资源。

二、家庭生活周期评价

家庭生活周期是指家庭遵循社会与自然的规律所经历的产生、发展与消亡的过程。根据家庭生活时间和可预见的家庭事件分为新婚期、第一个孩子出生、有学龄前儿童、有学龄儿童、有青少年、孩子离家创业、父母独处（空巢期）和退休八个阶段。每一家庭生活周期中，由于家庭面临的主要问题不同，对家庭及其成员的健康产生的影响也不同，求医的原因与行为也不同。全科医生应根据对家庭生活周期的分析和评估，预测或发现家庭在特定发展阶段可能或已经出现的问题，及时进行健康教育和家庭咨询，采取必要的预防和干预措施。

表 3-2　　　　　　　　　　　家庭生活周期及面临的主要问题

阶段	定义	重要事项
新婚	男女结合	双方适应与沟通（亲密与独立） 性生活协调与计划生育
第一个孩子出生	最大孩子 0~30 个月	父母角色的适应 经济及照顾幼儿的压力 母亲的产后恢复
有学龄前儿童	最大孩子 30 个月~6 岁	儿童的身心发展 孩子与父母部分分离（上幼儿园）
有学龄儿童	最大孩子 6~13 岁	儿童的身心发展 上学问题
有青少年	最大孩子 13 岁~离家	青少年的教育与沟通 青少年的性教育及与异性的交往
孩子离家创业	最大孩子离家至最小孩子离家	父母与子女关系改为成人间的 父母逐渐有孤独感
空巢期	父母独处至退休	恢复为夫妻两人的生活，重新 计划退休后的生活 适应与新家庭成员的关系
退休	退休至死亡	经济及生活依赖性高，面临老年病、衰老、丧偶、死亡

家庭危机是指生活压力事件作用于个体和家庭，导致家庭系统调适不良、功能障碍，无法应付紧张事件，出现家庭功能失调的危机状态。经常会表现出家庭部分成员心身症状，从而产生求医行为，尤其是家庭资源相对贫乏的核心家庭更容易遭受各种危机的影响。家庭危机可分为耗竭性危机和急性危机。当一些慢性的压力事件逐渐堆积到超过个人和家庭所能召集到的适当资源限度时，家庭便出现耗竭性危机；当一种突发而强烈的紧张事件迅速破坏了家庭平衡时，即使能得到新的资源，

家庭也不可避免地要出现急性危机。家庭危机常见的原因主要是：①意外事件：由来自家庭外部的作用而引发的无法预料的家庭危机。如自然灾害造成的住所被毁灭、家庭成员死亡等。②家庭生活周期：由家庭发展所伴随的危机，具有家庭阶段特征，有无法避免、或可预见的特点。如结婚、生子、退休、离婚、丧偶等。③个人生活事件：重病、突然出名、刑事处分、地位改变等。④经济生活事件，如失业、破产、中大奖等。

表3-3　　　　　　　　　家庭和个人常见生活压力事件

家庭生活事件	评分	个人生活事件	评分
配偶死亡	100	入狱	63
离婚	73	较重的伤病	53
分居	65	性功能障碍	39
亲密家属死亡	63	好友死亡	37
结婚	50	杰出的个人成就	28
夫妻和解	45	开始或停止上学	26
家庭健康的重大变化	44	生活条件的较大变动	25
怀孕	40	生活习惯上的变化	24
新家庭成员加入	39	转学	20
与妻子大吵	35	搬家	20
子女离家	29	娱乐的较大变化	19
姻亲矛盾	29	宗教活动的较大变化	19
家庭团聚的变化	15	睡眠习惯的较大变化	16
		放假	13
		圣诞节	12
		轻微的违法行为	11

三、合理开展家庭评估

家庭评估是对家庭及其成员基本资料的收集、对家庭结构的评估、对家庭生活周期阶段的判断、对家庭压力及危机的评估、对家庭功能的评估及对家庭资源的了解等。家庭功能评估的方法繁多，包括家庭结构评估和家庭功能评估两个方面，这两者通常是不可分割、相互影响的。客观评估是指对家庭客观的环境、背景、条件、结构和功能进行了解和评价。主观评估是指用自我报告或主观测验等方法分别了解家庭成员对家庭的主观感觉、印象、愿望和反应。分析评估是利用家庭动力学原理、家庭系统理论和家庭发展的一般规律来分析家庭的结构和功能状况，推测家庭与个人健康之间的相互作用机制。工具评估是指利用预先设计好的家庭评估工具来评价家庭结构和功能，常用的评估工具有家系图、家庭圈、APGAR 家庭功能评估问卷等，具体方法参见第四章。

四、提供家庭咨询支持

咨询是通过人际交往和人际关系而完成的一种帮助过程、教育过程和增长，它不是要代替人们做出明智的决定，而是帮助人们做出明智的决定。全科医生通过与病人面对面的交往，建立一种相互信任、平等相处的人际关系，以朋友、帮助者、教育者的身份，运用自己的交往技巧和相关的知识，帮助人们认识问题，做出正确的决定，最终有效地解决问题。例如，咨询者可能用丰富的知识和形象的比喻去说服对方；咨询者可能用同情、关心和感情上的共鸣去取得对方的信任；咨询者可能用自己的期望和无微不至的关怀去激励对方改变自己的行为；咨询者可能用自己的亲身经历去感化对方。因此，咨询也是一种更具艺术性的病人支持服务。

全科医疗活动中，除了对个人提供咨询服务外，还要承担家庭咨询，以及社区咨询。个人咨询是临诊时必须完成的日常服务，它针对个人健康问题提供原因、性质、预后，诊断、治疗，预防、保健以及康复等方面的咨询。家庭咨询是在全科医疗基本原则规范下的服务范围之一，它是针对整个家庭，而不是家庭中的某个人，其咨询的内容是家庭问题，不是某个或几个成员的个别问题，主要内容包括：①家庭保健知识，如家庭遗传学问题、各个不同生活周期的保健问题、营养指导等；②家庭关系问题，如婚姻关系、婆媳关系问题等；③疾病的治疗与康复问题，如各种恶性肿瘤、心血管疾病等的继续治疗、照顾、预后等问题；④资源的利用问题，如转诊服务、医疗保险服务、社区家庭资源的利用；⑤突发事件的适应与应付，如各种突发事件发生后，家庭角色的转换、适应、应付处理办法，资源的利用等。家庭咨询的根本目的就是要发现家庭问题，进行家庭治疗，避免家庭危机的出现与发展。

全科医生应学会处理病人的家庭问题。例如，在关系紧张的家庭中形成一种三角结构，可以暂时缓解家庭关系紧张，家庭成员常重复利用它，以此来维护家庭的正常。在核心家庭中，儿童往往成为夫妻关系紧张的家庭三角结构中的"第三者"，有人称之为家庭关系紧张的"替罪羊"。当家庭三角结构中的"第三者"出现症状、疾患或疾病时，家庭或个人会主动寻求医生的帮助。而大部分医生都只把注意力集中于个人的疾病或疾患上，并不关心其背后的家庭关系紧张问题，只有全科医生才会主动寻找病人背后的家庭问题。而如果医生想要成为家庭紧张关系的挽救者，就必须与家庭建立一种有效的、立体的治疗三角，也即医生或家庭治疗者作为家庭寻找的第三者。家庭治疗三角不同于家庭内的缓冲三角，缓冲三角是一种平面三角，三方均处于家庭内的同一个平面上，无法清楚地认识家庭系统内部的问题。而家庭治疗三角是一种立体三角，治疗者或全科医生站在家庭平面之外，从俯视的角度，可以清楚地观察到家庭内部的问题，通过与家庭成员面对面的交流，评价家庭结构和功能状况，帮助家庭制定干预计划与措施，进行家庭治疗。通常采用的干预措施有：①加强角色澄清。②鼓励家庭成员扩大对家庭资源、社区资源的利用。③通过改善家庭成员的价值观念、交往技巧和对家庭关系的认知来改善适应技能。④鼓励家庭成员组织家庭活动，调整角色行为，促进家庭之间直接、明白而有效地讨论问题，共同协商后再做出统一决定。⑤鼓励家庭成员明白、直接地表达自己的感情，努力在家庭中创造一种积极、轻松、深厚的感情气氛，以利于家庭有效地统一行动，做出决定，解决问题。

五、加强家庭健康教育

全科医生必须一直扮演教育者的角色。在解决家庭问题时，针对家庭的教育才更有效，所以，家庭教育不是针对个别病人的，而是针对整个家庭的教育。教育的内容包括家庭动力学、家庭生活周期保健方法、应付家庭生活中的紧张事件办法、处理精神或躯体疾患措施及如何对成员的疾患作出反应等。如果家庭危机是由于缺乏知识、缺乏技能、认知错误或缺乏资源等原因引起的，全科医生就可以通过家庭教育使家庭成员统一认识，掌握必要的技能，学会合理利用资源，并找到调整行为的理由，最终有效地解决家庭危机。例如，让家庭的所有成员都对某一成员的疾患过程或家庭问题的产生过程有一个非常清楚的认知，便可以促使家庭及时做出重新分担责任的决定。

六、规范家庭预防服务

家庭在其发展过程中，随着家庭生活周期的变化，总会遇到困难、压力事件，甚至处于危机状态，家庭便会开始寻求足够的支持，以克服困难、渡过危机，常常需要求助于社区服务团体、医务工作者、邻居等等。全科医生以家庭为单位，在提供连续性、协调性和综合性卫生服务中，有机会了解个体和家庭完整的背景和健康状况，能全面评价健康危险因素，朋友式的医患关系也有利于了解家庭生活周期情况，帮助医生鉴别家庭成员正常和异常的发展状态，预测和识别家庭在特定阶段可能或已经出现的问题，制订适当的预防计划，采取必要的三级预防措施进行家庭干预，如帮助个体和家庭改变不良行为和生活方式，有时能避免严重后果的出现。

表 3-4　　　　　　　　　　　家庭常见三级预防服务措施

预防级别	家庭预防工作内容
一级预防	预防生活方式疾病，如不合理饮食、吸烟、酗酒、缺乏体育锻炼等 健康维护，如免疫接种、健康筛查、健康监测等 家庭咨询，如指导性生活、婚姻指导、产前保健、老年人照顾等
二级预防	医生同病人共同监测健康 医生鼓励病人及时就医，及早发现、诊断和治疗 监督病人合理及时用药及用药安全
三级预防	对患慢性病的家庭成员，督促其遵医嘱，提高生活质量 指导家庭成员适应患慢性病所带来的变化 对家人患重病或临终所带来的家庭危机做出调适

七、适时家访干预

家访是许多国家家庭医生日常工作的一大组成部分，在我国现行医疗体制下，家访是全科医生服务于个人和家庭的重要途径。按家访的目的可分为评估性家访、连续照顾性家访、急诊性家访。

（一）评估性家访

评估性家访通常是对照顾的家庭进行评估，常用于有家庭问题或心理问题的病人，以及不明原因的病人、不遵医嘱的病人。通过客观、真实地了解每一个家庭成员及整个家庭的背景资料，建立系统、完整的家庭健康档案，全面地评价家庭功能，从而在完整的家庭背景上来评价个人的健康问题，分析家庭与个人健康的相互作用，找到问题的真正原因，发现真正的病人，做出正确的判断，鼓励家庭对个人的健康问题做出适当的反应，合理利用家庭资源，帮助患病的家庭成员康复，最终有效地解决个人的健康问题。通过家访还可以接触到没有就诊的病人和健康的家庭成员，有利于全科医生做出早期诊断并提供综合性的预防保健服务。此外，家访还是观察居所设施、去除危险因素、预防成员受伤的一个捷径。

（二）连续照顾性家访

连续照顾性家访指全科医生常定期走访有行动受限的家庭病床病人，通常包括老年人、残疾人、长期卧床的病人、不愿住院的病人、临终病人等，及对家庭医疗保健服务有需求的家庭。如脑中风偏瘫、多发性硬化症、类风湿关节炎、肌营养不良等病人，这些病人因行动受限，外出就诊困难，病人和家属都希望全科医生上门提供病人治疗和家庭照顾服务，观察病人对治疗的反应、病人执行医嘱的情况，如病人服药情况，评估其家庭情况，以更有效地提供连续性照顾。在我国传统伦理背景影响下，部分病人是在医院的抢救室里度过其临终阶段的，但更多的病人则是在家中走完他们的一生的，临终可能会为病人带来痛苦，死亡对居丧的家庭更是一种巨大的压力，在整个过程中，全科医生较其他医务人员更能发挥自己的支持作用。

（三）急诊性家访

急诊性家访常针对某些急症病人，多为随机性的，如急性腰背痛，搬动会加重疼痛；急性心肌梗死，活动有加剧病情的危险，在社区诊所工作的全科医生可能会被请到居民家中临时处理紧急情况。

家访前首先要确定家访的目的与内容，评估性、连续照顾性家访需制定家访计划，通过电话、发信件、传话等适当的途径，将家访的时间通知家庭。家访时要携带准备好的资料和工具，填写家访卡，按时、按计划实施，时间一般在半小时至1小时以内，注意保持中立立场，并预约下一次家访的时间和内容。每一次家访结束后都应该整理一份家访记录，围绕一个主题的几次家访全部完成后，综合几次家访的结果，评价分析治疗的效果和预后，分析家庭关系和相互作用，提出解决问题的策略和方法，写一份完整的家庭访视报告。

第三节　以社区为基础的服务

个人及其家庭生活在社区中，社区是人们最密切接触的环境，是个人及其家庭的健康问题的重要背景，因而与人群的健康有着密切的关系。中国古代哲学天人合一的整体观认为人与自然环境、社会环境具有统一性，中医学通过长期临床实践观察，探索人体与自然界、社会的关系，使整体观念的理论成为中医临床诊治疾病时所必须具备的思想方法，中医学不仅认为人体本身是一个有机整体，而且认为人与自然、社会也是一个统一体。它以人为中心，以自然环境与社会环境为背景，用同源性和联系性思维对生命、健康、疾病等重大医学问题作了广泛的讨论，阐述了人与自然、人与社会、精神与形体以及形体内部的整体性联系，认为人体自身的结构与机能的统一、"形与神俱"以及人与自然、社会环境相适应是其健康的保证，而这种人体自身的稳态及其与自然、社会环境协调的被破坏则标志着疾病的发生。因此，中医学在讨论生命、健康、疾病等重大医学问题时，不仅着眼于人体自身，而且重视自然环境和社会环境对人体的各种影响。在防治疾病的过程中，要求医者"上知天文，下知地理，中知人事"（《素问·著至教论》），既要顺应自然法则，因时因地制宜，又要注意调整病人因社会因素导致的精神情志和生理功能的异常，提高其适应社会的能力。对建立现代环境科学，认识和处理现代心身疾病，以及解决现代科技理性过度膨胀的社会病，均有所裨益。

一、社区概念与社区资源

(一) 社区的基本概念

社区是一个社会学概念，早在 1881 年德国学者 F. Tonnies 就试图给社区下一个较明确的定义，F. Tonnies 认为社区是以家庭为基础的历史共同体，是血缘共同体和地缘共同体的结合。我国著名社会学家费孝通定义社区是若干社会群体（家庭、氏族）或社会组织（机关、团体）聚集在某一地域里形成一个生活上相互关联的大集体。在社区内人们有一定的共同利益，彼此需要相互支援；有相应的管理机构，对应有若干共同的服务；面临较多共同的问题，如卫生的、教育的等；产生一定的共同需要，如生活的、心理的、社会的等。只有在社区的背景上观察健康问题才能完整而系统地理解个人及其家庭的健康、疾病和疾患。

世界卫生组织认为一个有代表性的社区，其人口数量大约为 10 万~30 万，面积在 5000~50000 平方公里。20 世纪 90 年代，卫生部提出我国的社区可分为三个类型：以街道为基本单位的城市社区、以乡镇为基本单位的农村社区和以城乡结合的小城镇为基本单位的城镇社区。国内也有学者将社区分为生活类型的社区和功能类型的社区。前者以居民居住的区域划分，后者按社会团体、工矿企业等所在划分。

中医全科医学中以社区为基础的服务就是在这一特定区域与人群中展开的，通常借助社会医学、预防医学的理念，利用流行病学与卫生统计学的方法，通过开展社会调查、社区调查和人群筛查等活动收集信息和资料，并对此进行统计、分析和评价，然后作出社区诊断，找出影响社区人群健康的主要问题和影响因素，分析问题产生与发展的路径，辨明社区居民对卫生服务的需求和需要，列出可用于解决问题的资源和解决问题的优先顺序，最后，制订和实施一系列的社区卫生服务计划，动用社区内外的医疗和非医疗资源，维护和促进社区人群的健康。

(二) 社区资源与利用

影响健康的社区因素主要包括社会的制度，政治、经济状况，社区的种族、文化、习俗、宗教信仰、习俗和社区自然环境、社区资源、社区功能、社区服务网络、社区意识、社区关系、社区的影响力等。其中社区资源涉及环境、设施、教育、人力、卫生、文化等方面。

社区环境包括自然环境及社会环境。中医学从整体观、平衡观的角度，认为人类和各种生物都不可能脱离环境而生存，所以当自然环境发生变化时，就会直接或间接地影响人体，并使之发生相应的变化。《黄帝内经》谓之"人与天地相应"，其中"天"为人们所生存的自然环境，"人"是指人类，"相应"即人生活在天地之间，六合之中，是整个物质世界的一部分，人和自然环境是一个整体。自然环境内存在的有害因素可以引起疾病发生而影响健康，如水、空气、食物等污染，生产环境中的职业性危害，噪声及不安全的公路设计等，均构成对人们的危险因素，虽然人们对外界环境进行了改造，但新的危险因素不断产生。

在社会环境中，包括经济收入、居住条件、营养状况、文化程度等，均对健康有着决定性作用。贫困者面临危险因素的机会要超过富裕者；文化程度低的人受危险因素的侵害要超过文化程度高的。另外，如社会带来的工作紧张及生活压力，以及在人际关系中的矛盾等，均对健康产生严重的危害。

社区生活设施关系到居民切身利益，而且与某些疾病的发病率有直接或间接的关系。如较早修建的住房日照不足，通风性差，低矮潮湿，成为风湿等疾病的直接或间接病因。文化娱乐设施主要包括托幼机构、学校、影院、游乐场所、运动场馆、图书馆及广播电视设施等，直接关系到社区中居民的身心健康。社区周边的医院、诊所等卫生机构影响着社区居民的疾病诊治，卫生防疫站承担的预防保健任务主要是卫生知识的宣传普及，疾病尤其是传染病、流行病及职业病的预防，工业、食品业及餐饮业的卫生监督。妇幼保健设施主要影响妇女、婴幼儿的保健服务。此外，政府机构、社会组织，如工会组织及一些民间团体也是社区可利用的人力资源。社区内各种设施结构与布局合理，方便居民生活，有利于促进社区居民健康。

社区居民的健康维护不仅是医务人员的责任、个人及其家庭的责任，而且是整个社区乃至整个社会的责任。只有合理利用有限的卫生资源，并以动员社区内外医疗和非医疗资源为基础，才能最大限度地满足社区居民追求健康生活的要求。社区的积极参与可以弥补卫生资源的不足，在有关政策、制度或行政干预的推动下成为全社会参与的群众性运动，最终可产生单纯依靠医疗保健机构的努力而无法取得的效果。可见，社区本身就是解决人群健康问题的理想场所和有效资源，而社区医疗团队的核心成员就是全科医生，在全科医生的协调下，开展以社区为基础的卫生保健服务。

二、社区常见的健康问题

随着社会稳定和经济发展，生活水平和医疗保健水平的提高，人群疾病发病率和死亡率大幅下降，我国在人口老龄化问题上面临严峻的挑战，疾病谱和死因谱发生了显著变化，慢性病和不良生活行为习惯、环境压力带来了新的健康问题；医疗手段的高科技化、过度专科化医疗的服务模式、不规范的药物营销和使用，使医药费用上升过快，产生了经济方面的压力；绝大多数社区核心家庭占社区家庭类型的60%以上，核心家庭规模小，对社区化、家庭化卫生服务的需求较迫切，社区常见的健康问题也有了时代特征，由此，带来了社区健康服务方式的变化。

（一）社区健康问题特征

1. 多处于早期未分化阶段

社区居民在出现健康问题的早期阶段，只表现一些轻微的、不典型的、非特异性的症状或体征，很难在临床表现与疾病之间建立明确的逻辑联系，如情绪低落、性情暴躁、记忆力减退等，或个人只是在整体上感觉病了，或仅表现出夫妻关系紧张等生活方面的问题，可能会因为社区就医方便、或者和全科医生关系密切而就诊。这些早期未分化的疾患，很难与相应疾病建立逻辑关系，即使就诊于综合性医院的专科医生，也很可能因始终无法明确诊断或问题无法用疾病的概念来定义，而被忽略或疏于处理。因此，社区全科医生应着重掌握认识和处理早期未分化的健康问题的基本技能，一是在疾患的早期阶段将严重的、威胁生命的疾病从一过性的、轻微的疾患中鉴别出来；二是鉴定健康问题的性质是生物源性的，还是心理、社会源性的。确定与问题有关的生物、心理、社会因素，不仅有利于疾病的早期诊断、早期治疗，而且可采用中医药疗法缓解困扰就诊者的亚健康状态。

2. 生物、心理、社会问题交错

任何健康问题都可以找到生物、心理、社会等方面的原因，无论是急性传染病，还是各种慢性病，往往不是以纯生物性或纯心理、社会性的形态出现，而是生物、心理、社会问题交错。如躯体疾病可以伴随大量的心理、社会问题，而心理疾患、社会适应性不良的患者可以伴随许多躯体症状。中医整体观认为五脏一体，形与神俱，清楚地认识到躯体与精神之间的相互作用及其机制。同时，还应在问题的处理过程中，考虑到社会因素作用于躯体与精神，强调以社区为基础的全科医疗服务要重视提供整体性干预措施。

3. 慢性疾病以稳定期为主

慢性疾病在社区出现的频率最高、常占据社区疾病谱的前几位，是社区卫生服务的重点。在社区，慢性病以稳定期为主，就诊频繁，不以治愈疾病为目的，而是重在控制疾病的发展。患者带病生活，涉及广泛的心理、社会问题，需要连续性、综合性的医疗保健服务，而社区、家庭是其治疗、康复的最佳场所，因此，他们是全科医生日常服务的主要对象。

4. 以疾患为基础

社区大部分健康问题都处于疾患状态，全科医生所接触的问题多处于早期未分化阶段，病人的问题往往涉及多个器官、系统，与多种因素有关，难以确定问题的性质和所属的专科，需要整合多个专科、领域的知识和技能才能为其提供理想的服务。另外，急性疾病往往起病急、病程短，病人常常紧急求助于当地的全科医生，经适当处理后，或好转，或被转诊。许多急性疾病是一过性的，未等明确诊断或未经任何处理便已经渡过了急性期。还有一些疾病是自限性的，未经治疗便自愈了。

5. 具有明显隐蔽性

社区中的因健康问题主动来就诊的病人只占所有病人的三分之一，还有更多的病人因种种原因没有来就诊，这些病人需要全科医生主动去发现。来看病的可能不是真正的病人，真正的病人是家庭的其他成员或整个家庭。病人提供的线索可能不是真正的原因，而与问题的性质有关的重要线索却始终未被提及。问题可能不像表面上所表现的那样，关键性的问题可能隐藏在更深的层次之中。心理、社会问题常常通过躯体化以躯体症状表现出来，同时，病人常习惯性否认有心理、社会方面的问题，这不仅具有很大的变异性，而且具有明显的隐蔽性。

（二）社区健康服务方式

建立中医全科医疗的社区健康服务体系，完善中医全科医疗社区疾病康复服务，以慢性病防治为重点，开展有计划、有组织、系统的社区健康教育、心理咨询，采取综合性、连续性、可及性、整体性、协调性服务方式，开展个体化、人性化的服务，合理运用药物治疗、心理治疗、行为治疗、中医中药治疗、手术治疗、物理治疗、康复、家庭服务、社区支持、社会支持、双向转诊等，并应与病人及其家庭一起协商，针对不同性质和背景的疾患，采取不同的临床策略和方法，共同制定处理计划，确定治疗和服务的最终目标。

随着疾病谱的转变，社区全科医疗服务已经以预防、康复或支持性的治疗为主，全科医生应明智地确定治疗的最终目标，并深刻认识服务的最终目的。对于急性细菌感染性疾病以治愈为目标；慢性病以稳定阶段为主，以预防疾病复发、限制结构或功能创伤的发展、预防并发症的发生为目标。例如，高血压病人长期服用降压药同时辨证地配用中药、针灸，以期缓解症状、减轻痛苦、维护病人的自尊和尊严、改善病人的生命质量。

三、社区诊断与治疗策略

（一）社区诊断

每个社区拥有自身的特征和健康问题，正如提供完整的个人医疗保健一样，社区为基础的医疗保健应把整个社区视为一个被照顾者，评价社区的特征及健康需要，进行社区诊断，制定并实施社区卫生保健计划。采用的方法主要有：人口统计方法、流行病学方法、卫生统计方法、行为测量法、社区文献资料、健康档案和医疗活动日志、社区调查和社区筛查等。通过以上方法综合运用，一般都能发现社区主要健康问题，主要步骤如下。

1. 确定社区诊断的目标

（1）诊断社区的卫生需求或需要

发现社区的主要卫生问题，确定社区的需要和需求的优先顺序。也可以是较特异的目标，如促进新生儿的健康质量或预防治疗高血压。

（2）界定目标社区或社区内的某类人群

目标社区可由地理区域或特异人群来界定。在城市社区，尽管由于人口的变动和变异较大、病人也可能来自社区外的地区，造成界定社区的困难，但确定目标社区的界限对资料的收集和分析以及制社区卫生计划是很必要的。

2. 收集目标社区的资料

（1）社区人口学特征

社区的总人口数、年龄构成、性别比例、民族构成、人口密度、职业构成、城乡的人口分布、教育构成、出生率、结婚率、生育率、节育率、死亡率、人口增长率、平均寿命及人口老龄化状况等。

（2）社区自然环境状况

社区的位置、范围、地貌、气候、生活水源、大气质量、公共设施、交通状况、家庭居住环境及工作学习环境等。

（3）社区人文环境状况

社区教育水平、习俗、宗教、迷信等。

（4）社会环境状况

社区管理机构、模式、家庭结构和功能、人口的稳定度、社区休闲环境及社区内各项计划的执行情况等。

（5）社区经济资源

社区整体的经济产业结构、消费水平、经济水平、消费意识、发展潜力等，分布状况直接影响卫生保健服务的提供和利用。

（6）社区机构资源

医疗卫生保健机构如公私立诊所、卫生院、医院、红十字站、疗养院等；社会福利机构如基金会、社区慈善机构、文化教育机构等；社区团体如协会、工会、宗教团体等。

（7）社区人力资源

各类医务人员；卫生相关人员如行政人员、教师、宗教团体成员、居民委员会成员等。

（8）社区动员潜力

居民的社区意识、社区权力结构及运用、社区组织的活动、社区民众对卫生事业的关心程度及社区人口素质与经济能力等。

（9）社区健康状况

健康问题的分布及严重程度，如发病率、患病率、就诊率、疾病谱、死因谱、病残率、社区高危人群；健康危险因素，如吸烟、酗酒、吸毒、不良饮食习惯、无定期健康检查等；社区居民的健康信念、求医行为等。

3. 社区调查

社区调查所获资料针对性强、准确性好，但要求有流行病学知识和现场调查技术，所需人力、物力较多。社区诊断的调查，可以是普查、筛检等。如社区人口健康普查、社区高血压病患病调查、社区人口对性病知识的知晓情况调查、社区青少年心理状况调查等。进行社区调查之前，必须首先进行调查设计，即制定调查计划，以明确调查目的、调查对象、调查方法及开展调查步骤、如何分析收集到的资料，以保证调查研究做到有的放矢，以较少的人力、物力取得较大的效果。

4. 确定所要解决的社区卫生问题的优先顺序

根据社区人群的需要，社区资源状况的可行性、计划目标及其内容进展等。

5. 考虑干预的可行性

一旦确定了社区问题的优先顺序，就要制定解决该问题的计划，此时应考虑以下问题：社区初级保健系统能否干预该问题？成功的可能性如何？干预的花费怎样？该问题是否可预防？社区能提供多少支持？

（二）社区治疗

1. 提供咨询支持

社区咨询是建立在社区诊断基础上，针对社区居民的卫生服务需求、社区健康状况，面向社区管理者、公共卫生管理机构提供的卫生咨询服务。通过社区全科医生接触个别病例，及时地预测或掌握有关疾病在社区中的流行趋势和规律，可采取迅速有效的预防措施，有效地控制各种疾病在社区中的流行，从社区预防的角度去维护个人及其家庭的健康。社区是个人及其家庭日常生活、社会活动和维护自身健康的重要场所和可用资源，社区健康是个人及其家庭健康的基础。因此，社区全科医生应把提供以社区为范围的医疗保健服务作为基本职责，通过其领导的社区卫生服务团队，根据社区诊断确认的社区主要健康问题和不同人群健康特征，制定和实施社区卫生服务项目，并不断地评估项目实施后的效果，以进一步改善下一轮社区健康项目计划，从而提高社区居民的健康水平，形成社区卫生事业可持续发展的良性循环。咨询是通过人际交往和人际关系而完成的一种帮助过程、教育过程和增长过程，它不是要代替人们做出明智的决定，而是帮助人们做出明智的决定。全科医生通过与病人面对面地交往，建立一种相互信任、平等相处的人际关系，以朋友、帮助者、教育者的身份，运用自己的交往技巧和相关的知识，帮助人们认识问题，做出正确的决定，最终有效地解决问题。例如，咨询者可能用丰富的知识和形象的比喻去说服对方；咨询者可能用同情、关心和感情上的共鸣去取得对方的信任；咨询者可能用自己的期望和无微不至的关怀去激励对方改变自己的行为；咨询者可能用自己的亲身经历去感化对方。因此，咨询也是一种更具艺术性的病人支持服务。

2. 加强健康教育

全科医生在进行疾病治疗过程中，应该充分利用社区卫生服务网络、社区健康维护资源、社区的人力资源、技术资源、设备资源、经济资源等卫生资源，适当地利用社区内外的社区机构、学校、工厂、团体等非医疗资源，提供全面的社区卫生服务。积极发挥团队合作作用，充当病人及其家庭和其所需要的医疗保健服务机构的协调者，有效地在社区开展健康教育，教育内容可涉及社区常见健康问题的防治方法、康复手段、社区用药原则等。

3. 会诊转诊管理

全科医生在处理健康问题时，既是治疗者，又是协调者，要学会合理利用医疗资源。如医院里各科的专科医生、社区护士、保健人员、社会工作者、营养师、修脚师，以及社会上有关机构和社会组织等。根据不同的会诊、转诊目的，决定相应的转诊专科；并根据自己的经验和掌握的资料，选择学识、技术、个性、合作程度等适于病人的专科医生；书写转诊记录，并尽可能与接诊医生交流病人的情况，包括其生理、心理和社会因素各个方面，必要时向接诊医生追踪了解处理情况，为病人提供连续性、整体性的健康照顾。

第四节　防治并举、简便验廉的服务

　　未病先防，既病防变，病愈防复，中医全科医学倡导对个人、家庭和社区健康的整体负责与全过程服务，必然注重预防，防治并举。

　　健康与疾病是一个动态变化的过程，全科医学实施"生命周期保健"，根据服务对象生命周期不同阶段中可能存在的危险因素和健康问题，提供一、二、三级预防。全科医生从事的预防多属于临床预防，即在其日常临床诊疗活动中，对服务对象及其家庭随时随地地提供各种预防照顾，如健康生活方式的宣传，重点人群的筛检、普查，发现疾病后的及时治疗，预防并发症及伤残，并根据各人的具体情况，开展个体化周期性健康检查。既病之后，一方面积极治疗已患之病，同时还要预防疾病的进一步发展、传变。如《金匮要略》提出的"见肝之病，知肝传脾，当先实脾"，即是体现了中医学治中寓防、防治并举思想的要训。在临床上，许多医家治疗慢性肝炎时，常在辨证施治本病本证的同时，考虑到该病可能的发展转归，根据中医"久病入络"的理论，当病尚在气分，未见明显瘀血征象时，即酌情加入调理血分之药，寓防于治，融防治于一方，体现出中医防治结合的特色与优势。再如对老年常见病"眩晕"，先贤早有"眩晕者中风之渐也"的古训，故在临床诊疗时，医生在施治本病的同时，提醒患者调节饮食、情绪，注意中风先兆征象，在调治中加强预防，以达到健康照顾的更高境界。

　　中医望、闻、问、切的诊病方法和"一根针、一把草"的治疗手段，更适合广大社区和家庭。中医全科医生立足于社区，以常见病的防治为主要任务，诊疗技术以基础实用、简便验廉为主，四诊合参，有机结合基本理化检查，治病手段主要是中药、针灸、推拿、拔罐、刮痧、放血、灌肠、烟熏、蒸浴等，各地许多民间疗法资源丰富，成本低廉，简便易行，疗效迅速，深受群众欢迎。应充分发挥这些中医药适宜技术在社区的作用，更好地服务于民众。

　　中医全科医生应该回归和发扬中医行医方式的传统，主动服务于社区和家庭。传统中医大多采取登堂入室的行医方式，尤其在乡村，病家常请医生到家里诊治，这比病人到医院"看医生"更方便。而且，这种方式可以全面了解病人的情况，还能让病人在自己熟悉的环境中轻松地接受治疗，有利于病人的康复。

第 四 章

中医全科医学的服务方法

第一节　辨证论治

辨证论治是中医诊治疾病的基本原则，也是中医学的基本特点之一。掌握了辨证论治，即使没有明确疾病的诊断，或者虽有疾病诊断而目前对这种疾病尚无特效疗法，运用辨证论治也能对疾病进行治疗。

辨证是中医认识和诊断疾病的方法，也就是从整体观出发，运用中医理论，将望、闻、问、切四诊所搜集的症状、体征等资料，进行综合、分析、归纳，辨明疾病的病因、病位、疾病性质和邪正盛衰变化，从而作出诊断的过程。论治是根据辨证的结果，确定相应的治疗原则和治疗方法，对病证具体施治的过程。而治疗效果又是检验辨证正确与否的标准。

中医学辨证论治体系的具体内容是以望、闻、问、切四诊作为诊察疾病的基本方法，将获得的临床资料进行由表及里，由此及彼，去粗取精，去伪存真的分析、归纳。辨证方法主要有八纲辨证、脏腑辨证、六经辨证、卫气营血辨证、三焦辨证、气血津液辨证、病因辨证等，这些辨证方法各有特点，在不同疾病的诊断上各有侧重，而它们之间又是相互联系的。在正确辨证的同时，采取恰当的治疗方法才能取得理想的疗效，以未病先防、治病求本、扶正祛邪、调整阴阳、因时因地因人制宜为防治疾病的原则，以汗、吐、下、和、温、清、消、补为基本治疗方法，以中药、方剂、针灸、气功、推拿、按摩等为防治手段。

一、辨证与辨病

中医学中的"症"、"证"、"病"的概念是不同的，但三者又有密切联系。"症"，即症状和体征，是病人自身感觉到的异常变化及医者通过四诊等诊察手段获得的形体上的异常表现，如发热、恶寒、头痛、呕吐，以及舌苔、脉象等。这些感觉和表现通常具有一定的规律性，可以探求疾病的内在变化。所以，症状是辨病和辨证的重要依据。

证，即证候，是机体在疾病发展过程中某一阶段表现出的各种症状所反映的病理概括，是辨证所得出的结论。也就是由一组相对固定的，并具有内在联系规律的，能够揭示疾病本质的症状和体征构成。它概括了发病各方面的因素与条件，确定了病变的部位、性质、揭示了发病的机制与发病趋势，提示了治疗的方向。

临床上根据疾病的主要表现和特征，来确定疾病病名的过程称为"辨病"。中医所辨的病，不等于现代医学的病。分析辨别疾病证候作出诊断的过程称为"辨证"。总之，"病"与"证"的确定，都是以症状作为依据的。一病可以出现多证，一证可见于多病之中。因此，辨病是辨别疾病的一般规律，辨证是辨别疾病的具体规律，辨病是辨证的基础，辨证是辨病的深入，临床上必须辨证与辨病相结合，才能使诊断更加全面、准确。

中医诊断治疗疾病，是既辨病又辨证，辨病与辨证相结合，只有根据症状辨析出证候，反映疾病某一阶段的本质（病机），才能有针对性地进行治疗。如感冒一病，有发热恶寒、头身疼痛、脉浮症状，确诊为感冒，病属表。根据发热与恶寒的轻重、脉浮而数与不数、舌质变化及苔黄与白、口渴与不渴等辨别清楚为风寒还是风热，才能确定用辛温解表或辛凉解表的治法，给出恰当治疗。"辨证论治"既不同于西医的"辨病治疗"，又不同于"对症治疗"；既区别于见痰治痰，见血止血，头痛医头，脚痛医脚的局部对症疗法，又不是不分主次，不分阶段，一方一药对一病的治疗方法。

二、辨证与相关因素

（一）体质因素

辨证论治这个"证"，实则就是各方面的因素作用于病人身上而产生的。可见人是对疾病"证"的本质起决定作用者。譬如：在同一环境、地区，流行着同一疾病，有的人体质强壮，正气充盛，抗病力强则不患病；有的体质偏于虚弱，抗病力弱则患病。同一疾病发生在不同的病人身上，其表现不一样，治疗也不一样。

中医辨证论治从"证"入手，正是强调了个体差异，所以我们在辨证时必须注意病人的体质。一般来说，偏阳盛体质者，易见热证、阳亢或火郁等证候；偏阴盛体质者，易见寒证、水湿痰饮等证候。还要注意与体质密切相关的年龄、性别，如婴幼儿，老年人，妇女经期、哺乳期或多胎妇女，都存在着个体差异。此外，父母的一些病（如遗传病）以及体质偏阳、偏阴也会影响到后代。辨证论治强调个体特异性，实际上就是强调体质因素。

（二）心理因素

中医历来重视心理因素，全科医学也将心理因素纳入医学的范畴。早在《内经》中就认为"心者，五脏六腑之大主也，故悲哀忧愁则心动，心动则五脏皆摇。"这就明确指出了心理活动对脏腑的影响。如恼怒生气，导致气逆、吐血、泄泻、昏厥等；忧郁紧张，导致月经不调，肝气郁结；脆弱、孤僻、多愁善感的性格容易出现气郁一类证候，又使病情加重。现代社会竞争日益激烈，生活节奏不断加快，极易导致心理失衡，神经、内分泌失调，抵御疾病能力下降，以致高血压、冠心病、恶性肿瘤、性功能低下等多种器质性疾病或现代综合征、社会综合征等疾患的发生，中医辨证治疗这方面疾病有很大优势。

（三）社会因素

包括社会政治、经济、文化及工作环境等因素，随着社会环境的日益变迁，疾病也日趋复杂。在《内经·素问》一书中多处指出，医生一定要了解病人社会地位的变化、贫富、贵贱、荣辱、生活条件的改变等等。如果生活条件由好变差，容易出现气血耗伤等虚证或血瘀痰凝等实证，甚至导致肿块、恶疮。社会地位上升，生活条件过于优厚，也会出现气血运行迟缓，以致停湿、生痰、成瘀等。

（四）生活习惯因素

在现代社会中，不良行为和生活方式对健康造成危害和引起发病的作用明显高于其他因素，据调查对人类威胁日益增加的许多非传染性的慢性病，主要是个人运动不足和饮食失衡等不良行为与生活方式造成，其危害又具有普遍性。对不良生活方式的危害，古人已有所总结。如认为过食肥甘厚味，易致湿热或成消渴与痰热生风等。随着现代化生活方式的改变，贪食厚味、安逸少劳的生活方式，现已变成位居第一的社会致病因素。

（五）职业、工作环境因素

不同的职业、工种，长期从事对人的身体健康也有影响，由于现代人长期工作在有职业卫生问题的环境中，或频繁接触有辐射作用的现代化仪器，极易造成一系列职业病及现代综合征。如有人工作在有空调和暖气设施的办公楼中，还要承受计算机、复印机的辐射和室内建筑材料挥发出的有害气体；还有的在发电厂机房、雷达操作室等特殊工作环境、职业条件下，其疾病发生情况则更复杂。又如汽车驾驶员工作时注意力过于集中，易出现肝阳上亢、肝郁化火等证；会计、打字等工作，多坐少动，工作繁杂紧张，易出现肝郁气滞等证。如此等等，使现代人患"电脑综合征"、"复印机综合征"、"空调综合征"、"微波辐射病"等，且这些综合征、职业病相当普遍。因此，研究不同工作环境和职业因素的特殊致病特点，根据特殊人群的工作环境和职业因素的不同进行辨证辨病，并制定相应的防治方案，是研究改善职业卫生条件的新举措。

（六）自然环境因素

以中医"天人相应"的观点看，气候、地域、环境等自然因素，与病证有十分密切的关系。由于全球变暖和抗生素滥用等因素，全球范围内的传染性疾病不断增加，近年还出现了新的传染病如艾滋病、SARS等。在当今社会，中医全科医生要运用新的医学观和方法，去研究特有气候非周期性变化条件暖冬季节中发生的外感病及内伤杂病的辨治规律。

三、恒动辨证论治观

恒动辨证论治观是指在分析研究生命健康和疾病诊治的过程中，应持有运动的、变化的、发展的观点，而不可拘于一成不变的、静止的、僵化的观点。因为同一疾病的不同发展阶段可表现出不同的证，表明证具有运动和变化的特点，所以对症状、体征（特别是舌、脉）的观察，应以动态的观点观察其发生、发展的过程，根据证候的动态变化进行辨证论治，所以称辨证论治是一种动态的诊疗体系。恒动辨证还可以根据目前病证的发展趋势而得出辨证的结果。《伤寒论》讲"传经"、"转属"，就是揭示六经病的动态演变。动态辨证还便于治未病，正如《金匮要略》所云"见肝之病，知肝传脾，当先实脾"，就是采用预防控制疾病发展的手段方法，使病情早日趋向痊愈。

四、常变辨证论治观

常与变是指在辨证论治的过程中，要处理好一般性与特殊性、原则性与灵活性的关系。"常"有普遍、常规、共性之意；"变"有偶然、异常、不规律、特异性之意。一般教材上记载的辨证方法、治则、治法、典型证候、方剂等为常，而临床上出现的不典型脉症及随证加减变化用药为变。以治则言，治病求本，审因论治为常，当疾病标证急重使病人痛苦难忍，甚则有危及生命的可能，如胆道蛔虫症，脘腹剧痛，躁动不安，静而复时烦，极度痛苦，此时，先安蛔止痛，采取"急则治其标"为变。再如外感病，由于体质及宿疾旧病等因素，病情复杂多见表里同病，其治则先表后里为常，若里证重急，先里后表为变。又如正治法则"寒者热之"、"热者寒之"、"虚者补之"、"实者泻之"为常，反治法则"热因热用"、"寒因寒用"、"通因通用"、"塞因塞用"为变。

总之，常变观贯穿于整个辨证论治过程中，常变观也要求作为一个医生既要掌握一般病证特点及辨证方法，坚持科学的治则治法，又要掌握疾病发展变化过程中的特殊情况，做到知常达变，才能灵活辨治疾病。

五、辨证的具体方法

（一）基本方法

1. 八纲辨证

八纲，即阴、阳、表、里、寒、热、虚、实八种辨证纲领。八纲辨证，是根据四诊收集的资料，进行分析综合，归纳为表里、寒热、虚实、阴阳八类证候，用来说明疾病的部位、性质、邪正盛衰等情况的一种辨证方法，为指导治疗提供重要的依据，具有辨证总纲的特点。

临床上疾病表现，尽管极其复杂，但基本上都可用八纲加以归纳，其中表、里、寒、热、虚、实的应用具有普遍的意义。根据疾病所在部位的深浅，可分表证、里证；根据病邪的性质，可分热证、寒证；根据人体正邪的盛衰，可分虚证、实证；而阴阳又可以概括以上情况，说明疾病的类别，分为阴证、阳证两大类，故又有阴阳为八纲辨证之"总纲"之说。临证时，我们可根据八纲辨证找出疾病的关键，故八纲辨证可起到执简驭繁、提纲挈领的作用。

2. 脏腑辨证

脏腑辨证是根据脏腑功能及病理表现，对疾病的证候进行分析归纳，借以推究病机，判断病变部位、性质、正邪盛衰状况的一种辨证方法。实则它是以脏腑学说为基础，运用四诊的方法，结合脏腑的病理反应来分析各种病证，用以指导临床治疗的辨证方法。

中医学具有以五脏为中心的整体观，因此，脏腑辨证是中医辨证的重点。八纲辨证是辨证的纲领，如果要进一步分析疾病的具体病理变化，就必须与脏腑联系起来，用脏腑辨证的方法才能解决。如八纲的阴虚证，就有心、肺、肝、肾等阴虚的不同，这样就能够选用针对性的方药治疗。病证是内在脏腑机能失常的反映，由于每一个脏腑的生理功能不同，所以它所反映出来的病证也就不同。根据不同脏腑的生理来推断病证，这是脏腑辨证的理论根据。所以，掌握各脏腑的生理功能，熟悉各脏腑的病变规律，是掌握脏腑辨证的基本方法。例如：肺主气，有宣发肃降和输津于皮毛的生理功能，故咳嗽、气喘，卫气不固的汗出等症状，便是肺的病理反映应。这样从脏腑生理功能来推测脏腑的病证，用八纲来进一步分析脏腑的寒热虚实，是掌握脏腑辨证的基本方法。

3. 气、血、津液辨证

气、血、津液辨证，就是分析气、血、津液各方面的病理变化，从而辨识其所反映的不同证候。

气、血、津液是人体生命活动的物质基础。其生成代谢与发挥作用都依赖于脏腑的正常生理活动；而机体的脏腑经络等组织器官又都是依靠气、血、津液的滋养才能进行正常的生理活动。因此气、血、津液的病变在脏腑辨证的过程中，表现基本一致，如心、肺、脾气虚都有气短、乏力、脉虚等症状；心、肝、肺、胃阴虚一般都有口干咽燥，心烦渴饮，脉多细数等症状。因此气、血、津液辨证就是对气、血、津液的各种病理变化所表现的证候，进行提纲挈领的概括，为脏腑辨证等其他辨证方法打下基础。

4. 六经辨证

六经辨证是《伤寒论》对外感病在发生发展过程中所反映的证候进行分类归纳的一种辨证方法，是张仲景在《素问·热论》六经分证的基础上，进一步发展起来的。它以脉证为主体，根据人体抗病能力的强弱，病因的属性，病位的深浅，病情变化的不同趋向，将外感热病演变过程中的各种表现进行分析、综合，归纳为三阳病（太阳、阳明、少阳病）和三阴病（太阴、少阴、厥阴病）六种类型，以此来概括伤寒病发展过程中的六个不同阶段。因此，六经辨证既是辨证的纲领，又是论治的准则。根据经络脏腑相关理论，每条经脉在体内都与一定的脏腑相联系，故六经病证是经络、脏腑病理变化的反映，其中三阳病证以六腑病变为基础，三阴病证以五脏病变为基础，所以，六经病证基本概括了十二经的病变。

六经辨证以病变部位分，太阳病主表，阳明病主里，少阳病主半表半里，而三阴病统属于里；以邪正盛衰分，凡正盛邪实，正气亢奋，表现出热证实证者为三阳病证，凡邪盛正衰，抗病力衰减，表现为寒证虚证者多属三阴病证。六经证候在三阳经多为病人抗病能力强，病情属表、热、实，治疗多重在祛邪；在三阴经多为病人抵抗能力弱，病情属里、寒、虚，治疗多重在扶正。

5. 卫气营血辨证

卫气营血辨证是清代温病学家叶天士创立的辨证纲领，是将外感温病在其发展过程中所表现的证候进行分析、归纳，概括为卫、气、营、血四个不同阶段的证候类型，说明病位深浅、邪正盛衰、病情轻重、各阶段的病理变化和疾病的传变规律，并作为论治的依据。

6. 三焦辨证

三焦辨证是清代温病学家吴鞠通针对湿热性质的温病所创立的一种辨证方法。三焦辨证是在引申《内经》《难经》已有的概念，补充和发展了张仲景、刘完素、喻嘉言等三焦分治方法的基础上发展起来的。它和六经辨证、卫气营血辨证是可互为补充的。在外感热病中它更适用于温热病，特别是湿热性质的温热病。

三焦辨证概括了湿热病发展过程中的病机变化，不同阶段中三类不同证候又反映了湿热之邪致病的发展规律。湿又为重浊阴邪，有从上而下的特征。三焦分证，就是根据湿邪的特点，以及三焦本身是水和气的通路来决定的，通过湿热伤人的重点脏腑部位和先后次序，划分成为上、中、下三个部分。所以，它同时又是湿热的初、中、末三个阶段。

7. 病因辨证

病因辨证是中医辨证论治的一个重要组成部分，根据上述各种病因所表现的不同分证，运用辨证求因这一诊断方法，为"审因求治"提供根据。病因辨证，无论是"外因"和"内因"均应与其他辨证相结合，特别是脏腑辨证互相参辨，在临床上才能诊断更为准确，治疗更为有效。

总之，辨证是中医诊断疾病的方法，亦是中医临床各科共同的诊断学基础，体现了中医学的学术特点，在中医基础理论中具有重要的地位和作用。

（二）临床运用

以上各种辨证纲领，在临床的过程中，还要注意一些辨证的具体运用方法。

1. 脉症合参辨证

即脉症结合的辨证方法，是临床最常用的、最基本的辨证方法。适应范围颇广，无论内伤、外感疾病均可应用。用脉症合参辨证时首先要确定主症，主症可以是一个症状，也可以是两个密切相关的症状，或者是一组症状；其次，要确定脉象。然后把二者结合起来，使辨证更为全面、准确。

2. 相关症状辨证

除了简单的疾患表现症状单一，如外伤腿痛、龋齿牙痛等，大多疾病症状变化多端。因此一个孤立的症状或体征，在一般情况下是不能确定一个证的基本性质的。必须把几个相关的症结合起来，才能作为辨证的可靠依据。没有相关症的结合，就无法进行辨证。相关症状辨证法是一种集合式的、综合性的、也是最基本的、普遍使用的辨证方法。如阴虚内热证，可以出现五心烦热、潮热盗汗、舌红少苔、脉细数等相关症；小柴胡汤证，可常见往来寒热、胸胁苦满、嘿嘿不欲饮食、心烦喜呕等相关症状。相关症一般以 2 ~ 5 个症为一组，可以作为一个证候的主要辨证要点、依据。如能与较多的脉症结合起来分析，则可使辨证结果更加可靠。

3. 特异症辨证

临床上疾病表现错综复杂，但有的症状具有一定的特异性和标志性，在辨证中起决定性作用，可以作为确定某个证候的主要依据，这种辨证方法就叫做"特异症辨证"。这也就是我们常说的要善于抓主症，因为主症和特异性症常常是一体的。如手足心热提示阴虚内热，喜暖恶寒为阳虚，固定刺痛有瘀血，善太息提示肝气不疏，口苦提示胆肝有火；还有咳嗽提示病变在肺，呕吐提示病变在胃，心悸提示病变在心，腰膝酸软提示病变在肾等等。特异性症状为辨证提供了一项主要依据，临床要重视掌握。

4. 症状比较辨证

把一个病人的症状与曾在其他病人身上出现过的相似的症状加以比较，或与他人临证经验总结及病案中记载的症状相比较，从而分析辨明证候性质及病位等以便指导治疗用药，这种方法就叫做症状比较辨证法。

5. 时相辨证

根据证候或症状在发生、发展和转归过程中的阶段和时间进行辨证，叫做时相辨证法。例如临床上有些常见疾病的发作或症状出现都有一定的时间性。如胸阳不振，寒闭心脉之胸痹，每到夜间或阴雨寒湿的天气发作或加重，表现心痛、胸闷、气短等症；寒湿痹证（肩周炎、腰腿关节痛等）白天轻，夜间重；胃溃疡多在饥饿时（即饭后 4 小时左右）出现胃脘痛。像这样与时间有关的辨证临床例子很多，当注意掌握。又如《伤寒论》厥阴病篇，记载了以发热与厥冷日数的多少来判断分析机体阳气的盛衰，观察证候趋向寒化还是热化。可见外感病的证候变化迅速，阶段性明显，因此，对外感病来说，时相辨证更为重要，善于应用时相辨证，便于临床治病用药抓住有利时机。

6. 真假辨证

一般情况下，疾病过程中出现的大多数症的性质是与证的性质相符合的。即病机与症状是一致的，热证见热象，寒证见寒象，但在疾病的危重阶段，有时会热证见寒象，寒证见热象，因此在临床症状与病机不一致的情况下要认真辨证。

真热假寒，其临床表现轻者四肢欠温，重者四肢逆冷，甚则全身皮肤发凉，而肢冷身热不恶寒，反恶热，脉沉滑数有力，或伴见烦躁，渴喜冷饮，谵语，小便短赤，大便干结或热痢下重，舌色深红，苔黄等症，这种情况是由于里热过盛，郁遏于里，阳气不能外达于四肢而形成的。也可以说是阳盛于内，格阴于外的表现，又称之为"热厥"或"阳厥"。

真寒假热，临床表现是身热、面红、颧红或面部烘热，烦躁口渴，咽干或咽痛，脉大，好像是热证，但身热反欲盖衣被，口渴喜热饮，脉大而无力，咽干、咽痛而局部充血，水肿不明显，并或见小便清长，大便溏、舌淡、苔白等一派寒象。这种现象是由于阴盛于内，格阳于外，又称之为阴盛格阳的"寒厥"。

真实假虚，病本实证，又见假虚的证候，临床常见热结胃肠，痰食壅滞，虫积瘀血等。大积大聚致使经络阻滞，气血不能外达，则表现精神沉默似神疲乏力，身体瘦削，形寒肢冷，或皮肤紫暗，脉沉伏或迟涩等似虚证的假象。但仔细诊察身体虽瘦而精神不疲惫，说话声高气粗，脉沉伏迟涩而有力，皮肤紫暗为气血不畅或有瘀血阻滞。这种现象，前人称"大实有羸状"。

真虚假实，病本虚证，由于气血不足，运化无力，则见腹胀满或腹痛，便秘脉弦等似实证的假象。虽腹胀满，喜按，且时有减轻，进食或进补益药后则减轻，腹痛按之不痛或减轻，便秘不伴腹胀满痛，脉弦则按之无力，舌质多胖嫩淡润。这种现象前人称"至虚有盛候"。

7. 反馈辨证

医疗上一般是先辨证后治疗，而前一次诊治之后病证所发生的变化，又是后一次辨证的依据，这就是治疗反馈的辨证法。《伤寒论》阳明病篇中记载的以药试病法，即属反馈辨证的方法。复诊时应该参考前次用药治疗后的情况，也就是用反馈辨证法。大多的病证不可能治疗一次就痊愈，尤其是危重病证变化迅速而复杂，及时了解服药后的反应情况，作为进一步辨证的依据是很重要的。

8. 方证辨证

辨证论治过程中，以某一方剂（有效的常用方）的典型证候为标准，分析临床病证，探索其病机及治疗法则，把这一典型证候称为某某汤证或某某方证，如桂枝汤证、小柴胡汤证，白虎汤证等。能准确地反映证候病机的症或最有代表性的几个症状、体征，即称某某汤证，并进一步分析其兼证及证候的变化，这就叫做方证辨证。方证辨证虽然源于《伤寒论》，但应用不限于伤寒，无论外感、内伤，临床各种病证都可应用此法。

9. 分型辨证

目前使用的中医专业全国统编内外妇儿等科的教材，广泛应用分型辨证法，书中把每个病都分成几个证型。因此，可以认为分型辨证是中医临床辨证论治中广泛应用的传统辨证方法。近年来在中西医结合研究工作中，分型辨证得到新的发展。对现代医学诊断的疾病，用中医理论进行辨证分型，这一方法已被普遍采用。

一个病分几个证型没有严格的规定。分型辨证大多是一个层次的分法，即将一个病证一次分成若干个不同类型；也有两个以上层次的，即先分成几个大的类型，再将每一个大的类型分成若干个小的类型。如咳嗽分为外感、内伤大类，而外感咳嗽又分为风寒袭肺、风热犯肺、温燥袭肺、凉燥袭肺四个证型；内伤咳嗽分为痰浊阻肺，痰热壅肺、肝火犯肺、肺阴虚、肺气虚、寒饮犯肺六个证型。又如哮喘以中西结合分为发作期、缓解期两大类，发作期分冷哮、热哮二型；缓解期分肺气虚、脾气虚、肾气虚三型。

10. 家族病辨证

有些疾病非常有个性，采用任何方法，或从任何角度都难辨明其病变性质，高年资的医生凭经验试探性治疗，也不能收到满意疗效，甚至无效，最后分析解释为先天疾病，无法治疗。遇到这种情况，要注意参考家族病进行辨证。如皮肤角化症出现裂纹舌。病人要求给予治愈，医生想尽办法就是治不好，辨不明原因，经耐心诊察，追踪家族则发现家族中有同样裂纹舌的成员存在，向病人解释此与家族、遗传有关，不是病，不需要治疗，病人才安心，不再求医。临证必要时要参考家族病史。

（三）中医辨证与西医诊断

中医的整体观念认为人是一个有机的整体，是由各个组成部分通过相当复杂的联系和相互作用形成的一个复杂系统，并强调其统一性、完整性和内在脏腑器官之间，心理与生理活动之间，以及人与外界之间的相互联系。因此，整体观念贯穿于中医学生理、病理、诊法、辨证、论治等多个方面之中，中医辨证是在整体观基础上，以直观的思辨方法通过"四诊"收集临床资料，对疾病的诊断主要从患者的外在表现来分析，判断病位、病性等，即辨证。其诊断结果往往显得笼统、模糊，主要从宏观的角度去认识疾病的本质。西医重视人体、解剖、组织、细胞等结构，对疾病的认识注重实质性病因或机体实质性形态功能的改变，借用现代自然科学技术，从微观的角度，以大量的量变参数来确定疾病致病因素，主要通过理化检查为主要手段，进一步对疾病作出诊断。可见，西医诊断注重客观的量化标准，以微观实质的致病因素作为诊断的依据。

一般人认为西医科学，主要原因在于西医的生化检测、病理检测、影像检测、微生物检测等诊断技术具有先进性和准确性。其检测技术能以不同的形式，从不同的局部以量化的数据和具体的形态等将机体的病情变化微观地反映出来，西医专家诊治一些常见疾病就是依据病理、影像、心脑电图、电子显微镜、CT、B超等诊断结果制订相应治疗方案。而中医专家在望、闻、问、切四诊的基础上，也结合西医的诊断结果，探明其病证的原因及发展变化转归，以及表里寒热虚实，邪正盛衰状况，而形成相对应的治疗方案，其诊断结果要比单纯中医"四诊"八纲等辨证要准确得多。譬如，一个胆结石病人，经常脘腹胀满，食量减少，大便不调，余一般情况可。医生经四诊收集的临床资料，按中医理论分析为肝胃气滞，以疏肝和胃法治疗，效果不理想。此后西医检查诊断为胆结石，为泥沙样结石，确定病位在胆腑，结合检查结果，辨证为肝胆气郁，制定了疏肝理气，利胆清热法，用柴胡疏肝散加减，针对胆结石加用金钱草，海金沙、鸡内金，病情很快得到缓解。这一病例提示了传统的辨证论治存在一定的局限性，应用辨证论治的过程中，宜斟酌病情合理地借用西医的诊断手段、方法，以提高中医诊断疗效，使中医辨证论治更科学。另外，西医对应疾病诊断为医者提供该病特定病因、发病过程以及疾病转归，便于医生采取针对性治疗，因此中西医结合诊疗时应该首先在西医确诊前提下，即已诊断某种病，需要用中药、针灸等治疗，再以中医理论进一步辨证分型，然后针对当前病人的脉症及整体反应状态，方可进行治疗。

七、论治的具体内容

（一）论治原则

治则，即治疗疾病的总原则。它是在中医学的整体观念和辨证论治理论指导下制定的，它对临床治疗立法、处方、用药，具有普遍指导意义。治法，是在治疗总原则指导下治疗疾病的具体方法。因此，任何具体的治疗方法，都是在治则的指导下产生的，并从属于一定的治疗法则的。一般临床遵循的治则有治病求本、扶正祛邪、调整阴阳、因人因时因地制宜等四个基本治则。除此，根据全科医生服务范围及社会环境的复杂、病种繁多等因素，还制定了相应的治则。

1. 治病求本

指临床治疗疾病时，必须抓住疾病的本质进行治疗，这是辨证论治的根本原则。

疾病的发生与发展，都是通过若干症状和体征表现出来的，但是这些表露于外的现象，还不是疾病的本质。医生必须仔细地观察，综合分析，才能准确地判断疾病发生的根本原因，然后针对其本质进行治疗。只有从根本上去除发病原因，疾病的各种症状才会得以消除。如头痛，它可由外感、血虚、肝阳上亢、痰湿、瘀血等多种原因引起，治疗就不能简单地采取对症治疗，而应该在辨证的基础上，找出病因，针对其病因而分别采用解表、养血、平肝潜阳、燥湿化痰、活血化瘀法等进行治疗，这就是"治病求本"治疗原则的具体运用。

（1）治标与治本

标本是一个相对的概念，用以说明治疗疾病时的先后主次关系。标，指现象；本，指本质。但标本的含义是多方面的，就正邪而言，正气为本，邪气为标；就病因和症状而言，病因为本，症状为标；从病变部位来分，内脏为本，体表为标；就病程来说，旧病为本，新病为标。在复杂多变的病证中，标本和矛盾双方的主次关系，往往在不断地运动变化着，故临床运用此法则可分为："急则治其标"、"缓则治其本"及"标本同治"。

急则治其标：当在标病危急，如若不先治其标病，就会危及患者生命或影响对本病的治疗时，所采取的一种暂时性急救措施。例如大出血的患者，无论是什么原因引起的，都应当首先止血以治其标，血止后针对病因以治其本。

缓则治其本：针对疾病本质进行治疗的一个原则，适用于慢性病或急性病恢复期的治疗。临床上在治本的同时，标病也随之消失。例如：脾虚泄泻，脾虚为本，泄泻为标，采用健脾益气治本的方法，使脾气健运后，泄泻就自然停止。

标本同治：指标病与本病俱重的情况下，采用标本兼治的一种方法。如临床表现为身热、腹硬满痛、大便燥结、口干渴、舌燥苔焦黄，此属实热内结为本，阴液受伤为标，用增液承气汤标本兼顾治之，泻热以存阴，滋阴润燥有利于通下热结，达到标本同治的目的。

（2）正治与反治

一般来说，在疾病发生发展的过程中现象和本质是一致的，但有时也出现一些假象，即现象与本质完全相反的表现如真热假寒、真寒假热等。因此针对疾病的现象（包括假象）而言，就有正治与反治的区别。

正治：又称"逆治"，逆者正治。是指在疾病症状的性质与疾病本质相一致情况下，逆其证候性质进行治疗的一种法则。所谓"逆"，如寒证用热药，热证用寒药，虚证用补药，实证用泻药，即"寒者热之"、"热者寒之"、"虚则补之"，"实则泻之"的治法，都属正治法，是临床常用的治疗法则。

反治：又称"从治"，从者反治。反治是指在疾病症状的性质与疾病本质相反的情况下，顺从其疾病假象而治的一种法则。所谓"从"，即是指采用的药物的性质与疾病症状性质相顺从的治法，又称"从治法"。常用的从治法有"热因热用"、"寒因寒用"、"塞因塞用"、"通因通用。"

（3）病治异同

包括"同病异治"与"异病同治"两个方面。

同病异治：同是一种疾病，由于发病时间、地区，患者的体质或疾病所处的阶段不同，临床所表现的证候不同，因此治法也不一样。如感冒一病，有风寒、风热、暑湿之别，所以，临床表现的证候也不同，治法也有辛温解表、辛凉解表以及解暑化湿的不同。

异病同治：不同的疾病，在发生发展变化的过程中，出现了相同的证候，则可以用同样的方法进行治疗。如脱肛、子宫脱垂、胃下垂等病，因其病机相同，都是由于气虚下陷所致，故都有中气不足之证候表现，治疗也都可以采用补中益气汤升提中气。

2. 扶正祛邪

疾病的发生发展过程，都是正气与邪气矛盾双方相互斗争的过程。邪正斗争的胜负，决定着疾病发生发展及转归和预后。邪胜则病进，正胜则病退。"邪气盛则实，精气夺则虚。"因而治疗疾病就要扶助正气、祛除邪气，改变邪正双方的力量对比，使疾病向痊愈方向转化。所以扶正祛邪是临床治病的重要法则。

（1）扶正

即扶助正气、增强体质、提高机体抗病能力。扶正多用补虚的药物、针灸、气功及体育锻炼、精神调摄和饮食营养等，适用于正虚为主的病证，临床上可根据病情，分别运用益气、养血、滋阴、补阳、益精、增液等治法。

（2）祛邪

即祛除邪气，使邪去正安。祛邪就是使用泻实、驱邪的药物或其他治疗措施。祛邪适用于邪实为主的病证，临床上可根据病情，分别运用发汗、攻下、清热、祛寒、利湿、消导等治法。

在运用扶正祛邪原则时，要认真仔细地观察和分析正邪双方消长盛衰的情况，根据正邪在疾病发生、发展及其变化和转归中所处的地位，区别主次、先后，灵活应用。若虚实证兼见者，治宜以扶正为主，或以祛邪为主；或先扶正后祛邪，或先祛邪后扶正；或攻补兼施，二者并重。但总的原则是"扶正而不留邪，祛邪而不伤正"。

3. 调整阴阳

疾病的发生，其主要原因是机体阴阳的相对平衡遭到破坏，出现偏盛偏衰的结果。因此，调整阴阳使之恢复相对平衡，是临床辨证治疗的重要法则之一。

（1）损其有余

主要针对阴或阳的一方过盛有余的病证，采用"损其有余"的治法。如阳热亢盛的实热证，可用"热者寒之"的方法，以清泻其阳热；阴寒内盛的实寒证，可用"寒者热之"的方法，以温散其阴寒。

（2）补其不足

主要针对阴或阳的一方偏衰不足的病证，临床时可采用补其不足的方法治疗。如阴虚、阳虚、阴阳两虚的病证，可以用滋阴、补阳、阴阳双补的治法。

4. 因时因地因人制宜

疾病的发生发展过程中，经常受时令气候、地理环境、情志、饮食、起居等因素的影响。特别是病人的体质因素对疾病影响较大。因此，在治疗疾病时要根据当时的季节、环境，病人的性别、年龄、体质等状况，制定出适当的治疗方法。

（1）因时制宜

即根据不同的季节气候特点，来指导治疗用药的原则。因气候寒温的变化，对人体的生理和病理均有重要影响。如夏季人体腠理疏泄，冬季致密，同为风寒外感，夏天就不宜过用辛温，以防发汗太过，损伤气阴，而冬天则可重用辛温解表，使邪从汗解；又如暑季多雨，气候潮湿，病多挟湿，治疗也应适当加入化湿、渗湿的药物；秋季气候干燥，故治病慎用辛燥之品。

（2）因地制宜

即根据不同的地理环境，来指导治疗用药的原则。由于地理环境的差异，人们的生活习俗、机体的生理活动和病理变化也有差异。故治病用药也不尽相同。如西北地高气寒少雨，病多燥寒，治宜辛温而润之剂，寒凉之剂多应慎用；东南地低气温多雨，病多温热或湿热，治宜清热化湿。

（3）因人制宜

即根据病人年龄、性别、体质、生活习惯等，来指导治疗用药的原则。患者年龄不同，用药剂量要相应增减。男女性别不同，各有生理特点，妇女有经、带、胎、产等情况，治疗用药应加以考虑。患者体质有强弱与寒热之偏的不同，治疗用药也应有所变通，如阴虚之体，慎用温燥药物；阳虚之体，慎用苦寒之品等。此外，患者素有某些慢性病或职业病，以及情志因素、生活习惯差异等，在诊治时也应注意。

中医学"因人制宜"的治疗原则与全科医学"以人为中心"的医学理念十分吻合。

5. 表里同病治则

表里同病时，宜按表里证的先后缓急，采用不同治法。一般先表后里，此为常法；若里证重急，则先里后表，此为变法；若表里同病俱急者，先表后里导致里证益甚，先里后表则表邪内陷，则表里同治，此为惯用方法。临床上疾病的发生、发展大多情况下以外感为诱因，所以掌握表里同病的辨治法则颇为重要。

6. 家庭论治原则

随着社会进步，家庭也有着很大的变化，因此在以家庭为单位的健康服务实践中要考虑到家庭成员中每个人的性格、生活方式、生活环境、人际关系等，以性格来说要考虑成员的综合性格，本来每个人的性格都不一样，但是由于长期在一个家庭生活中磨合使家庭成员的性格有相似之处。譬如，一个家庭中的成员性格都比较开朗，或者一个家庭中成员的性格都比较内向；又如一家人在饮食上都喜欢吃素淡的，或喜欢吃油腻的等等，这些家庭因素对疾病治疗有一定的影响，所以论治用药要考虑家庭的具体情况。全科医学"以家庭为单位"的诊疗理念，就充分体现了家庭论治的原则。

（二）治法

治法，即在治则指导下制定出治疗疾病的方法。治法是治则的体现。治法包括治疗大法和具体治法两个内容。治疗大法又称基本治法，概括了多种具体治法的共性，临床上具有普遍的指导意义，如汗、吐、下、和、温、清、消、补八法。而具体治法是针对病证进行治疗的方法，属于治疗大法的具体体现，如辛温解表法、辛凉解表法、益气解表法等都属于八法中的"汗法"。

1. 汗法

是运用解表发汗方药开泄腠理、驱邪外出、解除表证的一种治疗大法，又称解表法。主要适用于一切外感表证，某些水肿和疮疡病初起，以及麻疹透发不畅而兼表证者。

2. 吐法

是运用涌吐方药以导邪或毒物从口腔吐出的一种治疗大法，又称催吐法。主要用于误食毒药或有毒的食物尚停留胃中，宿食停滞胃脘不化，或痰涎壅盛，阻塞气道者。

3. 下法

是运用泻下作用的方药，以泻下通便，攻逐实邪，排除积滞而治疗里实证的一种治疗大法，又称泻下法。主要适用于胃肠积滞，实热内结，胸腹积水，瘀血内停，大便不通者。因病情的缓急，病邪性质的不同，具体应用有寒下、温下、润下、逐水、攻瘀、峻下、缓下之不同。

4. 和法

是运用和解疏泄作用的方药，以祛除病邪、调理脏腑气血、助正祛邪的一种治疗大法，又称和解法。本法应用范围颇广，如半表半里之少阳证，以及肝脾不和、肠胃不和等证。

5. 温法

是运用温热性质的方药，以达到补益阳气，驱除寒邪以治疗里寒证的一种治疗大法，又称温里法、祛寒法。主要用于中焦虚寒、阳衰阴盛、亡阳欲脱、寒凝经脉等证。临床根据寒邪所在部位的不同，以及人体阳气盛衰的程度差异，温法有温中散寒、回阳救逆、温化痰饮、温经散寒等法。

6. 清法

是运用寒凉性质的方药，通过清热、泻火、凉血、解毒等作用，以清除热邪的一种治疗大法，又称清热法。本法主要适用于各种里热证。凡外感热病热在气分、营分、血分，皆可应用。根据热邪伤及脏腑及病变阶段的不同，有清热泻火，清热解毒、清营凉血、清泻脏腑等不同治法。

7. 消法

是运用消导、行气、化痰、祛湿、利水等方药或其他治疗手段，使积滞的实邪逐步消导或消散的一种治疗大法，又称消散法。主要适用于气、血、痰、食、湿（水）形成的积滞、癥瘕、痞块以及脏腑结石（如胆、胃、膀胱、肾结石等）。根据消法的作用有消食导滞，消痞化积，行气化瘀，消痰化饮，化湿消积，散水消肿，软坚散结，化石及消散痈肿等不同疗法，临证根据不同病证可适当选用。

8. 补法

是运用补益作用的方药为治疗手段，以扶助正气，消除虚弱证候的一种治疗大法，又称补益法。补气法主要适用于肺脾气虚，精神倦怠无力，少气不足以息，或自汗、脉虚等症；补血法，主要适用于血虚及失血患者，面色口唇爪甲淡白不华、心悸气短等症；补阳法，主要适用于心、脾、胃、肾阳虚的患者，畏寒怕冷、腰腹冷痛、喜温喜按等症；补阴法，主要适用于心、肝、肾、肺、胃等阴液亏虚的患者，口燥咽干、肌肤干枯不荣、阴虚发热、脉细数等症。某些脏腑的气、血、阴、阳虚损相兼时，可以用两法或三法同时治疗，如气血双补、益气养阴、滋补肝肾、补益脾胃等。

上述治疗八法，是前人在临床医疗实践中，针对八纲辨证及方药的主要作用而归纳起来的基本治疗大法。随着医学科学的发展和医疗实践的需要，临床实际应用已超出"八法"范围，如理气法、熄风法、固涩法、开窍法等等，也都是在临床实践中总结出来的常用治疗大法。这些治法的形成又使中医治法内容更为丰富。

（三）中医论治与西医治疗

西医的治疗原则是在明确实质性病因的基础上，针对病因利用特异性药物进行治疗，疾病与所用药物对应性非常严格，但这种病因性治疗忽略了机体的内在相互联系，不仅有时疗效不肯定，而且不适用于病因不明的疾病。若针对特定病因，利用有针对性的药物干扰和作用于生物体的代谢过程，达到驱除病因和消除机体功能障碍的目的，这种特异性病因治疗疗效显著，且针对病因的变化不断发现相应的新药，但是容易使机体产生毒副作用或耐药性、抗药性。西医学的药物作用主要在于药物的分子结构、作用部位及对局部组织器官的具体效应，对药物作用于人体的整体影响了解得相对少。其次，西医注重局部病灶、症状的治疗，忽视了心理因素对疾病的影响。虽然有丰富的心理治疗药物、手段、方法，但没有将疾病的诊治与心理、社会等因素有机结合起来。

中医的论治是在辨证的基础上，确定治疗原则，选择治疗的具体手段和方法，并加以实施。中医治疗疾病强调辨证，辨证的关键在于抓住疾病的本质以确定正确的治疗方案。其治则注重治病求本，审因论治，即疾病发生发展过程中，从复杂的临床表现中进行综合分析，找出病因，辨明病理本质，然后针对其本质进行治疗。如腹痛一证有阳虚寒凝、热结腑气不通、虫积、气滞、血瘀等不同病因，故治疗不可不加思考，应当根据腹痛的特征及伴见症，辨出病因，适当采用温阳散寒、泻下热结、驱虫消积、行气、活血化瘀等相应的治疗。而对一些疾病经诊断病因不明，或者虽病因已明确，但是不能根治者，或者经辨证以内因和整体为主要因素的疾病，治疗除了针对疾病的特异性表现外（如咳嗽、咯痰、咽干等），还要考虑到全身性的状况，根据邪正盛衰、气血阴阳虚实的具体情况，从整体调理以扶正祛邪，或调整阴阳使机体功能状态得以恢复。可见中医治疗方案要针对整体功能状态来组方配药或用针灸等治疗措施，这些治法及用药不仅从整体上调节了病变反应状态，同时又达到了间接驱除病因的目的。因为处方是依病情配伍化裁而成的，使用后不易产生耐药性及毒副作用。所以中药的应用，除了明确药物对人体某一功能的作用，还要全面掌握药物对人体的阴阳、气血、津液、心理等整体调理作用。

第二节　对症治疗

一、症状的概念及其重要性

中医诊疗疾病过程中，准确的辨证是采取"有的放矢"治疗的前提，而准确的辨证只有通过对症状的全面分析与把握才能获得。症状，中医学又称证候或病候，是疾病中所表现的各种现象总和。一般是指病人主观可以体会到的痛苦或不适等异常感觉，如疼痛、耳鸣、恶心、腹胀等。也可指医生通过眼、耳、鼻、指等感觉器官可以客观检查到的异常改变，如面色萎黄、舌苔黄、脉滑数、腹内包块等机体病理变化的外部表现。并指通过现代仪器设备检测所得到的病理指征，如血压高、大便隐血、血红蛋白低等。有些异常改变，病人自己能主观感觉到，医生也能客观检查到，如气喘、发热、下肢浮肿等。

《伤寒论》《金匮要略》不但奠定了中医学辨证论治的基础，对症状学也做出了突出贡献。书中对症状的描述比较系统，对症状进行了比较科学的分类，对症状的客观指征进行了解释，对阳性症状和阴性症状的描述详略得当。还比较合理地阐述了病、症、证三者的关系，其所记载的症状一直沿用至今。需要指出的是二书中的"证"字，实际就是症状的概念，并非指证候。

《灵枢·本藏》指出"视其外应，以知其内脏，则知所病矣"，说明症状是体内病变的"外应"。该书《外揣》篇进一步阐明体内病变与症状之间的关系是"内外相袭，若鼓之应桴，响之应声，影之似形"，并得出了"远者司外揣内，近者司内揣外"的重要结论。

症状是机体有了病变时各种单个的客观表现，是反映病情的重要指标之一，是判断病种、进行辨证的主要依据，是人们得以认识疾病的航标和纽带。但它毕竟只是疾病的表象，而不是病变的本质。临床要善于抓住主症，以之作为诊断疾病和证候的线索，但不能以症状作为正式的诊断名称。

二、症状与病机的关系

中医学的病证或证候，通常是由人体内部阴阳失调或正邪交争等一系列矛盾运动构成的，它包含着病机变化的各种内部联系。不同的病机，使得证候有不同质的差异，而不同的症则是体内病机变化的外部联系或反映，即已经出现的各种临床征象。它们与各自的病机有着内在的、不可分割的联系，是帮助医生识别证候的向导。

《备急千金要方·论大医精诚》云"病有内同而外异，亦有内异而外同"，告诉人们相同的病机可以表现不同的症状，而相同的症状，也可以是不同病机产生的。症状和病机的关系是多元的，相互关系既可平行，也可不平行，而且联系方式多种多样，有顺有逆，有真有伪。

三、症状与诊断的关系

症状与疾病诊断的关系是十分密切的。疾病是在病因作用和正虚邪凑条件下，体内出现的具有一定发展规律的正邪交争、阴阳失调的全部演变过程。症状是在一定致病因素作用下形成的疾病或证候，是机体病理变化的外部表现，是组成证候的基本要素。所以对疾病的诊断必须以症状为线索，并综合四诊所搜集的临床资料，进行分析、推理、判断。

症状的变化是随着疾病的变化而发生的，所以通过症状可以判断疾病的性质。症状所出现的不同部位，往往提示疾病所在。如出现胸痛彻背、背痛彻胸，多为胸痹；若出现右胁胀痛，多为肝胆疾患。同时临床要善于抓住主症，主症是疾病外在表现最明显的部分，也是识别和确立证候的主要方法。如表证中有汗与无汗是识别虚实的主症。兼症也是不可缺少的一环。一个证候的组成，既有主要症状，又有次要症状，即兼症，它是主症的重要补充，是识别和确立证候的辅助条件。如心悸是主症，兼有面色㿠白、少气无力、畏寒肢冷等症状，则属心阳不足。又如心悸兼头晕目眩、失眠多梦、低热盗汗等症状，则属心阴血不足。

症状是识别疾病的航标和纽带，给诊断提供线索和依据，临床医生应当仔细询问和搜集症状、全面观察病情，并要善于发现和诊察人们不太留意的疾病反映出来的蛛丝马迹，才能有效地诊断疾病。

四、症状与治疗的关系

中医治疗疾病强调辨证论治，辨证是决定治疗的前提，论治是提出治疗疾病的原则、手段和方法。辨证是通过辨识证候来认识疾病，是以组成证候的基本要素——症状为依据。论治是在确立证候之后，采用相应的手段与方法来治疗疾病，消除由疾病产生的症状。因此，症状与治疗的关系也就是辨证与论治的关系。

"同病异治"和"异病同治"是中医治疗学的特色之一，是以证候为核心来实施的。疾病相同，在疾病演变和发展的各个阶段，因证候表现不同而治疗也不同。相反，不同的疾病，在疾病和发展的某一个阶段，因证候相同而治疗相同。证候又以症状为表现，在这一原则指导下，临床对于症状处理，要以证候为核心。亦即症状相同，由于与兼症和舌脉象组合后证候不同，治疗方法可不同。相反，症状不同，由于与兼症和舌脉象组合后证候相同，则治疗方法可相同。

中医治疗疾病有标本缓急之分。以疾病分标本，则病因为本，症状为标。根据急则治标，缓则治本，标重于本者先治标的原则，有的疾病采取改善症状治标，以缓解病人痛苦，然后审因论治，缓缓图之，以求治本。

五、社区诊疗中常见症状的诊断与治疗

社区中医在临床诊疗中，大多数病人是因其不适感即"症状"来就诊的。因此掌握中医临床上常见症状的诊断和处理是每一位从事社区医疗的中医必备的技能。常见的临床症状有发热、咳嗽、头痛、胸痛、心悸、腹胀、胃脘痛、便秘、泄泻、水肿、耳聋、耳鸣、痛经、痹证等，对于这些常见症状及其所反映的病机应该烂熟在胸，及时提出初步的诊断和处理意见。

第三节 接诊技巧

中医全科医生常常遇到的健康问题是生物–心理–社会问题交织，各个年龄组的问题交错，个人、家庭和社区的问题交融，聚焦反映在急性病的处理、疑难病的转诊、慢性病的照顾、传染病的管理、个体和群体的卫生宣教、病后的康复等各个层面，这就要求中医全科医生必须在中医思维的指导下，用敏锐的观察力、清醒的头脑、广博的学识、丰富的生活经验、缜密的思维推理和精湛的物理诊断能力去判断各种健康问题。门诊是中医全科医生工作的主要场所，良好的接诊礼仪和技巧，是取得病人好感与信任的基础。社区缺乏高技术辅助诊查手段，更加显现了中医在社区应用中的优势，这意味着中医全科医生在处理常见健康问题时要交替使用中医思维和现代医学思维，重视中医的四诊及现代医学的体格检查，积极引进和使用各类适宜的功能状态量表。

一、病史询问

中医全科医生在接诊中遇到的健康问题大多为疾患，疾病亦多处于早期的未分

化阶段和未经处理的原始状态，有的还缺乏典型的症状和体征，临床实践也证明其诊断的结果大部分是在病史收集后作出的结论，而不是检验的最终结果，面对众多早期的问题和多层因素，全科医生必须利用整体论的方法把事物放回到原来的环境，显露出与之相关的所有作用因素，如某些疾患、心理问题、社会压力等，因此，病史的采集对于全科医生更显得尤为重要。

病史的采集首先就是询问病史的技巧，全科医生经常采用开放式的问诊与封闭式的问诊方式询问病史，获取信息。开放式的问诊方法与积极倾听的技能，利于全科医生全面地了解健康问题的产生原因与发展过程，利于诊断，识别疾患。开放式的问诊往往没有明确的对象和目的，只是提出一个话题，要求病人自己去组织对健康问题的回忆，如感觉和体验等，同时也包括病人发表自己的意见和看法，避免给病人造成误会或忽视病人的主观需求。开放式的引导语常常涉及以下几个方面：①问题发生的自然过程。"请你告诉我问题是怎么发生的？"②问题所涉及的范围。"你认为问题与哪些因素有关？"③病人的疾病因果观和健康信念模式。"你认为问题是怎么回事？""你觉得问题严重吗？"④病人对医生的期望和需要。"你最希望解决的问题是什么？"可以看出全科医生采用的开放式问诊方法可给患者一定的宽松度，缓解病人紧张情绪，使之轻松谈出自身感受，有机会陈述并暴露问题。开放式引导和封闭式问诊所产生的结果完全不同。如果把注意力集中于所假设的疾病上时，就会采用封闭式的问话方式，例如：你胃痛不痛？小便量多吗？胸闷吗？这种问诊往往有明确的对象和目的，病人的回答也只能是选择式的，即痛或不痛、多或不多、有或没有。封闭式的问诊在诊断过程中比较有针对性，但也容易给病人造成误导，使病人把对疾患的回忆仅仅局限在医生感兴趣的问题上，因而可能遗漏一些重要的线索。

二、体格检查

全科医生应特别强调通过查体获取信息的能力，除了具备通过与病人、家属或他人交谈以获取信息的技能外，还要掌握通过基本体格检查获取信息的能力。如现代医学的视、触、叩、听基本体格检查技能，中医望、闻、问、切四诊合参的技巧。通过体格检查，识别早期不健康征象，根据病人的年龄、性别和现存问题及疾病进行恰当的局部或全面系统检查，判断、选择、总结与评价各种征象重要性，结合病人家庭和社区环境做出合乎实际的诊断及鉴别诊断，并能结合病情解释其意义。

检查者要具有良好的医德修养，仪表端庄、举止大方、态度和蔼、耐心、关心体贴被检者，操作细致、动作轻柔，按一定的顺序，由头至脚，左右比较，在适当的光线、室温和肃静的环境中运用自己的感官，借助听诊器、血压计、体温计等简单的辅助工具，熟练地运用望、闻、问、切等基本方法，对被评估者的身体进行细致的观察和系统的检查，以了解其身体状况，使收集的资料更具精确性和更有价值。

三、实验室检验

关于医院里的实验室检查的研究表明：在 555 名急诊病人的检验中，仅有 17% 的结果是不正常的，而在这些阳性结果中仅有 1/3 对处理有所帮助，少于 1/3 的结果对诊断有所帮助。滥用实验室检验，不仅对本已有限的医疗资源是一种浪费，又限制了医生的临床思维能力。而全科医疗中病人生物-心理-社会健康问题交错，临床应诊时要求全科医生更为慎重地使用实验室检查，仅在下述标准被满足时才应做检验：①符合成本-效益原则，当检验结果导致的结论不能由更便宜、更少损伤的方法，如细致地询问病史及使用时间（等待）作为诊断工具等得出时；②实验室检查的价值大于其危险性；③实验室检查的结果将对诊断或治疗有直接而有效的帮助。所以，全科医生经常做的实验室检查，比专科医院里的医生要少得多，也简单得多。

第四节　评估方法

传统概念上的医生天职是判断疾病，而随着医学模式的转变，当今的全科医生所涉及的不仅仅是疾病的判断，还包含所有引起人的不健康的因素，因此，需要将"疾病"的判断扩大到对"健康问题"的判断。全科医生的工作融合在人群的生活中，遇到的问题常常是生物、心理和社会交织在一起的复杂问题，所以必须借助自己的长处，除了精通的常用的诊断手段外，还要具备高超的思维推理能力和丰富的生活经验，用来评估社区中人们的各种健康问题。

健康问题评估是研究诊断个体、家庭和社区对现存或潜在健康问题反应的基本理论、基本技能和临床思维方法。它既论述疾病的临床表现，心理、社会因素与疾病间的相互作用和相互影响，又阐述各种显示健康问题的基本体格检查方法和技能，及如何运用科学的临床思维去识别健康问题，从而制定相应的处理措施提供依据。应用于中医全科医疗的评估方法通常有以下特征：大部分内容由个人完成；简明易懂，可在短时间内完成；适用于不同的社会、经济和文化阶层；能提供较完整的资料；反映个人、家庭、社区的结构和功能的各个方面。

一、评估内容与手段

目前国内外常用的评估类型主要有客观评估、主观评估、分析评估和工具评估。客观评估是对客观的环境、背景、条件、结构和功能进行了解和评价。主观评估是指用自我报告或主观测验等方法分别了解成员对个体、家庭、社区的主观感觉、印象、愿望和反应。分析评估是利用个人、家庭和社区发展的一般规律来分析个人、家庭和社区的结构和功能状况，推测其与健康之间的相互作用机制和问题的来龙去脉。工具评估是指利用预先设计好的评估工具来评价个人、家庭、社区的结构和功能的状况。

（一）观察法

观察法是指全科医生通过自己的感官或借助听诊器、血压计、体温表等辅助工具对患者进行细致观察与系统检查，观察个人头面部、颈部、乳房、皮肤、淋巴结状态，呼吸、循环、消化、骨骼、肌肉、泌尿、生殖、神经系统状况，营养状况和心理评测，找出机体正常或异常征象的评估方法。身体评估以解剖生理学和病理学知识为基础，且有很强的技术性，正确、娴熟的操作可获得明确的评估结果。

观察家庭居住条件，了解家庭设备、装修，尤其要注意是否方便老弱病残成员的生活，截瘫者有无轮椅，慢性病者有无相应的监测仪器如血糖仪等；观察家庭成员衣着、饮食、家庭气氛、家庭成员间有无敌对或伤害性语言，是否缺乏民主气氛；观察成员间的亲密程度，是否彼此关心照顾，尤其对老幼患者家庭成员的照料等，评估家庭人口结构、角色结构、权利结构、沟通过程、家庭价值观等，重点评估家庭功能。

（二）会谈法

会谈法是评估者与被评估者以面对面的谈话方式进行的评估。会谈法是评估最常用的一种方法，根据会谈的组织结构，可以分为自由式会谈和结构式会谈两种形式。自由式会谈中，会谈双方以自然的方式进行交流，谈话是开放的，没有固定的问题和程序。评估者可以根据评估的目的和被评估者的实际情况灵活提问。被评估者可以自由表达，受到的限制较少，会谈的气氛比较轻松，且可以获得较为真实的资料，自由式会谈的不足之处在于花费的时间较多，有时容易偏离主题，得到的资料不易量化和分析交流。结构式会谈中评估者根据特定的目的预先设定好一定的结构和程序，按照一定顺序和预设的措辞向每一个被评估者询问，结构式会谈的内容有所限制，谈话的效率较高，评估者还可以根据统一的方法处理被评估者的回答，资料便于统计分析和交流。由于结构式会谈的程序固定，有些会谈还有标准化的情景，因此得到的资料比较客观，评估者主观因素的影响较小。但结构式会谈中评估者需要按照事先确定的程序进行交谈，缺乏灵活性，容易形成简单问答的局面，会谈气氛比较死板，被评估者也可能感到不自在。

1. 人口结构的会谈提纲

①能否告诉我你结婚多长时间？②你们有孩子吗？最大的孩子多大？③孩子都在家住吗？

2. 权利结构的评估提纲

①家里的大事小事通常谁做主？②有麻烦时谁提出意见和解决办法？

3. 沟通过程的评估提纲

①你的家庭和睦、快乐吗？②大家有想法或要求能否直截了当地提出？听者是否认真？（注意：由于角度不同，家庭成员对家庭沟通过程的评价可能不同。）

4. 家庭价值观的评估提纲

①家庭最主要的日常生活规范有哪些？②家庭是否将成员的健康看作头等大事？是否主张预防为主、有病及时就医？③家庭生活方式如何？如何看待吸烟、酗酒等不良生活行为？④家庭成员是否提倡成员间相互支持、关爱，个人利益服从家庭利益？

5. 家庭资源的评估提纲

①你觉得你的家庭经济条件如何？能否支付你的住院费用？②你的家人是否有时间和精力并乐意照顾你？③你的家人文化程度如何？能否提供你所需要的保健知识、就医信息？④你家离医院近吗？医疗护理水平如何？能否满足你的就医需求？⑤除了家人你还可以从哪些方面得到帮助？朋友、邻居、同事、单位？

6. 家庭功能的评估提纲

①你觉得你的家庭收入是否够用？能否满足衣、食、住、行等基本生活需求？②你的家和睦、快乐吗？③你依恋你的家吗？为什么？④你的家庭成员间能否彼此照顾，尤其对患病的成员？

根据上述提纲可选择性进行会谈，从而加强医患的交流，了解家庭系统结构与功能、家族史及与个人相关的既往史、现病史、主诉、系统回顾日常生活史和心理社会史，帮助个体认识自己的健康问题，帮助个体决策健康问题的轻重缓急，同时帮助个体在疾病时选择不同的措施以及影响个体对疾病预后的看法。由于价值观存在于潜意识中，很难观察和言表，目前尚无现成的评估工具。只能通过会谈获得信息，形成初步的判断。

人的社会属性使其直接或间接地与社会发生千丝万缕的联系。因此，人必须与社会很好的融合，才能从中获得生存和发展的必要条件。当人与社会相互作用时，其心理承受力及自我调节能力在一定程度上影响着个体的健康，因此，人的社会适应性是衡量个体健康水平的重要指标之一。了解社会因素对个体健康造成的积极或消极影响及可能原因，以便于采取相应的干预，降低和解除消极影响，提高个体的社会支持力度，促进其社会适应能力的发展，最终达到维系健康的目的。社会评估的内容包括：病人角色与角色适应的评估，了解个体有无角色功能紊乱和角色适应不良；评估病人的文化特征，提供多元化护理，使照顾符合病人的文化需求；评估病人的家庭情况，找出影响健康的家庭因素，制定合理的家庭计划；评估病人的生活和工作环境，以明确现存或潜在的不安全因素。进行环境评估时，必要情况下还要进行实地考察和检验，以判断有无现存或潜在的环境危险因素。社会环境包括制度、法律、经济、文化教育、生活方式、社会关系、社会支持等诸多方面。其中以下几项与健康关系尤为密切。

人的健康离不开良好的生存环境。环境是人类赖以生存、发展的社会与物质条件的综合体，可分为人体的内环境和外部环境。人的内心世界和人体的各个组织系统构成了人体的内环境，又称生理、心理环境。内环境通过各种渠道不断地与外部环境进行物质、能量和信息的交换，以维持个体的身心平衡。人的外部环境分为物理环境和社会环境。物理环境包括空间、声音、温度、湿度、光线、通风状况、气味、室内装潢、布局等。例如：适宜的环境温度、湿度使人感到舒适，空气湿度过小，则使人口干舌燥，鼻咽干痛；经济条件为个体提供了衣、食、住、行等基本需求和享受教育及健康服务的物质基础，因而对健康的影响最大。文化教育水平对健康的作用主要表为：接受过良好文化教育的个体常常能够早期识别疾病、获取健康保健信息、改变不良传统习惯，参与社会卫生和提高对卫生服务的有效利用。生活方式是指人与社会的行为模式，因经济、文化、政治等因素的相互作用而形成的人们在衣、食、住、行、娱乐等方面的社会行为。例如：吸烟可导致肺癌、慢性支气管炎等；暴饮暴食、高脂、高盐饮食导致的肥胖与冠心病、糖尿病等多种疾病有关。吸毒、卖淫嫖娼者为艾滋病的高危人群。社会支持包括物质、情感、信息、经济支持。个体的社会关系涵盖所有与之发生直接或间接联系的人或人群，如家人、邻居、同事、朋友或某些组织、团体的成员等。个体的关系网越大、越健全，人际关系越密切融洽，则获得的社会支持越多。一般来说，社会支持力度越大，个体的身心调节与适应越快、生活质量越高。

二、常用评估工具

（一）COOP/WONCA 功能状态量表

COOP/WONCA 功能状态量表是一种能全面反映人的健康和功能状态的评价工具。该临床判断工具覆盖了不同性别、不同年龄、各种健康问题的各个阶段，能反映出健康的状态变化，特别是与量度的相关性，能综合评价人的生物-心理-社会状况，帮助全科医生判断和记载患者功能和生活的能力。该表通过七类问题设置五个等级，由测试者选择其中一个答案，所得分值用来评价其健康及功能状态。

1. 生理适应

在近两周内，你最多能做何种运动量活动并至少持续两分钟？

等级标准		图　　示	自我评价
很大运动量（快跑）	1	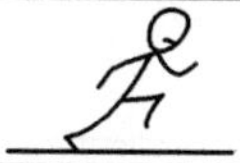	
大运动量（慢跑）	2	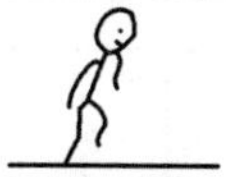	
中等运动量（快走）	3	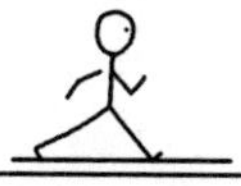	
小运动量（中速行走）	4	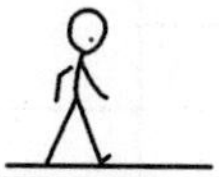	
很小运动量（慢走或不能走）	5	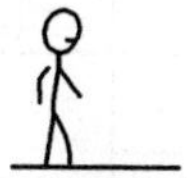	

图 4-1　生理适应性功能状态量表

2. 情感

在近两周内，你被焦虑、抑郁、烦躁或消沉和悲哀等情绪问题困扰到什么程度？

等级标准		图　示	自我评价
完全没有	1	☺	
有一点	2	☺	
中等程度	3	☺	
很严重	4	☹	
极其严重	5	☹	

图 4-2　情感功能状态量表

3. 日常生活

在近两周内，当你在家里和外边从事日常生活或工作时，你的身心健康问题给你造成多大困难？

等级标准		图　示	自我评价
毫无困难	1		
很少有困难	2		
有些困难	3		
有很多困难	4		
做不了	5		

图 4-3　日常生活功能状态量表

4. 社会活动

在近两周内，你的身心健康问题限制了你和家庭、亲友、邻居或同事的社会交往吗？

等级标准		图　示	自我评价
完全没有	1		
有一点	2		
中等程度	3		
很严重	4		
极其严重	5		

图 4-4　社会活动功能状态量表

5. 健康变化

现在与前两周比较，你现在的整体健康状况有什么变化？

等级标准		图　示	自我评价
有很大进步	1	↑↑　++	
有些进步	2	↑　+	
差不多	3	←→　=	
差了一些	4	↓　—	
差了很多	5	↓↓　——	

图 4-5　健康变化功能状态量表

6. 整体健康

在近两周内，你的整体健康状况如何？

等级标准		图　示	自我评价
好级了	1	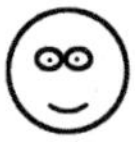 ☺	
很好	2	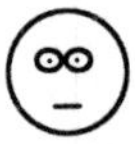 😐	
不错	3	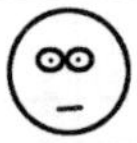 😐	
一般	4	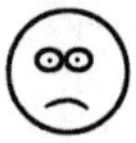 ☹	
很差	5	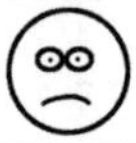 ☹	

图 4-6　整体健康功能状态量表

7. 疼痛

在近四周内，你感觉到的身体上的疼痛程度是怎样的？

等级标准		图　示	自我评价
没有疼痛	1	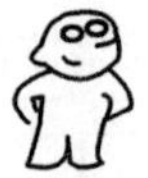	
很轻微疼痛	2	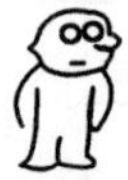	
轻度疼痛	3	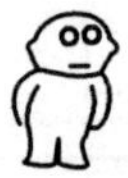	
中度疼痛	4	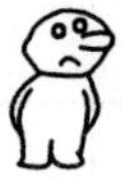	
严重疼痛	5	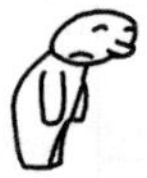	

图 4-7　疼痛功能状态量表

（二）家庭评估工具

1. 家系图

家系图可用来描述家庭结构、医疗史、家庭成员疾病间有无遗传的联系、家庭关系及家庭重要事件等，使医生能很快掌握大量的家庭基本资料。家系图可作为家庭档案的基本资料存于个人病历中。家系图至少由三代人组成，长辈在上，子辈在下；同辈中长者位左，幼者位右，各人的符号旁边，可按需要加注年龄及婚姻状况、出生和死亡日期、遗传病或慢性病等资料，还可标明家庭成员的职业、文化程度、家庭决策者、照顾病人的人、家庭重要事件等，从中能获得家庭结构、家庭生活周期、家庭关系、遗传病发病情况等资料，是了解家庭成员基本状况的最佳工具，由此可推测家庭劳动力、经济状况、可利用资源等情况。在特殊情况下，全科医生利用"家系图"的绘制，了解其家庭各个角色的互动关系，并将其综合于病因和治疗的考虑之中，在全科医疗中有较高的实用价值。

2. 家庭圈

家庭圈是以个人的观点看待个人在家庭中的重要性以及个人与其他家庭成员的亲疏关系而绘制的圈形图。家庭界限以大圆圈表示，成员以小圆圈表示，小圆圈之间的距离代表其亲密程度，绘图者将本人绘于大圆圈内，其他成员按亲密程度之远近绘于周围，也可将认为是自己生活重要部分的宠物，如狗、猫或是亲友绘入圈内。

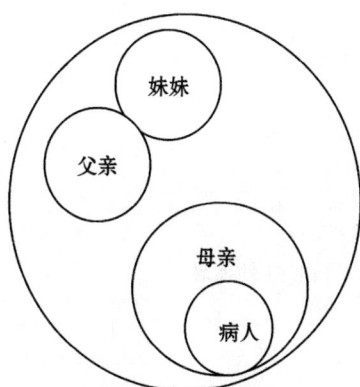

病人是一个36岁单身男性，
母亲主宰家庭，病人与母亲关系亲密。

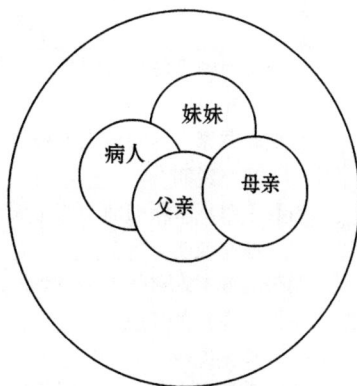

病人是一个16岁男孩，
全家人关系亲密。

图4-8 家庭圈示例

家庭之外的社会关系圈在大圆圈的外面，并用符号标明与病人的关系。必须向病人做出保证，家庭圈无所谓对或错，在病人画圈的时候，医生可离开房间，一般只需要 10～15 分钟，全科医生可询问一些与家庭圈相关的问题，如距离与亲疏度的关系、决定权、角色关系、交往方式、个人界限以及家庭生活史的变化情况等。家庭圈所反映的只是病人当前对家庭关系的主观感觉，它随着个人观点的改变而发生变化，如个人或家庭成员发生严重疾病时，或家庭生活周期改变等。家庭圈是一种了解家庭结构与功能的简单方法，可用于功能障碍家庭的评估。

3. 家庭度关怀指数

家庭关怀度指数测评量表是 Smilkstein（1978）设计的简易测定家庭功能的问卷，反映了个别家庭成员对家庭功能的主观满意度，因为问题少，可粗略、快速地评价家庭功能，可以帮助全科医生了解病人可能得到的家庭照顾或支持的程度，关怀度指数较高表明病人能得到良好的家庭照顾或支持，相反，病人将更依赖于医疗保健服务。应该注意的是个人对家庭的满意度不能完全反映家庭功能的实际状况，儿童与父母对家庭的期望和满意程度明显不一致，婚姻满意度会随着家庭生活周期的转变而变化。

测量个人对家庭功能的整体满意度是 APGAR 问卷的重要组成部分，共 5 个题目，每个题目代表一项家庭功能，见表 4-1。

表 4-1　　　　　　　　　　　　家庭功能 APGAR 评估问卷

维度	问题	经常这样	有时这样	几乎很少
适应度	当我遭遇困难时，可以从家人处得到满意的帮助 补充说明＿＿＿＿	□	□	□
合作度	我很满意家人与我讨论各种事情以及分担问题的方式 补充说明＿＿＿＿	□	□	□
成熟度	当我希望从事新的活动或发展时，家人都能接受且给予支持 补充说明＿＿＿＿	□	□	□
情感度	我很满意家人对我表达情感的方式以及对我的情绪（如愤怒、悲伤、爱）的反应 补充说明＿＿＿＿	□	□	□
亲密度	我很满意家人与我共度时光的方式 补充说明＿＿＿＿	□	□	□
总结	问卷的分数： 家庭功能评价：			

适应度：主要反映家庭遭遇危机时，个人和家庭利用家庭内外资源解决问题的能力。

合作度：主要反映家庭成员间分担责任和共同做出决定的程度。

成熟度：主要反映家庭成员通过互相支持所达到的成熟程度与自我实现的程度。

情感度：主要反映家庭成员间相爱的程度。

亲疏度：主要反映家庭成员间共享相聚时光、金钱和空间的情况。

以上5个问题，每个问题有3个答案供选择，若答"经常这样"得2分，"有时这样"得1分，"几乎没有"得0分。将五个问题得分相加，总分7～10分表示家庭功能良好，4～6分表示家庭功能中度障碍，0～3分表示家庭功能严重障碍。另外，通过分析每个问题的得分情况，可以粗略了解家庭功能障碍的基本原因。本方法主要反映个别家庭成员对家庭功能的主观满意度，方法简便易行，可在5分钟内完成，一般用于门诊病人的家庭功能筛检。

4. 家庭评估模型

表4-2　　　　　　　　　　　McMaster **家庭功能评估模式**

1. 解决家庭问题	4. 情感反应
（1）解决家庭问题的七个步骤	（1）两种情形的情感反应
●问题辨认	●一般事件的情感反应
●相互沟通	●紧急事件的情感反应
●双方磋商	（2）评价标准设定
●共同作出决定	●最有效：在适度刺激下，情感反应充分
●行动	●最差：情感反应呆板或偏离
●行动监控	5. 情感卷入
●效果评价	（1）情感卷入的五种程度：
（2）评价标准设定	●情感平淡
●最有效：七个步骤全部完成	●缺乏自身感受
●最差：不能辨认问题（停留在第一步）	●自我陶醉
2. 家庭沟通	●情感表达过度
（1）由两个层面构成的四种沟通类型	●象征性表达
●清晰、直接	（2）评价标准设定：
●清晰、间接	●最有效：移情于人
●掩饰、直接	●最差：情感平淡或象征性表达
●掩饰、间接	6. 行为控制
（2）评价标准设定	（1）行为控制的四个层次：
●最有效：清晰、直接	●僵硬
●最差：掩饰、间接	●灵活
3. 家庭角色	●自由放任
（1）角色适应	●混乱无序
●适应	（2）评价标准设定：
●适应不良	●最有效：灵活的行为控制
（2）评价标准设定：	●最差：混乱无序的行为控制
●最有效：家庭每个成员的责任和义务明晰	
●最差：不能维持家庭成员的责任和义务	

McMaster 家庭功能评估模式阐明了一个家庭维持正常功能活动的基本条件和过程。这一模型认为：每—家庭都必须执行一些基本的任务，如将食物摆在桌子上、提供休息场所和养育子女等。要完成以上任务，家庭必须具备以下几个方面的能力。首先是有能力解决各种各样的问题，家庭应该是解决问题的有效单位，这要依靠家庭成员在成功的交流基础上，相互关心和照顾，通过分派角色任务，共同去解决家庭问题。其次考虑到家庭成员个性发展的需要，家庭必须有能力适当地控制其成员的行为。因此，我们可以通过考察以上每一个环节是否出现问题，来评估家庭是否出现功能障碍。McMaster 家庭功能评估模式为我们提供了家庭功能整体性评估的一种基本思路，可供全科医生评价家庭功能时作为参考。

5. ECO-MAP 家庭外资源的评估

ECO-MAP 图是把家庭作为病人，记录家庭外资源的简单方法，可根据需要，将具体项目注在各标题下面，并可用不同连线表示之间的关系。

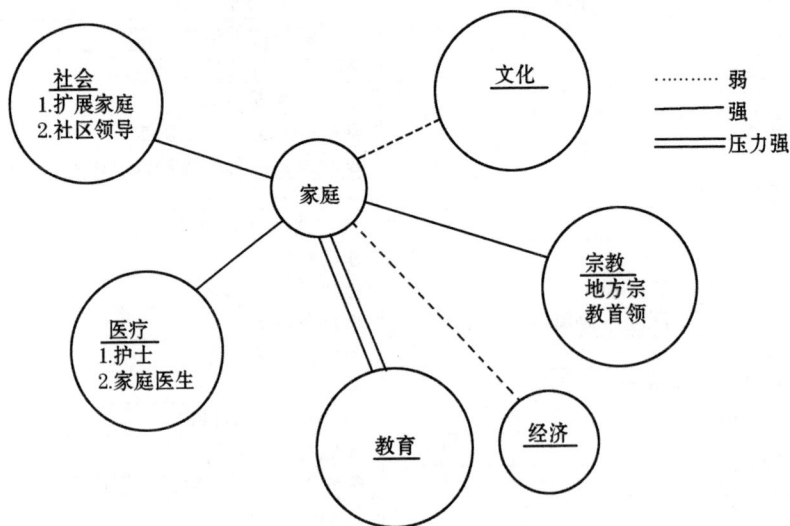

图4-9　ECO-MAP 家庭外资源的评估

第 五 章

中医全科医学的预防保健

中医预防学是中医学的重要组成部分，是系统研究中医预防疾病的基本理论、一般原理、方法和临床各科疾病具体预防措施的一门学科。中医预防学从运用中草药及针灸按摩等手段预防感冒、流脑、痢疾、霍乱等传染病，发展到运用中医药理论预防高血压、中风、冠心病、慢性支气管炎、哮喘等常见病，已经得到了很大的发展。随着医学模式从单纯的生物模式转变为生物－心理－社会医学模式，单纯的专科医疗保健服务已不能满足人们日益增长的健康需要，全科医学作为一门新的医学专科，以其医疗保健服务的连续性、完整性、经济方便等特点，将成为理想的初级保健模式。

发展人的自我健康能力是医学的目的之一，生命的本质是物质过程的自我组织性和自我调节能力，也就是张仲景在《伤寒论》中所说的"阴阳自和"的基本意义。人的生存必须解决两个问题：①自我的整体保持稳态；②对环境的适应。两者都具备则为健康，不具备则为衰弱或有病。因此我们要把发现和发展人的自我组织调节能力作为养生治病的主要依靠对象。例如麻疹、天花、乙脑、肝炎、艾滋病等病毒感染性疾病，中医通过调整人的功能来治疗，效果却很好。这就说明消除病因、纠正病理、清除病灶不是治疗疾病的唯一方法，发展人的自我健康能力更是防治疾病的重要原则。全科医学由原来以对抗疾病为目的的医学转向以发展人的自我健康能力为目的的医学，为患者提供比较全面的、终生的健康维护，其内容不仅仅是治疗疾病，还包括预防、健康教育、康复、保健、计划生育等许多内容。比如成人的亚健康、心理、行为生活方式问题及孕妇的体检、小儿的营养发育、中老年人器官功能衰退与生活质量改善的预防保健；占目前求医多数的多发病、常见病，如感冒发热、腹泻、高血压、肥胖的医疗护理；占公费医疗支出多数的慢性病如心血管病、肺病、肝炎、疼痛、手术后的康复等，都是全科医生可以大显身手的领域，其服务对象涵盖不同的性别、年龄及其所涉及的生理、心理、社会各层面的健康问题。

中医全科医学的预防保健就是将中医学和全科医学的预防保健思想和方法融为一体，在整体观念的指导下，全方位地认识生命和健康，以人为根本，以健康为目标，将预防医学和健康教育放在生命医学研究的重点地位，充分发挥两大医学的优势和特色，以此构建具有中国特色的中医全科医学框架，促进中医全科医学的预防保健学走向科学化和现代化。

第一节　中医学治未病理论和养生方法

一、治未病理论

治未病理论，最早见于《黄帝内经》中"不治已病治未病"的养生学观点，它包括未病先防、已病防变、已变防渐、病愈防复等多个方面的内容，这是"上工之术"。不但要治病，而且要防病，不但要防病，而且要阻断病变发生发展的趋势。因此，治未病包含两层意义：一是防病于未然，强调养生，预防疾病的发生；二是既病之后防其传变，强调早期诊断和早期治疗，及时控制疾病的发展变化。

中医"治未病"理论的形成和发展，经历了漫长的岁月，历代医家、养生家和广大劳动人民通过长期的防病保健实践，不断丰富和发展了预防保健的内容，逐步形成了一套较为完整的治未病理论体系，与全科医学的"预防、保健、健康教育"等理念相得益彰。

（一）治未病理论的渊源

早在远古时期，人类就懂得了创造简单工具，寻觅、猎取食物以充饥；择居处，筑巢穴，以避风寒，防野兽；存火种，以照明、御寒、熟食；用树叶兽皮制衣，以御寒；以及用语言舞蹈等方式传递信息，表达感情，强身健体等。其中，尤其是火种的发明和应用，改善了人类的饮食条件，从茹毛饮血变为吃熟食，不仅缩短了食物的消化过程，使人体获得更多营养，也防止了一些肠道传染病的发生。对于人类的生存和发展具有非常重大的意义。

夏商时代，在河南安阳发掘的殷王墓中，已出土壶、盂、勺、头梳等盥洗用具。我国文字记载始于甲骨文，在现存的甲骨文中，已有关于个人卫生和环境卫生方面的文字，如沐、浴、帚等，这些字的出现说明了当时人类已经意识到应注意环境及个人卫生。又如《周礼》《仪礼》《诗经》《左传》《管子》等书籍记载饮食卫生，消除病害，疏通水渠，改善居住环境，乃至预防狂犬病等内容。都可说是早期人类适应自然、保养生命的养生实践和总结。这一历史时期已经开始了"治未病"方面的经验积累。

（二）治未病理论的形成

历代医家先后在实践中不断总结出了许多未病先防或既病防变的方法，虽对"治未病"理论的形成有极大影响，但当时毕竟各家自成一派，而且侧重于经验总结，故难成体系。直到《内经》的成书，将各家经验融会贯通，并使之与中医理论浑然一体，不仅赋予了中医特色，而且为中医治未病理论的形成奠定了理论基础。这从以下几个方面可以看出。

1. 确立疾病以预防为主的思想

《黄帝内经》以有关预防疾病理论的内容，构成了该书的重要组成部分。在《素问遗篇·刺法论》记载"小金丹……服十粒，无疫干也"，这是世界上最早描述药物预防疫病传染的史料，并针对传染病的传播方式，提出采取隔离这一有效防治方法，为中医预防学的形成奠定了理论基础。

2. 重视天人相应的整体观

人类生活于自然环境中，长期受到各种地理条件和自然气候变化的影响。古代医家充分认识到人与自然的密切关系，提出了"天人相应"的观点。《素问·宝命全形论》曰："人以天地之气生，四时之法成"，是说人体要靠天地之气提供的物质条件而获得生存，而人们的生理活动必须适应四时阴阳的变化，才能与外界环境保持协调平衡。这为中医的未病先防观奠定了理论基础。

3. 倡导以健身运动防病

早在氏族社会至战国、秦汉之际，各种健身术就已受到人们重视，人们采用各种不同的运动方式来健身防病。《素问·异法方宜论》有"导引按蹻"，提出了动以养形的原则和方法。东汉末年华佗创编"五禽戏"，"年且百岁而犹有壮容"。他说："人体欲得劳动，但不当使极耳。动摇则谷气得消，血脉流通，病不得生。譬犹户枢，终不朽是也。"五禽戏使健身运动发展到了一个新的阶段，至今对健康研究仍有重要价值。

4. 注重以道德修身养性

老子主张"清静无为，返璞归真"，古代医家受道家思想的影响，十分重视修身养性、调摄情志，以防治身心疾病。《素问·上古天真论》认为"恬淡虚无，真气从之，精神内守，病安从来"，强调和喜怒，养精神。

5. 重视保养先后天之精气

《素问·上古天真论》论述了人体生、长、壮、老、已，与肾精盛衰变化的密切关系，保养肾中精气具有防病抗衰的重要意义。《内经》也十分重视对脾胃的调养，认为脾为"后天之本"，为人体气血生化之源，气血虚，正气不足，人体抗病能力低下，就容易发生疾病。要求饮食有节、不可五味偏嗜、少食肥甘厚味等。医家们亦认为五脏精气主要依靠脾气生化，肾气封藏，两脏不虚，功能协调，就可以使人体精、气、神充盛，以防老却病，延年益寿。由此，建立了以五脏为中心，重视保养先后天之精气的"治未病"理论。

（三）治未病理论的发展

唐代孙思邈说："上医医未病之病，中医医欲病之病，下医医已病之病"，将疾病分为"未病"、"欲病"、"已病"三个层次，其所著《千金要方》中载有一整套养生延年的方法和措施，很有实用价值。朱丹溪对《内经》"不治已病治未病"理论以专著进行阐发，所创"阳有余阴不足论"，所著"色欲箴"，注重体质因素，体现了"治未病"的思想。明代李时珍在《本草纲目》的药物分类里，归纳了一些对人有延年益寿功效的中药。后世医家喻嘉言对仲景治未病思想深知其义，他在《医门法律·中风》中记载用人参补气汤预防外风侵入。叶天士在《温热论》中指出："务在先安未受邪之地"，对温病热偏盛，易伤津耗液，提出保津护阴，控制温病发展的积极措施，体现了治未病的思想。叶氏的这一重要学术思想，使后世医家深受启发，近代医家提出的截断扭转病势的治疗方法，其理论即源于此。

（四）治未病理论的内容

中医学在认识"未病"方面，体现了"防重于治"的思想。任何疾病的发生都是从"未病"到"已病"，从未成形到已成形。"未病"不仅是指机体处于尚未发生疾病的状态，而且包括疾病在动态变化中，可能出现的趋向和未来可能表现出的状态，其内容包括：疾病轻微的隐而未现阶段，显而未成的有轻微表现阶段，成而未发的有明显表现阶段，发而未传的有典型表现阶段，传而未变的有恶化表现阶段，变而未果表现出愈或坏、生或死的紧急关头阶段。因此，疾病在未病的阶段，在未成形的阶段，医者不但要善于治病更要善于识病。以实现"未病先防、既病防变，病盛防危，新愈防复"。

近年来，亚健康和中医体质学的提出，为中医学"治未病"理论的发展，增添了新的内容。健康是人体的阴阳动态平衡，亚健康与疾病都属于人体内外环境失衡，健康与亚健康是建立在体质基础上的不同表现。所谓的亚健康状态，多是指无临床症状和体征，或者有自觉病症感觉而无临床检查证据，但已有潜在发病倾向的信息，机体处于结构退化和生理功能减退的低生活质量与心理失衡的状态。

中医"治未病"理论，以增强人体正气和防止病邪侵害入手，主要内容体现如下。

1. 天人合一

外界的自然环境、社会环境发生变化和人体的功能失调，是产生亚健康状态的重要因素。"天人合一"就是通过人体内部的调节使之与外界的自然环境、社会环境的变化相适应，达到人体的健康状态。

2. 调整阴阳

阴阳平衡，是指人体的健康状态。各种"疾"的发生、发展，都是阴阳失去相对动态平衡的结果。中医认为"疾"指不易觉察的"病"前状态，即亚健康状态，而"病"则是有明显表现的、程度较重的病变状态。因此，亚健康者，要经常检查自己体内阴阳有无偏盛偏衰的表现，采取阴阳"以平为期"的措施和方法，使人体阴阳协调平衡，达到健康状态。

3. 调养神明

健康不仅仅是没有疾病和衰弱状态，还包括人在心理和社会适应能力方面的完好状态。中医理论认为，神明是生命活动的主宰，是生命存亡的根本。而精神心理活动由五脏所产生。《素问·灵兰秘典论》曰："心者，君主之官，神明出焉……"《老子》"少私寡欲"、《黄帝内经》"志闲而少欲"的主张，都说明神明的清静内守，对调治亚健康状态，保持身心的健康有着重要的意义。

4. 饮食有节

饮食是人体赖以生存的精微物质的来源，合理的饮食能补益精气，使气血旺盛。长期饮食过饥过饱、过食肥甘厚味、辛辣醇酒，或饮食有所偏嗜，都会成为致病因素危害人体健康。"饮食有节"即强调合理的饮食结构及饮食方式，一方面，要求注意主食粗细搭配，多食蔬菜，肉蛋水果适量；另一方面，要求从营养的过盛，摄盐量过高，食入过多的高脂肪、高糖、高蛋白食物等方面考虑。

5. 调畅气机

《灵枢·百病始生》"百病生于气"就是说许多病的发生都和人体气机紊乱有关。人体气机的升降出入，是脏腑、经络、气血功能活动的基础，气机升降出入失常，人体生理机能就要改变，就会在人体发生早期的疾病隐患，即所谓的亚健康状态。

因此，调畅气机的升降出入，维持其正常功能，才能使人体达到健康的状态。

6. 调和脏腑

中医理论认为，人体是以五脏为中心，通过经络联系六腑、四肢百骸，将人体构成一个有机的整体。《素问·灵兰秘典论》说："凡此十二官者，不得相失也。故主明则下安，以此养生则寿，殁世不殆，以为天下则大昌。"从"治未病"理论来看，五脏中以脾肾功能更为重要，也就是要重视先后天之本的作用。

7. 调理经络

人之所以成为一个有机的整体，是由于经脉阴阳交贯，内外相通，出入表里，完成人体气血流通，滋养脏腑组织的功能。《灵枢·海论》说："夫十二经脉者，内属于腑脏，外络于肢节。"若气血不流通，就会出现亚健康状态或疾病，故保持人体的经脉畅通无阻，也是调摄亚健康的重要原则。

8. 重视体质

根据人体形体特征、心理特征、发病倾向及对外界适应能力等的不同，中医学将人的体质分为平和质、气虚质、阳虚质、阴虚质、痰湿质、湿热质、血瘀质、气郁质和特禀质九种。人们通过体质类型辨识，自知现阶段身心健康状态正常与否，自知易患哪些疾病和这些疾病的规律、病变特点和发展趋势，也可了解现阶段干预、治疗、康复的方法和措施。因为体质是人体生命过程中，在先天禀赋和后天获得的基础上所形成的形态结构、生理功能和心理状态方面综合的、相对稳定的固有特质。体质形成的先天因素包括先天之精（含有遗传基因）的遗传性和胎儿在母体内孕育情况等两种因素。体质差异、个体体质的形成在很大程度上是由遗传所决定的，这种遗传背景也是维持个体体质特征相对稳定的一个重要条件。明确体质状态，尽可能将遗传以及在母体内生长发育过程中受到的各种不利因素降至最低，要把重视体质的调养，提到生命前期，把"治未病"理论应用到生命遗传学，最终解决人类疾病的预防问题。

9. 适当调治

随着人类文明的进步和生活质量的提高，人们对亚健康状态的认识越来越重视，迫切需要"治未病"理论进行指导。中医方药、药膳调治、针灸、按摩等，具备辨证论治的个性化治疗特点，对于亚健康的防治具有突出的疗效和优势。例如，痰湿体质与冠心病、高血压、高脂血症、糖尿病、肥胖等疾病的发生密切相关，应根据体质类型建立辨体防治方案，对高危人群进行方药干预，从调整生活方式入手，纠正体质偏颇，从而达到防止这些疾病发生、降低病死率的预防目的。

二、养生的方法

（一）中医养生学的内容和意义

"养生"最早见于《庄子·内篇》，所谓"生"，生命、生存、生长之意；所谓"养"，保养、调养、补养、护养之意。养生就是通过养精神、调饮食、练形体、慎起居、适寒温等各种方法，保持身心健康，防止各种疾病的伤害，从而达到健康长寿的目的。中医学从《黄帝内经》开始就把养生防病作为主导思想，"智者之养生也，必顺四时而适寒暑，和喜怒而安居处，节阴阳而调刚柔。如是则邪僻不至，长生久视"。只有掌握和应用好养生方法，并且持之以恒，才能真正做到"阴平阳秘，精神乃治"，保持机体内外环境的协调，达到理想的健康状态。

中医养生学有着漫长的历史和广博的文化思想体系，深受古代儒、道、佛家的影响，其养生理论有儒家的"修身以道，修道以仁"；"大德必得其寿"；"养德为养生之根"，以强调道德品德情操为养生的根本思想。又有道家"见素抱朴，少私寡欲"；"知足不辱，知止不殆，可以长久"，主张清心寡欲，少欲无贪，返璞归真的养生观念。还受佛家注重环境，静心养性，摆脱世俗，遵守清规戒律，以慈悲为怀，多行善事的影响。在当代还与家庭、伦理、教育等社会学有着广泛的联系，涉及现代科学中预防医学、心理医学、行为科学、天文气象学、地理医学、社会医学等多学科领域，因此，中医养生学是多学科知识与手段有机结合的学科。正如著名科学家钱学森所说："养生文化及其派生的人体科学、生命科学，已经不能单纯把它看作是一个科学技术问题，它还是一个社会运动。"

中医养生学是一门有着丰富理论内涵和有效保健防病手段的学科。其理念为：天人一体，顺应自然；注重整体，辨证施养；三因制宜，全面调养；适度和谐，坚持不懈。其指导原则为：保精养神，形神合一；自我调节，顺应规律；动静互涵，以动为纲；调和情志，喜乐为常；调节脏腑，疏通气血；药食结合，以食为先。在方法和手段上，有食养、药养、针灸、按摩、气功、武术等，具体内容有：精神养生、饮食养生、运动养生、房事与养生、起居养生等。形成了以中医药基本理论为指导，具有中华民族特色的保健防病科学体系。英国学者李约瑟说："在世界文化当中，唯独中国人的养生学是其他民族所没有的。"由于养生旨在维护健康和促进健康，易于人们接受和实施，因此在"治未病"的实践中具有最基础、最广泛的作用，为提高全民族的健康素质起到了积极的作用。《素问·上古天真论》记载有"春秋皆度百岁而动作不衰"。现代对于人类自然极限寿命的推算，应该在 100 岁以上。有资料做过调查，男性的最高年龄是 131 岁，女性是 122 岁。目前从人类寿命极限来看，我们对生命的调养还有待研究。

（二）中医养生的方法

1. 精神与养生

一个人的精神状态是衡量健康状况的首要标准。《素问·上古天真论》认为"恬淡虚无，真气从之，精神内守，病安从来"，"是以志闲而少欲，心安而不惧"，"美其食，任其服，乐其俗，高下不相慕"，养生当中，最重要的是养心。"一生淡泊养心机"是一个很高的精神境界。人都有喜、怒、忧、悲、思、恐、惊七种情志，七情太过就会直接伤及五脏而导致疾病发生。"常观天下之人，凡气之温和者寿，质之慈良者寿，量之宽宏者寿，言之简默者寿。盖四者，仁之端也，故曰仁者寿。"保持"仁"就是要做到温和、善良、宽厚、仁心仁德。养心立德是一个人健康的内在要素，同时培养琴棋书画的爱好，拥有博大的胸怀，做到不攀比，不虚荣，知足常乐。因此，中医养生学不仅把心理因素作为健康的标准，而且也作为预防疾病、调治疾病的第一步。医生不仅是治病，更重要的是治心。医患的心灵沟通，也是治疗身体疾病的基础，医者应用开导、鼓励、暗示、转移等多种疗法，针对与病情有关的心理、情感障碍进行心理治疗。在帮助患者消除心理障碍的同时，再结合药物治疗，就可以取得很好的疗效。

2. 环境与养生

环境因素有两方面，一是自然环境，二是社会环境。人体生命的产生和生命的维持，都需要一个适宜其生存发展的环境。《素问·宝命全形论》说："天地合气，命之曰人。""人以天地之气生，四时之法成。"《灵枢·本神》曰："天之在我者，德也。地之在我者，气也。德流气薄而生者也。"人体生命的产生和运动，是天地阴阳二气相互作用而完成的，同样人体生理病理的表现，也是阴阳平衡或失调的结果。人与自然界是一个整体，人只有与自然界和谐、统一才能达到天人相应。《素问·四气调神大论》曰："春夏养阳，秋冬养阴"，是说要顺应春生、夏长、秋收、冬藏四时气候环境的变化，才不会导致疾病的发生。《素问·上古天真论》曰："虚邪贼风，避之有时"，也是讲外界气候变化异常，要及时回避。社会环境与人也是一个整体，它的变化，无论古代还是现今，总是影响着我们的生活，《内经》讲到饮酒时，强调社会环境的道德因素，《素问·汤液醪醴论》曰："中古之世，道德稍衰，邪气时至，服之万全"，《素问·上古天真论》曰："今时之人不然也，以酒为浆，以妄为常，醉以入房，以欲竭其精，以耗散其真……故半百而衰也"。因此，环境与养生把人与自然和社会建立在整体基础之上，由此体现出中医养生的独特价值。

3. 饮食与养生

饮食与养生，关键要有合理的膳食结构，《内经》曰："五谷为养，五果为助，五畜为益，五菜为充。"饮食是人体赖以生存的物质来源，合理的饮食能补益精气，使气血旺盛，以增强人体自身免疫能力和防病抗邪的能力。长期的饮食不节，如饥饱失常、过食肥甘厚味、嗜酒、饮食偏嗜，都会成为致病因素，造成五脏偏盛偏衰，危害健康。《素问·生气通天论》曰："高粱之变，足生大疗。""是故味过于酸，肝气以津，脾气乃绝。"中医养生之要以食为本，人体气血、津液、精血均来源于脾胃的生化。《养生录》养生"六宜"，食宜早些、食宜暖些、食宜少些、食宜淡些、食宜缓些、食宜软些。认为除正常养生之外，在治病方面也要注意饮食调养。《素问·五常政大论》曰："大毒治病，十去其六……无毒治病，十去其九，骨肉果菜食养尽之。"金元"补土派"李东垣认为"百病由生皆从脾胃"，治病应从调理脾胃入手，药物的吸收代谢同样依赖于脾胃的运化功能，才能到达脏腑组织。大多疾病易损脾胃，故先调理脾胃，再辨证治疗，疾病只要有饮食欠佳的表现，均要注意调理脾胃，也是中医临床治病的一个特点。久病之人，气血不足，当治脾胃为先，饮食能进，机体正气就可恢复。对于慢性非传染性疾病高危人群的防治，糖尿病、高血压、高脂血症、脑卒中等疾病，更要注意少摄盐，多食蔬菜，荤素搭配，肉蛋水果适量，才有利于预防疾病和恢复健康。

4. 运动与养生

根据人的体质、年龄、性别的差异，在身体条件允许的前提下适量运动，才有利于人的身体健康。加强体育锻炼在疾病预防、治疗和康复中的作用，具有其他方法无法替代的作用。《吕氏春秋》从生理、病理方面，对运动进行了阐发，认为"流水不腐，户枢不蠹，动也，形气亦然，形不动则精不流，精不流则气郁"。以动养形，呼吸精气，疏通气血，舒筋健骨，可达强身祛病之功。机体正气的强弱、血液循环状况是否良好、新陈代谢质量的高低、抗病能力的大小、疾病治疗和恢复程度的快慢等，都与运动有着密切关系。在既病之前，运动疗法属于防的层次，在既病之后，运动又具有治疗和康复的意义。五禽戏、导引术、八段锦以及游泳、健美操、各种球类等多种健身方式，有利于患病者身体素质的增强，同时，对药物治疗也能起到积极的辅助作用。

古代养生家强调运动量和运动强度要与自身相适为度。应根据人的体质、年龄、性别的差异，制定出适应不同人群的运动处方，以适应健身和治疗的不同需要。如调整睡眠，早晨慢跑、打太极拳，睡前散步、摩擦脚心；晨起深呼吸，拉长声音喊嗓子；双手反叉腰倒步走，把大拇指按在双侧肾俞穴上，边走边左右扭转颈项等。这些简便易行的方法，既有利于健康者的健身，也有利于患病者身体素质的增强。

5. 起居与养生

人的生活起居一定要有规律，养成良好的生活习惯，克制不良嗜好也是养生的重要方面。如《素问·上古天真论》的养生原则，"法于阴阳，和于术数，饮食有节，起居有常，不妄作劳，故能形与神俱，而尽终其天年，度百岁乃去。"强调生活起居有规律，是进行养生的首要条件。

6. 房事与养生

我国古代对房事问题十分重视，马王堆出土的几千年前的竹简医书共 14 种，其中如《养生方》《合阴阳方》等都记载了先秦时期人们对性生活的研究。《洞玄子》《素女经》等也是研究"房中术"的书籍，讲究阴阳和谐，并强调欲不可早，不可过度，又不可无的思想。其实性生活是人类生活的重要内容之一，也是精神生活的一部分。夫妻间的性生活，关系到家庭的和睦、夫妻双方的健康、孩子的优生优育，同时也关系到人类的健康发展。历代医家、众多的医著都从医学的角度，对房事与人体生理、病理关系进行了研讨，提出了许多科学的见解。道教方士也从修炼养生的角度研究房事。所以，如何正确认识性生活，怎样过性生活才有益身心健康，这些问题越来越引起人们的关注。

7. 药物与养生

我国在药物养生、抗衰老方面，从古至今积累了丰富的经验。最早的药物专著《神农本草经》，后来葛洪的《肘后备急方》、孙思邈的《备急千金要方》等，都载有许多抗衰老的药物及方剂。汉代王充在《论衡·自纪篇》中说："养气自守，适时则酒，闭目塞聪，爱精自保，适辅服药，引导庶冀，性命可延，斯须不老。"说明使用药物是抗衰老的重要方法之一。中医药历来讲究药食同源，食养之外，有些食物是可以用来做药用的，如柏子仁是一种养生长寿食物，药用又有安神、润肠、通便、养颜的功效。中医的药物调养，一定要辨证施用。如气血不足，机体抵抗力低下，可多用甘温之品。又如偏阳虚体质的人多吃辛甘味的食品以助阳气的升发，偏阴虚体质的人则多食酸甘之品以养阴，易上火者多用滋阴降火之品，易内热者多用泻火通便之品。中医在使用药物调养的同时，特别重视药物毒副作用和药源性疾病，主张补虚药不可滥用，泻火药不可久服等，"凡药有毒也，非止大毒小毒谓之毒，虽甘草、人参，不可不谓之毒，久服必有偏胜"。

8. 针灸按摩与养生

我们的祖先遇到疼痛或苦楚，都会自然而然地用手或借助石块等工具进行按揉，这就是最古朴的砭石、针灸推拿疗法。中医将人体看成一个有机整体，经络内联脏腑，外络肢节，其作用为行气血，调阴阳。通过针灸推拿刺激经络，可以激发经络之气，疏通气血运行的通道，调动机体自身的自稳能力，整体调节人体的内环境，使机体保持阴阳平衡，以达到未病先防、既病防变的目的。发展至今，在疾病医学向健康医学转型过程中，针灸推拿疗法在激发和调动机体自身潜能方面独具特色，是治未病的重要方法之一。《扁鹊心书》记载："人于无病时，常灸关元、气海、命门……虽未得长生，亦可保百年寿矣。"人在没有得病时，常灸足三里、关元、气海、命门这些强壮保健穴，可鼓动阳气，温通经络，行气活血，改善体质，增强抵抗力，保健防病，益寿延年。灸法是最原始的医疗保健方法，其历史可以追溯到人类开始使用火的时代。它是一种用火治病的方法，效果持久，但必须持之以恒。《孟子·离娄》曰："犹七年之病，求三年之艾。"意思就是说，艾灸的效果很好，可以医旧病，起沉疴。灸法主要是用艾绒制成的艾炷或艾条在穴位上熏灼，借温热的刺激治疗疾病，具有温经通络、行气活血、祛风散寒、补中益气、活血祛瘀的作用，对于虚寒性疾病以及养生保健最为适用。

以经络理论为基础进行养生治疗，除针灸之外，还有气功疗法、推拿疗法、刺血疗法、刮痧法、拔罐法。古代的气功包括了呼吸运动、肢体运动和自我按摩在内，并被用于防病治病。现在比较流行的太极拳，其实就是养生保健气功的一种，锻炼起来，怡情娱性，比较适合中老年人。推拿，也叫按摩，是施术者用双手或单手在受术者身体上施加不同的力量和技巧以刺激某些特定的部位，以达到恢复或改善机体状态的一种方法。也可以进行自我保健按摩，如每天做一个小时的自我穴位按压，即每天清晨起床后，在床上双手交叉按摩脚心的涌泉，对健康大有好处。我们日常保健按摩的穴位主要有：大椎、身柱、命门、气海、关元、足三里、涌泉。如果能每天按摩这些穴位，长期坚持，不仅可以预防疾病，保健强身，还可以起到美容的效果。刺血疗法适用于实证、热证、瘀证，可以起到清泻实热、化瘀通络的作用。刮痧通过刺激人体的皮肤、经络、穴位，可使皮下充血，汗孔开泄，将人体的代谢废物排出体外，使气达血行，促进机体新陈代谢，该法适宜气郁体质、湿热体质、血瘀体质人群。拔罐法其原理就是使局部皮肤充血、瘀血，随之产生一系列的物理效应而达到祛风散寒、放松肌肉、缓解疲劳的效果。

总之，人的生、长、壮、老、已，是生命的自然规律，我们要及早地意识到养生的重要性，并正确地选择合适的养生方法，这样我们才可能维护健康、延缓衰老、享尽天年。

第二节　全科医学的预防保健和健康教育

一、全科医学的预防保健

（一）全科医学的预防保健观念

预防医学是医学的一个分支。它是以环境－人群－健康为模式，针对人群中疾病发生、发展的规律，运用基础医学、临床医学、环境医学等有关学科的理论，研究自然和社会环境因素对健康的影响及其作用规律，并通过有效的措施实施预防和保健，以达到预防疾病或伤害、促进身心健康、延长寿命的目的的科学。

医学的根本目的是预防疾病，促进健康。近几十年来，非传染性疾病，如心脑血管疾病和恶性肿瘤等慢性病的发病率、死亡率大幅度增加。研究表明，这些疾病中的大多数危险因素与个体的不良生活方式和行为习惯、环境污染、卫生保健服务的短缺等因素有关。而这些因素是可以通过群体与个体的努力来避免或戒除的，在人群中培养健康行为即可控制这些疾病的发生，或通过早期检查，在症状、体征出现前降低或去除有关危险因素，即可控制其发展。因此，自20世纪70年代起，预防医学以及以预防为导向的全科/家庭医疗成为世界医学的主流，全科医生在社区卫生服务中要树立预防保健观念和贯彻预防为主的思想，即在临床工作上落实预防措施。具体有以下几个方面：①对健康与疾病的认识上，能运用预防和健康促进、防治相结合的技术，解决社区实际问题。②病因与发病机制上，能自觉采用生物－心理－社会医学模式研究健康危险因素。③研究对象上，能着眼于社区人群的健康问题，采取以个体健康为中心、家庭为单位、社区为范围的个体与群体相结合的卫生服务。④服务性质上，能抓住社区人群的主要健康问题，作出社区诊断，制定预防保健计划，提供预防、医疗、保健、健康教育、康复和计划生育一体化的卫生服务，有效地解决个体、家庭和社区的健康问题。

（二）全科医学的预防保健服务优势

全科医生的工作性质和服务范围都决定了他们提供预防保健服务的独特优势。

全科医生要把为病人或家庭的每一次服务，包括问题咨询、健康教育、预防保健、诊断治疗等任何形式的就诊，都看做是提供预防保健的时机，在整个服务过程中贯彻预防保健为主的服务原则。

全科医生在预防保健服务上的优势如下。

1. 全科医生立足于社区，直接面向社区居民，同社区居民密切接触，不仅接触病人，也接触健康人，甚至未就诊者，便于提供预防保健服务。

2. 全科医生对社区居民提供连续性、协调性和综合性卫生服务，与居民建立了彼此信赖的医患关系，这些独特的优势使其有机会，也有可能掌握社区的完整的背景和健康状况，观察到疾病发生、发展的全过程，有利于全面评价健康危险因素，为个体和家庭制定针对性的、规划性的预防保健计划，帮助个体和家庭改变不良行为和生活方式。

3. 全科医生对疾病的病因和发病机制认识全面，预防观念强，因而容易发现早期健康问题，并可同时采取三级预防措施。

4. 全科医生便于充分利用社区内外各种资源，提供包括公共卫生和临床预防在内的协调性的预防服务。

（三）三级预防的原则与策略

1. 一级预防

亦称病因预防或发病前期预防。即采取各种措施以控制或消除致病因素对健康人群的危害，它是针对疾病"易感期"，即有致病因子存在，但疾病尚未发生时采取的预防措施，即无病防病。该时期的预防是针对病因和健康危险因素的，故又称病因预防，是最积极的预防。

在全科医疗服务中的第一级预防常常是个体预防和社区预防并重，个体预防可采取自我保健来增进健康，具体措施包括：①保持良好的社会心理状态；②建立和培养良好的生活方式；③合理营养与平衡膳食；④创造良好的劳动条件和生活环境；⑤适量体育锻炼，劳逸结合。社区预防可采取特殊预防，具体措施包括：①健康教育与婚育咨询；②预防接种和计划免疫；③妇女各生理时期的保健；④儿童保健；⑤高危人群的保护；⑥职业病预防；⑦卫生立法和改善环境卫生，保护环境等。

2. 二级预防

又称临床前期预防或发病期预防。即在疾病的"症状前期"或"临床前期"提供的预防服务。目的是做到早期发现，早期诊断，早期治疗，从而使疾病能够及早治愈而不致加重和发展。常用的服务措施包括：①筛检；②周期性健康检查；③高危人群重点健康项目检查；④自我检查等。

3. 三级预防

又称临床预防、发病后期预防。此期疾病已有明显的症状和体征，积极治疗可减少并发症和后遗症的发生。对丧失劳动力或残废者，通过家庭护理指导、社会卫生服务、功能康复、心理治疗等，提高病人的生命质量；对危重病人要做好终末期照顾，最大限度地改善病人的生命质量。

预防医学实施过程中，根据疾病发生、发展的自然过程，将三级预防划分为五个层次，即：①健康促进，针对危险因素改变不良的行为和生活方式，即非特异性预防；②特异性预防，针对特异性病因；③早期诊断、及时治疗；④防止病残；⑤康复。

（四）全科医学的预防保健服务方法

全科医生提供预防保健的基本方法有：免疫接种、筛检、病例发现、周期性健康检查和健康危险因素评估等。

1. 免疫接种

免疫接种是指用特异性抗原或抗体使机体获得对疾病的特定的免疫力，提高机体免疫水平，预防疾病发生的方法，从而达到免疫预防的目的。免疫接种是公认的最有效的、最可行的、特异的一级预防措施，具有有效、经济、方便的优点。

3. 病例发现

病例发现是对就诊病人实施的一种检查、测试或问卷形式的调查，目的是发现病人就诊原因以外的其他疾病，如为头晕的病人查血糖、血脂以检测病人是否患有糖尿病或高脂血症。病例发现是全科医生发现早期病人的有效预防措施。

病例发现和筛检的主要区别是：病例发现的检查对象为就诊病人，而筛检是针对社区中的目标人群。

4. 周期性健康检查

目前，在美国、加拿大的全科医疗服务中，基本上已经以周期性健康检查取代了年度体检。周期性健康检查是针对来就诊病人的年龄、性别、职业等健康危险因素，由医生为个体设计的健康检查计划，它不同于以往的年度或因某种需要而进行的体检，其检查项目的确定高度强调依据高级别的《临床预防服务指南》。我国目前还没有国家的循证预防指南，但是社区居民已经有这方面的需求，很多全科医生都在尝试设计一些周期性健康检查项目，并予以实施。在设计周期性健康检查项目时应考虑以下问题。

（1）参考当地流行病学资料，如所检查的疾病或健康问题必须是社区的重大卫生问题。因此，必须对社区健康问题进行调查，包括常见疾病的发病率、患病率和死亡率等。

（2）接受检查的病人应属于该健康问题的高危病人。

（3）所检查的疾病或健康问题应有有效的治疗方法，目前无有效治疗方法的，不宜作为周期性健康检查的项目。

（4）该病有较长的潜伏期，可增加被检查出疾病的机会。

（5）该病在无症状期接受治疗比在有症状期开始治疗有更好的治疗效果。

（6）所用的检测方法简便易行，且易于为居民所接受。

（7）检查中所采用的手段和方法需要兼顾特异性和灵敏性，以保证检查的准确性。

（8）在整个检查、诊断、治疗过程中要考虑社区的卫生经费开支。

（9）根据病人个体的实际情况和相应的临床指南确定周期性检查的时间间隔。

周期性健康检查的优点：①有针对性和个性化的设计，效率高，效果好；②在病人就诊时实施，省时、省力，还可节约医疗费用；③可普及性强，能应用到社区的每一位居民；④问题处理及时，全科医生对发现的问题可以最快的速度和最适当的方式与病人联络；⑤健康检查的结果可以丰富病人的病史资料，特别适用于慢性病的防治。

5. 个体健康危险因素评价

个体健康危险因素主要有以下几种：①生活方式与行为因素，如吸烟、酗酒、药物依赖、膳食结构不合理、高盐饮食、起居失宜、缺乏体育锻炼、体重超常、A 型行为、C 型行为等；②个体及家庭背景，如性格、气质、文化、宗教、信仰、道德、人生价值观与奋斗目标、经济和社会地位、家庭关系状况、经济来源、住房条件等；③生活环境中的危险因素，如空气质量、饮用水质、土壤与地质环境、噪声、辐射等；④生产环境中的危险因素，如作息时间不适应、职业性心理紧张、生产过程中接触的理化因素和生物因素等；⑤重要生活事件，如生长发育、挫折与障碍、失业、退休等；⑥社区社会环境，如社区经济发展水平、文化、信仰、安全、民风民俗等；⑦既往患病及恢复情况；⑧医疗服务的可得性和可用性等。

个体健康危险因素评价就是将有关的个体健康危险因素与其健康损害效应之间进行定量分析，找出其规律性，以便采取干预措施，有效地控制健康危险因素水平，达到维护和促进健康的目的。具体可在以下 3 个阶段中发挥作用：①有明确的健康危险因素存在，但无症状或任何不适感出现，此时，全科医生应有针对性地对病人进行健康促进教育，消除健康危险因素，改变不良的生活方式与行为因素。②已有异常指标出现，但个人并无明显症状或不适感，此时，全科医生可在确认健康危险因素存在的前提下进行明确诊断，及时采取预防和治疗措施。③健康危险因素长期存在，但大部分情况下无任何异常感觉，在某些特殊情况下，可出现一些轻微症状，此时应引起全科医生的警惕，进行一些必要的检查并注意观察和随访，及时做出早期诊断和治疗。

6. 化学预防

化学预防是指对无症状的人群使用药物、营养素（包括无机盐）、生物制剂或其他天然物质，以提高人群抵抗疾病的能力，防治某些疾病的发生。如给孕妇补充含铁物质来预防缺铁性贫血，补充叶酸预防婴儿神经管畸形等。对已出现症状的病人进行药物治疗不在化学预防之列，而对于有既往病史的人使用预防性化学物质预防疾病复发，当属于化学预防。但目前临床上有一些化学预防的药物和制剂在临床使用中尚缺乏足够的证据基础，也没有形成常规。因此，临床医生在推荐化学预防时，一定要客观介绍化学预防的进展和成果，分析所推荐方案的潜在利弊，由病人参与决策，并密切监测由此带来的效果和伴有的副作用。

社区卫生服务中常用的化学预防主要有以下几种。①绝经后妇女使用雌激素预防骨质疏松症：骨质疏松症是造成老年人骨折的主要原因。对于绝经期后妇女单独使用雌激素，或与孕激素联合使用，即雌激素替代疗法，可以有效地提高骨质无机盐的含量，降低骨质疏松性骨折的患病率。但患有子宫内膜癌、未明确诊断的异常阴道流血和活动性血栓性静脉炎者相对禁忌；有乳腺癌病史、现患乳腺癌者禁用该法。②用阿司匹林预防心脏病、脑卒中：临床研究证实，已经确诊为心血管疾病者，如心肌梗死、短暂性心肌局部缺血和心绞痛等加服阿司匹林可改善症状。阿司匹林作为化学预防药物，其主要副作用是引起出血性疾病，因此，应正确地评估其禁忌证后再决定用量，使用后应注意随访和监测。③一些维生素和微量元素用于肿瘤的预防：维生素的防癌研究主要集中在维生素 A 类、维生素 C 和维生素 E 方面。微量元素硒的防癌作用已经比较肯定，是预防肝癌癌前病变药物的重要组成部分。

7. 中医药预防

（1）中医辨体质防治

有研究认为，中国人群体质可分为平和质、气虚质、阴虚质、阳虚质、痰湿质、湿热质、血瘀质、气滞质和特禀质 9 种类型，每种体质都有其不同的形体特征、常见表现、心理特征和对外界环境的适应能力，并有特定的发病倾向。例如痰湿体质与冠心病、高血压、高脂血症、糖尿病、肥胖的发生密切相关。因此，根据体质类型建立辨体防治方案，可以达到对相关疾病预防的目的。如气虚质可酌情服用玉屏风散；阴虚质可酌情服用六味地黄丸；阳虚质可酌情服用金匮肾气丸等。

（2）改善亚健康状态

酌情服用一些中药可以预防亚健康的发生，或改善亚健康状态，防止其向疾病转化。下面介绍几种常见亚健康状态的中药防治。①睡眠障碍：可选择宁心安神一类的中药服用，方如甘麦大枣汤、柴胡加龙骨牡蛎汤、归脾汤。②情绪忧郁：可选择疏肝理气解郁的中药服用，方如逍遥散、柴胡舒肝散。③便秘：可选择润肠通便的中药经常服用。④反复感冒：可选择补益肺气，益气健脾的中药服用，提高机体免疫力，方如玉屏风散。

（3）预防传染病

中医药在一些传染病的预防中工作已取得了很好的效果，并且中医药早期干预，可阻断病情进一步发展。例如，在 20 世纪 50 年代防治脑炎和 2003 年防治 SARS 中，中医药都发挥了很好的作用。

（五）自我保健

1. 居民自我保健的基本方法

（1）生活起居调理

①规律生活：人的生命活动是有节律的，应养成良好的生活习惯、规律的生活节奏、保证充足睡眠，适应身体生物周期变化，以利于保持身心健康。

②合理营养：摄入的热量必须满足人体的需要；各营养素的供给不仅数量上要充足、质量上要保证，而且各营养素要有合理的比例；食物要新鲜、卫生、种类多样，不含任何形式的有害物质。

③坚持适量的体育锻炼。

④保护生态环境以维护自身健康。

（2）心理调节

在充满竞争的社会里，必须具有良好的社会适应能力和控制紧张的能力，保持良好的心态。应树立正确的人生观，培养乐观健康的心态，培养广泛的兴趣，保持心理健康。

（3）自我诊断

自我诊断指根据自己对医药卫生知识的掌握和对自己身体状况的了解，对自身出现的异常感觉和变化所做的判断。自我诊断需要医务人员指导和利用医疗机构检查帮助诊断，个体也应掌握自我诊断必备的医学知识和技能，如测量体重、血压、脉搏、心率，并了解其正常范围和出现异常的临床意义，妇女应学会乳房自我检查法，中老年人应了解癌症早期信号的相关知识等。

（4）自我治疗

自我治疗是指诊断明确后，在没有监护的条件下根据医嘱或自行选择治疗方法、自行用药实施的治疗。全科医生应因势利导地进行自我治疗知识教育和技能传授，使患者熟悉所用药物的适应证、不良反应和禁忌证，掌握消毒、注射和换药技术及过敏反应的处理方法。

（5）自我预防

全科医生要经常采取适当方式开展有关自我预防知识的宣传教育。自我预防指在疾病或意外事故出现之前，个体在心理上、知识上和物质上所作的准备。如在全科医生的指导下学会一般的急救知识、培养自己和家庭成员的良好生活行为及习惯、备有家庭药箱、记录重要生活事件和个体健康状况、按计划如期参加健康检查等。

2. 全科医生在自我保健中的作用

（1）了解影响患者选择的因素

影响患者选择自我保健的因素是多种多样的，一般包括：①患者对健康问题的认识和经验；②患者的自我保健观念和能力；③健康问题的严重和复杂程度；④健康信念以及对症状的反应；⑤家庭可用于自我保健的资源；⑥医疗服务的可用性和可得性。全科医生要深入了解影响社区患者选择自我保健的主要因素，这对于指导社区居民有针对性地进行自我保健十分必要。

（2）开展教育

不适当的自我保健措施可能会延误病情或掩盖问题的严重性，甚至可能引起严重后果。因此，全科医生必须在日常工作中，针对影响自我保健的主要因素，开展自我保健教育，使患者对其健康问题有正确的认识和评价，提高自我保健能力，并避免采取不适当的自我保健措施。

（3）传播信息

社区患者自我保健的信息来源途径通常是：①家庭、朋友或同事对类似健康问题提供的经验；②电视、广播、广告、药物说明书等；③书刊、杂志、科普读物等。与这些信息来源相比，全科医生提供的自我保健信息无疑具有权威性和实用性。全科医生应利用一切可利用的资源，经常向社区居民提供具有科学性和实用性的自我保健信息，并开展自我保健技能培训。

（4）组织和指导活动

全科医生是居民自我保健的倡导者和组织者，可以通过开展自我保健教育，提供自我保健的知识和基本技能培训；组织和指导社区病人成立针对某些慢性病防治的"自助小组"，成员可交流各自的保健经验，相互帮助、相互鼓励，由此培养病人的自我责任感。

二、全科医学的健康教育

（一）健康、健康教育、健康促进

1. 健康的定义

世界卫生组织（WHO）对健康的定义："健康不仅仅是没有疾病和虚弱，而是身体的、精神的健康和社会幸福的完好状态。"近年来，也有人提出把"道德健康"列入健康范畴。

2. 健康的基本要求

身体上：发育健全、机能正常、体质强壮、精力充沛、头脑清醒、工作效率高。

精神和人格上：对来自精神的、社会的甚至自身的不利因素或危险因素（包括精神创伤、紧张、孤独、经济条件不足、工作条件差、居住条件不良、环境恶劣、战争、灾害、酗酒、吸毒等等）能够从容不迫地、自如地应付并且适应。

3. 健康教育

健康教育是指通过一系列有组织、有计划、有系统的社会活动和教育活动，帮助个体和群体自觉地采纳有益于健康的行为和生活方式，消除或减轻影响健康的危险因素，预防疾病、促进健康和提高生活质量。近年来，随着医学模式的转变，健康概念的扩展，人们对健康教育的认识也在不断地深化。

健康教育的核心是教育人们树立健康意识、养成良好的行为习惯和生活方式，以降低或消除影响健康的危险因素。健康教育应该提供改变行为所必需的知识、技能与服务，并且促使人们合理地利用这些服务，如接受免疫接种和定期体检等，以期达到预防疾病、治疗疾病、促进康复的目的。如果只是告诉群众什么是健康行为，而不能促进人们积极参与并且自觉采纳健康行为，这种健康教育就是不完善的。健康教育的重要功能在于争取领导和社会的大力支持，形成健康促进的良好氛围，充分发动群众积极广泛地参与。健康教育中，必须着眼于家庭、社区和政府部门，以期获得有效的支持，促使个体、群体和全社会的行为改变。

4. 健康促进

健康促进是帮助基本上属于健康的人们达到最理想健康状态的一种手段和过程，主要通过维护促进健康行为和改变危害健康行为的方法达到目的。

健康促进是健康教育事业发展的必然结果。健康教育在健康促进中起主导作用，健康教育和健康促进相辅相成，相互保证，相互支撑、支持。

（二）健康相关行为

1. 促进健康行为

是个体或群体表现出的、客观上有利于自身和他人健康的行为。

（1）日常健康行为，如合理营养、平衡膳食、适量睡眠、积极锻炼等。

（2）保健行为，合理应用如定期体检、预防接种等医疗保健服务，以维护自身健康的行为。

（3）避免有害环境的行为，如保护自然环境和保持良好心态适应社会环境。

（4）戒除不良嗜好，如戒烟、不酗酒和不滥用药物等。

（5）预警行为，通常指积极预防事故的发生和一旦发生事故后保持冷静并进行自救、互救等正确处理的行为。

（6）求医行为，指人察觉到自己有某种疾病时，寻求科学可靠的医疗帮助的行为，如主动求医，提供真实病史和症状，积极配合医疗护理，并保持乐观向上的情绪等。

（7）遵医行为，已知自己患病后，积极配合医生，服从医生的治疗和遵照医嘱进行预防保健的一系列行为。

（8）病人角色行为，包括：①患病后及时解除原有的角色职责，转而接受医疗服务；②在身体条件允许的情况下承担力所能及的工作；③伤病致残后，身残志坚，积极康复；④以正确的人生价值观和归宿感对待病残和死亡。

2. 危害健康行为

是个体或群体在偏离个人、他人、社会的期望方向上表现出的若干行为。

（1）日常危害健康行为，如吸烟、酗酒、滥用药物及毒品、性乱等。

（2）致病性行为模式，是导致特异性疾病发生的行为模式，目前研究较多的有A型行为和C型行为。A型行为，又称冠心病易发行为，其核心行为表现为争强好胜、易于激动，其冠心病的发病率、复发率较其他人高2～4倍。C型行为，又称肿瘤易发性行为，其核心行为表现为情绪好压抑、性格好自我克制，表面处处顺从忍让，而内心却强压怒火、生闷气，C型行为者宫颈癌、胃癌、食管癌、结肠癌、肝癌的发生率比其他人高3倍左右。

（3）不良生活习惯，如饮食过度、高脂、高糖和低纤维素饮食、偏食、挑食和烫食等，主要与各种成年人慢性疾患，如肥胖、糖尿病、心脑血管疾病、早衰、癌症等有关。

（4）不良疾病行为，在得知自己患有疾病时，表现出违背健康促进的行为，如与求医行为相反的瞒病行为、恐惧行为、自暴自弃行为等；与遵医行为相反的角色行为超前（即把身体疲劳和生理不适错当作疾病）、角色行为缺如（已肯定有病，但有意拖延不进入病人角色）以及悲观绝望和求神拜佛等迷信行为。

（三）健康教育和健康促进的目标和基本内容

1. 目标

（1）知、信、行统一

包括向病人传授知识，使病人改变态度并相信科学，然后转变其不良行为。其中，行为转变是病人健康教育和健康促进的最终目的。健康教育和健康促进并非仅仅是提供健康知识和信息，还应整合有关信息，并为病人提供可行的实施步骤。

（2）唤起病人和家庭对自身健康的责任

通过健康教育，使病人认识到自我保健是最为重要的，维护和促进健康不仅仅是政府和医务界的责任，更是个人及其家庭的责任。

2. 基本内容

（1）戒烟

全科医生要协助戒烟者树立自信心和制订切实可行的戒烟计划，并定期随访，检查戒烟计划的执行。

（2）营养知识教育

①有计划地对社区居民进行营养知识培训；②将营养知识纳入中小学的教育内容，使学生懂得平衡膳食的原则，培养良好的饮食习惯，提高自我保健能力；③将营养工作内容纳入到初级卫生保健服务中，提高卫生保健人员的营养知识水平，并通过他们指导社区居民合理利用当地食物资源改善营养状况；④利用各种宣传媒介进行群众性营养宣传教育活动，推荐合理的膳食结构，纠正不良饮食习惯。

（3）控制体重

控制体重的过程包括控制体重计划的制订和实施两步骤。制订计划时应全面分析肥胖原因、控制体重的可行性、基本方法、进度以及效果的评价。实施措施有：①改变过去的饮食结构和饮食习惯，尽量减少高热量食品的摄入，选择蔬菜、水果、杂粮等低热量食品；②饮食中应用低脂肪食物逐渐替代高脂肪食物；③保持稳定的生活规律，坚持体育锻炼，减少多余的睡眠时间。

（4）运动疗法

最好的健康促进措施是运动疗法。长期缺乏体育锻炼，可引起心血管疾病、骨质疏松症、肥胖、糖尿病等。运动疗法的形式多种多样，常用的有步行、慢跑、登楼梯、游泳等。运动疗法应遵守如下原则：①个体化和针对性原则；②循序渐进的原则；③有效性和安全性原则；④全面性和长期性原则。

（5）心理调适

在充满竞争的社会里，人们需要应付来自多方面的紧张刺激，诸如职业压力，经济拮据、各种社会关系、各种躯体疾患引起的紧张，以及对家庭生活周期的反应等，这些紧张因素常常引起躯体方面的不适，并久治不愈。应付紧张，最根本的健康促进措施是帮助病人找到引起紧张的原因，分析这些因素并制订相应的应对计划。措施包括充足睡眠、参加运动和心理咨询等。

（四）健康教育和健康促进的原则与方法

1. 原则

①个性化：全科医生（护士）应充分了解患者的社会背景、对疾病的认识和态度、期望，以提出针对性、实用性和可行性均较强的建议。②知情同意、自觉自愿：全科医生（护士）应让患者了解其所患疾病的发生发展过程以及预后，耐心阐明接受健康教育并改变行为的重要意义，让患者自觉自愿接受建议并认真执行。③简明扼要、便于实施：健康教育应有明确的目标和方法，用通俗的语言给病人提建议，力求简单明了，便于实施，最重要的是告诉病人如何去做。④重复与循序渐进：对一些重要的事项应耐心地多次重复，但要避免同时给予多项建议。总之，教育与行为改变应循序渐进。⑤监督与帮助：追踪观察病人对所提建议的执行情况，发现理解或执行有困难时应设法予时解决。

2. 方法

①在社区候诊室、诊疗室等处提供有关的杂志、图片和录像，以及利用壁报、宣传画等营造健康教育氛围；②与病人直接会谈、交流；③安排有相同经历、有类似问题的人参与讨论，有时也可让病人的家人参与讨论；④讲课；⑤发放相关的宣传材料；⑥让病人参与有关的活动。

（五）社区健康教育和健康促进

1. 城市社区

（1）社区常见病防治的宣传教育：①慢性非传染性疾病的社区防治；②防范新老传染病；③加强安全教育，防止意外伤害等。

（2）家庭健康教育：①家庭饮食卫生与营养教育；②家庭急救与护理；③居室环境卫生知识；④生殖健康教育；⑤家庭心理卫生教育等。

（3）创建卫生城市的宣传教育。

（4）社会卫生公德与卫生法规教育。

2. 农村社区

（1）农村常见病防治宣传教育：①传染病和寄生虫病知识；②慢性非传染性疾病防治知识；③地方病防治知识；④农业劳动相关疾病防治知识等。

（2）移风易俗，改变不良卫生习惯教育。

（3）农村环境卫生和环境保护教育。

（4）健康观念与卫生法制教育。

第 六 章

全科医疗中的医患关系与沟通

第一节　医患关系及其基础

医患关系是指医务人员与患者之间的人际关系，是医疗服务活动中最重要、最基本的人际关系。医疗的顺从性及病人的满意度，绝大部分取决于医患关系。医患关系的主要方面应围绕着患者展开。医患关系的根本性质是需要的互补，绝不仅是病人需要医生，而是医生也需要病人，没有病人就不需要医生。医患关系的好坏主要取决于医务人员的态度。应该变医生权威驱使病人的关系为以患者为中心的适应、咨询、指导关系。

一、医患关系的模式

医患关系的模型凝聚着对医学的看法、对医务人员的作用以及对医学伦理学原则的看法。不同的医患关系模型反映着不同的卫生保健原则和指导思想，构建着什么是一个好医生和好患者这个问题的评价标准。

（一）医患关系的企业模型

医院管理人员、卫生计划人员和经济学家常常使用企业模型描述医患关系。这种模型把医患关系看成医生和顾客的关系，把医院的服务看作"生产线"，根据其经济活力、市场需求或收益能力来进行评判。于是，医患关系就被看成医生和顾客的关系。由于卫生保健是在市场上买卖的商品，病人就成为购买服务的人。购买者可讨价还价，用金钱换取服务，并拥有与市场上的消费者相应的权利和义务。按照这种模型，一个好的病人是通过按时付款、成为服务的常客、遵照他已经付了费的医嘱办事来对卫生经济作出贡献。一个好的医生必须提供"好的产品"，这并不是因为他在道义上应该对病人这么做，而是因为对一个企业而言，一个良好的服务信誉是必要的。在这种模型下，医患之间的伦理学义务是非常少的。企业模型的伦理学义务只是好的企业和好的用户：一方面是医生提供好的产品，另一方面是病人要有足够的知识和技能明智地购买。这种模型在有限的情况下是可用的，但绝不反映医患关系的独特性质，特别是中医全科医学医患关系的特性。

（二）医患关系的家长主义模型

家长主义模型视医患关系为父母与子女的关系。家长为了子女的利益可以不考虑子女的决定，或代替子女作出决定。医学中的家长主义是由医生决定患者的医疗问题，因为医生与患者在知识的拥有上是不平等的。患者对于疾病的了解总是有限的，难以选择对自己最有利的治疗方案，而疾病治疗过程中患者的利益应由受过专业训练的医生的良知来保障。因此，为了患者的利益，医生应该成为医疗决策者。一般来说，患者的医疗决策能力与医生的医疗决策能力有很大差别，而且大多数医生能够从患者的利益出发作出医疗决策。尤其对于急危重病人，医生稍有迟疑，患者就可能有生命危险，这时的家长主义是完全合理的。可见，家长主义模型在某些时候和某些病例中是有效的，而且可能是唯一可行的。随着医学的发展，医学可选择的范围不断扩大，患者自我决定权利意识的增强以及市场经济对卫生领域的冲击，在医疗实践中对医学家长主义的批评越来越多。认为家长主义破坏了对患者自主权的尊重和对患者的价值观的考虑，忽视了"境遇"及其在医学和伦理决策中的作用，而且把患者所有的价值特别是个人生活价值取向全都包含在医疗价值之内，结果可能是：医生可以治愈患者，但患者最珍视的价值、患者的全部生活计划、患者所享有的生活种类以及同他人的关系都遭到了破坏。事实上，在一个开放的和民主的社会中，不仅仅是由于医学和技术问题，而且是由于道德观念和价值取向的多元性，使得把患者包括在整个医疗决策中成为必然，特别是在社区卫生服务中这一点显得更为突出。因此，人们得出结论：医患关系的家长主义模型对医学并不是完全合适的。

（三）医患关系的契约模型

契约模型通过契约形式把对交易双方的要求明确起来，它具有企业模型的所有特点。契约模型认为在商品交换中医生和患者都是平等的合伙人。患者是自主的，他能够对自己的想法和行动作出独立判断，并将其付诸实施。这种模型的出发点是：医务人员是具有权威力量的人，这种力量培植了医疗中的家长主义作风，为了抵消家长主义，就要把病人看作是一个自主的实体，即契约模型是用来缩小拥有力量的

（知识就是力量）医务人员与脆弱的病人之间的差距。按照这个模型，医疗保健是这些拥有力量的实体（医）与自主的实体（患）之间进行协商的事情。这个模型强调医患双方实际上是平等的。但是这个模型忽视了一个生病需要帮助的、担忧焦虑的人，实际上不可能与拥有知识和技能的医生处于平等地位，一个病人实际上不可能通过协商谈判来达成一个契约。这个模型与企业模型一样缩小了医患双方的伦理学要求，只限于用法律来规定双方义务，而忽视了医学中"信任"在医患关系之间不可取代的重要作用。

（四）理想的医患关系模型

通过对上述种种医患关系特点的分析，我们可能推出一种更为理想的医患关系模型。医生是掌握医学知识和技能的专业人员。当病人求医时，与医生进入一种专业关系，这种关系并不同于企业模型中的商品交换。因为商品交换或商品买卖是陌生人之间所发生的关系，他们之间的权利和义务非常有限，例如：不出售假伪商品，不使用伪钞等等。而在医生向病人提供医疗服务时，医患关系不是陌生人之间的关系（这一点在全科医疗中体现得尤为突出），它具有以下特点。

（1）在医患关系中，病人处于脆弱和依赖的特殊地位。大多数病人在大多数情况下并不拥有使他们恢复健康的知识和技能，他们不得不依赖医生的知识和技能，并且不能判断医生所提供服务的质量。这种存在于医患关系中的知识拥有上的不平等，使得病人拥有了许多正面的权利，医生则拥有许多正面的义务。病人有权利得到医务人员提供的合适的医疗服务，医务人员则有义务提供必要的医疗服务。

（2）为了有利于治疗和健康，病人常常把自己的一些隐私告诉医生或护士。例如，在遗传咨询时可能会得知亲子不符的情况，性传播疾病病人的冶游史等等。这样所形成的医患关系是一种比较亲密的关系，这种亲密的医患关系与陌生人之间的关系大相径庭，从中所引申出来的权利和义务以及社会的期望也是不同的。

3. 患者的求医行为不言而喻地隐含着对医生的信任。病人相信医生会把涉及他健康和生命的利益，而不是医生本人的利益或其他人的利益放在优先的地位。因而他把自己的健康、生命托付给了医生。例如，本人同意医生的某项医疗，这是相信这种医疗是为了治疗病人自己的疾病，而不是为了多赚些钱。如果病人确信医生是为了赚病人的钱，而不是为了病人的疾病，病人就有可能结束与这位医生的医患关系，而转向另一医生求助。病人把自己的健康和生命托付给医务人员，也使医务人员负有许多正面的义务和重大的责任。

基于医患关系的这些特点，我们可以将医患关系视为一种"信托关系"，即信任和托付。这种信托关系有两个基本性质。

（1）在医患关系中医生把病人的利益放在首位。美国著名的医学伦理学家彼莱格里诺指出："病人利益是医患关系最基本的准则。医生不能把损害病人利益的研究目标、个人自我利益或医院目标放在首位。"医生和医院除了为某个病人直接提供医疗服务外还有其他的活动和目标，这些目标可以与向病人提供医疗服务的目标一致，可以与它有些矛盾但可以协调解决。病人一旦进入医疗关系中，病人的利益就应该被放在首位。这可以看做是医学固有的"行仁性"。

（2）医患关系是两个具有独立人格的人自愿发生的关系，这种关系带有契约性质。说医患关系是一种契约关系只是要强调这个关系的如下特点：①病人和医生双方都是具有独立人格的个体，但医疗决策能力有差异；②病人和医生双方具有不同的价值和信念、不同的利益和目标；③病人和医生双方自愿建立医患关系，这种关系也可因双方的意愿而中断。契约关系要求双方互相尊重，在自愿建立的关系中尊重彼此拥有的权利，并且给予病人较多的决定权。有关纯粹技术性的决定需要由受过专门医学训练的医生来作出，但涉及个人道德价值或生活方式取向的决定则由病人来作出，因为病人自己对这方面比医生知道得更多。因此，医疗决策应该是医患双方之间相互交流信息和协商的过程。

这两个基本性质（契约性、行仁性）是医患关系不可缺少的。医生为满足病人治病的要求，为病人的最佳利益服务做了承诺，但病人并不因此而丧失其独立自主的地位。只认识到医患关系的行仁性，而没有认识到其契约性，就有可能导致医疗中的家长主义，这几乎是所有文化形态的传统医学都有的特点。所以，我们还要认识医患关系中的契约性。不过，这里的契约是一种类比。我们强调医患关系类似一种契约关系，是要强调这种关系是病人与医生两个独立自主的个体自愿建立的关系。

这种医患关系与一般的契约关系有所不同。①病人与医生的关系一般并不是从明确协商建立某种契约开始的；②医患关系并不集中于经济方面，它有更深刻的伦理内容；③医患关系不仅仅像契约中那么简单的"二体"关系，而是镶嵌在社会系统内，他们的行为反映了这一点；④契约是一个法律概念，不是伦理概念，而医患关系中的契约概念包含深刻的伦理学概念；⑤最重要的是，医患关系不是一种在契约生效期间的"短期行为"，而是一种应该努力长期培养的关系。

这种医患关系是全科医疗中最理想的医患关系模式。

首先，在这种模型指导下，有助于建立起一种长期和稳定的、亲友式的医患关系，这与通常在专科医院里急重患者就医时随机建立的医患关系有所不同。对于那些即使得到了明确的诊断，医学也不能给予任何真正有效治疗的患者，特别对于那些慢性病患者，他们与疾病作斗争通常持续多年，甚至直至病人死亡。对于这些病人来说，他们所需要的医疗服务是在一定可耐受的水平下维持健康，协调家庭、社会的资源，家庭护理以及康复和姑息照料性治疗；他们需要能够运用适当技术，了解慢性病人及其家庭心理的全科医生；他们需要医生不只对他们的一个部分负责或只对某一种疾病负责，而是对他们全面了解、全面负责。显然，能够满足这种需求和胜任这种医疗工作的医患关系模型，只能是长期和稳定的、亲友式的医患关系。

其次，医患关系的信托模型强调人文与医学技术部分更好地结合在一起。在现代社会中，文化的多样性为个人的疾病提供了背景，不与这些因素结合，病人的状况很少能够得到完全和正确的评估。强调医学人道主义和人文社会学科，特别是法律、伦理学、交流技能、医学哲学和医学人类学等学科的结合，可以帮助全科医生更加了解人和文化，了解其职业和学科，更加注重患者的心理、社会、环境等方面的因素，更加善于利用患者的各种资源（如家庭资源），以及更加重视预防、保健。从而能够以更广泛的视角——在人类与社会的大背景下，运用有重点的科学方法照顾病人。

第三，这种模型可以使医学的核心价值更充分的实现。专科医疗的"诊断和治疗模式"强调事实后的治疗和治愈，似乎提示着只有当病人得病后、需要帮助时才能起作用，这是一个极大的错误。因为对患者的治疗固然很重要，但预防疾病和促进健康也同样非常重要。虽然公共卫生在促进健康中承担着很大作用，但必须得到那些与病人相互作用的、与病人之间有着良好医患关系的全科医生的积极配合才能成功。

第四，这种模型可以使医学的目的更好地实现。信托模式指导下的医疗实践，能够在治疗与照料之间找到一个好的平衡；在征服疾病和改善生命质量之间找到一个好的平衡；在减少死亡率和患病率之间找到一个好的平衡；在社会对增强医疗保健资源投资与人群实际得到的改善之间找到一个好的平衡。

第五，这种模型也有益于经济的发展。这是通过减少患病率，减少以后的慢性病的发生而实现的。提高预防疾病和促进健康的地位将给社会和个人带来巨大的利益。

二、医患关系的决定性因素

医患关系的协调，须医患双方共同努力。医生在医患关系中起主导作用，须遵循以下心理学原则。

（一）强化角色意识

医患交往过程中，医生要时刻清醒意识到自己的社会角色，并按社会对自己所赋予的期待去从事医疗工作中的各项活动。医生应力求做到医术精湛，医德高尚，尊重客观实际，如此则自然成为病人心目中具有权威、足可信赖的人，这将大大密切医患关系。

（二）充分理解病人

病人是医疗服务的对象，是医患关系的主要方面。在建立与发展医患关系的过程中，医生必须对病人平素的心理活动特点以及病后的心理行为变化有所了解，有针对性地调动和发挥病人的积极主动性，这样才能解决具体问题。

病人平素心理，可从三个方面去寻找线索：①个人经历，背景资料；②情绪状态和个性特征；③近期发生的社会生活事件。掌握了这些情况，有助于理解病人当前的心理行为表现。只有理解了病人，才能尊重病人，同情病人，指导病人心理适应，促进医患关系良好发展。

（三）协调社会关系

医患关系不只是医患双方的简单关系。它处于复杂的社会人际网络之中，作为医生应该认识到社会关系对病人的影响力。在与患者家属、领导及亲朋好友的接触中，医生要注意自己的言行举止，避免产生不良印象而影响医患关系。同时要适当提醒家属、陪同及探视者，为了维护病人心身健康，应多给病人以安慰、鼓励，尽量避免使病人不愉快。同时医生还应针对病人存在的具体问题，利用自己的有利角色，尽力积极地帮助病人得到社会支持和帮助。

第二节　沟通与医患关系

一、医生与病人沟通的重要性

随着对传染病的控制、营养不良的逐步消除，人类面临着的健康杀手将是与生活方式有关的疾病。如进食过多的脂肪物质可引起高脂血症，导致动脉硬化，引发心脑血管病；吸烟引起癌症、诱发心血管病；饮食过量而又缺乏运动易引起糖尿病等等。据估计到 2015 年生活方式病将成为人类健康的头号杀手。

预防和降低生活方式病发病率的关键，是建立健康的生活方式。医生对病人提出关于健康的生活方式的建议能否发生效用，完全取决于医生与病人的沟通。

沟通有利于提高病人的满意度。病人对医生是否满意往往并不根据医生所给予治疗的优劣，而是取决于医生的服务态度和医德。

交谈不足往往是病人对医生不满的根源。这或许可以解释在一些诊疗量大、技术水平高的医院，病人的满意率反而低的现象。当然，交谈不足并非都见于繁忙的医院，一些门庭冷落的医院也可能如此。医生的关心、对病情的详细解释，让病人了解在治疗康复中的注意事项，对病人来说事实上也具有疗效，但如果交谈不足，病人不会对医生形成信任感，使诊疗丧失了医生自身态度作为疗效的那一部分。相同的疗法由不同的医生使用，有时疗效大相径庭。因为疗效不仅仅在于治疗的手段，还夹杂着情感的因素。

二、需要特别沟通的病人

（一）与儿童的沟通

儿童就诊时，最好有父母陪伴，医护人员应使用儿童能够了解的字眼相互沟通。与儿童相处，关心与鼓励是最有用的方法。要时时留心儿童的感受，予以安慰，并以一些小礼物如玩具及糖果、小人书等，或称赞的话，鼓励儿童们的表现，以助于沟通。

（二）与青少年的沟通

青少年喜欢自主，不愿父母在旁或代为发言，也不喜欢被当做儿童般关爱。因此与青少年会谈时，应让他们尽力发挥，并征询是否愿意父母陪伴。言谈的方式也要采用成人对成人的模式。青少年最不耐烦仁义道德的长篇大论，医生应避免之。要认同青少年的想法，并为其剖析现实状况及最有利于他们的做法，让他们能参与诊断及治疗计划。青少年期，常有成长的身心问题，如反抗的心理、家庭的管制及高度的期望与性的交往。这些问题对青少年而言都是高隐秘性的，应予保密。对青少年普遍因害羞而不愿启齿的事项，医生应有充足的认知及敏锐的观察力，利用会谈的技巧来发掘及探讨问题。

（三）与老年人的沟通

老人在身心方面的主要问题包括：有多重的疾病（如高血压、糖尿病、关节炎、视听能力降低等）、心里感到失落及不受尊重和经济困难等。在沟通时，医师要有充足的同情心及耐心，倾听患者的心声，给予经济、医疗及心理的支持。老人由于认知及感官能力降低，故医生在会谈中应主动地将要点重复及条理化，必要时可将重要事项写个摘要，让老人可随时参考。发问及处置也应力求简明，以使患者能明确了解及确切可行为主要的原则。

（四）与预后不良患者的沟通

与预后不良的患者（如重度残疾、癌症、多种慢性病等）沟通时，应充分表达同情心及正向的态度，以中性的立场为病人谋求最佳的处置。医生所要做的是减轻患者身体的痛苦以及给予心理上的支持，后者采用诱发病人积极的奋斗动机的方式，将十分有效。如："你不是很爱你的家人吗？但是，你现在这样颓丧，家人看在眼里，心里一定比你还难过。"医生不应给予患者不实的保证，以免患者以后因失望而更绝望，但可保证医生将持续照顾他们。此外，不宜抑制患者悲哀的心情，而是要支持他们的心理，让他们回到现实社会里，有时即使仅仅是倾听也会有很好的疏解效果。

（五）与问题病人的沟通

所谓问题病人是指以医生的眼光来看，特别难以相处的一群病人。问题病人常有以下几类。

1. 有疑病症倾向的病人

这种病人有疑病的心理倾向，也就是过分关心自己的身体状况，总担心身体某部分有病。当医生为他们解决了一项疑点后，立即将注意力转移到其他的组织器官，并害怕、推想是否得了某种难治的疾病。他们常对检查结果不太放心，这常令医生感到疲惫不堪，也无成就感。医生在面对这类病人时，除了认真地排除是否真正患有身体疾病外，应给予患者适度的支持与关心。因为有疑病症倾向的人，心理上往往缺乏安全感，又特别希望别人关心。但更重要的是发掘病人成长及日常生活情况，帮助病人正视自己在现实中所遭遇的困难，并指导病人如何进行调适。

2. 多重抱怨的病人

这类病人可以主诉多种系统及器官的症状，可以说从头到脚都不舒适，但这些症状通常都很含糊，如头晕、倦怠、酸痛等。有时也抱怨生活、工作、社交等的事件。令医生存在挫折感的是，这类人也抱怨医生的治疗无效且症状不断，这常令医生感到无从下手，也较为不耐烦去倾听他们的长篇抱怨。这些人常有焦虑及不满的心理，又缺乏家庭及社会的资源，因此医生在沟通时须了解其真正问题并不在于所抱怨的项目上，而是生活压力事件、资源不足所导致的调适不良的结果，故应从这些方面着手治疗。

3. 充满愤怒的病人

充满愤怒的病人，说话愤世嫉俗，容易和别人（包括医护人员）冲突，不遵医嘱行事，易有抗拒的心理。这种病人多因疾病使个人目标受到挫折、生活压力无处疏解，导致人格异常。医生应以坦诚的态度，表达积极协助的意愿，并设法找出病人挫折及压力的来源，加以疏解。医生最应避免反转移的行为发生，应让病人认识到他自己的愤怒："你看起来很生气"，并向他说明这些愤怒的行为不会影响医生帮助他的努力。

4. 依赖性强的病人

这类病人将所有的问题都依赖医生解决，认为医生可给予无穷的帮助，因此常缠着医生，使医生穷于应付，最后常使医患关系恶化。医生应在建立医患关系的早期，即告知病人医生的能力也有极限，鼓励他们主动地解决问题，同时利用各种资源提供协助，以减少对医生的依赖。

5. 自大的病人

这类病人表现出自大的态度及言谈，认为自己很内行、地位高、懂得很多，以威胁利诱的方法向医生提出许多要求。其心理背景除自大外，还可能有怕被忽视的成分。通常这类病人最令医生反感，彼此也很容易产生不愉快。在沟通时，医生避免争吵，反而要利用他们这种自大的态度，导向适当的方面，如"像你这么内行，一定知道应该如何去做"等。

第三节　医患关系沟通技巧

一、沟通的技巧与评价

沟通具有交流信息、传递情感和调节行为三大功能，沟通是建立良好医患关系的重要手段，必须注意：①及时反馈，就是接受者把信息引起的效应立即返回给信息的传出者，使二者对信息含义得到确认或修正；②收发恰当，接受信息时，理解与反应符合实情，与输送的信息没有偏差；传出信息时，强度适宜，既不使对方因刺激太强而感到超负荷，也不因刺激太弱而被忽视；③高效性，传递信息简捷明了，主题突出，没有对方不易理解的术语，沟通效果良好；④灵活性，沟通过程自然流畅，不拘谨，不放任，因势利导，把握方向。

（一）沟通的技巧

1. 医患交往过程中的会谈技巧

（1）会谈开始——礼貌、热情、开放式提问。

会谈开始，是形成"第一印象"的重要时期，对医患双方的态度会产生持久影响。此时医生给病人一个礼貌的称呼，并表示欢迎，会产生亲切感，为顺利会谈创造气氛，接着宜以短时间的"中性"闲聊来活跃交往气氛，松弛病人的紧张情绪。再转入询问有关病情，但不宜使用病人只能以"是"与"否"回答的"封闭式"提问方式，而应用"您有什么问题吗?"等"开放式"提问。这能使病人用自己的词汇回答问题，以便得到更多、更准确的有关疾病及心理的重要信息。当然，交往范围确定后，也可用直接方式提问。

（2）会谈中间——鼓励、促进、心理支持。

①鼓励和促进会谈：在会谈中，由于会谈技术或接受能力不良，以及病人难于或不愿回答某一问题时，往往会出现沉默或冷场。此时，应设法打破沉默，鼓励继续交往。技巧上有词语性的或非词语性的，前者如试行劝告诱导或更换话题，对某些敏感问题或隐私不要急于追根究底；后者如诚恳的微微点头、和善的目光接触，都可能成为对会谈的促进和鼓励。会谈中，听比说更重要，医生只有友好认真地倾听，才能使患者愿意谈下去。会谈中不应轻易打断病人思路，听好才能说准。但会谈的方向，所涉及的问题，以及时间，必须由医生有目的地控制。当病人不着边际地滔滔不绝时，可直接发问，或婉转引导转移话题，将会谈内容转移到中心问题上来，注意机敏捕捉关键的重要问题。

②心理支持和消除顾虑：会谈过程中，必须注意病人的心理反应。由于诊断不明，治疗无效，病人流露出情绪不良、焦虑紧张时，应给予心理支持，消除顾虑，这对病人顺利度过情绪不良时期有重大价值。当然，医生在应用支持性语言时，要有相应的态度和合理的根据，对有严重问题的病人告之"无事"，可能适得其反。但无论病情多么严重，切不可让求医者感到绝望，所以把"癌"说成"包块"，把"无法医治"说成"较难医治"是可取的。会谈应注意在启发式、讨论式、疏导式的情形中进行。

（3）会谈结束——适时、自然、结束语。

结束谈话，要适时、自然。应在病人的话题告一段落时，有意识地把话题引向较短内容，简短会谈后结束谈话。不可在病人主动诉述时突然中断会谈，也不应在沉默冷场时无故离开病人，因为这样易使病人感到突兀和暗中生疑，易导致此前在会谈中建立的关系受到损害。会谈结束，应有结束语，如"您说的一些情况很有参考价值，如果您没有问题了，今天就谈到这里，必要时下次再谈。"这既是初次会谈的鼓励，又是对下次会谈的促进，并给患者留下了"准备再谈"的余地。

2. 增进对语言信息理解及回忆的技巧

（1）使用简短、明确的词汇，易懂的语句。

（2）言语表达要遵循量力性原则。根据病人的文化水平、职业特点和对语言的理解能力，采用与之相适应的语言表达方式。

（3）分类输送信息。即把主要信息归纳分类后再传给病人，如诊断、治疗措施及预后等。

（4）重复信息。反复交代信息，可以增强理解及记忆。

（5）具体与专门的信息，可增进回忆。

3. 非语词性沟通

研究发现，两人面对面谈话时，73%～93%使用非语词交流方式。美国加利福尼亚大学的一位博士通过实验提出：一个人说的话只是他需要表达的7%，另有38%通过说话的态度表达出来，55%通过面部表情和身体动作表达出来。人际交往多数是在非语词形式上发生的。

心理学把非语词性交往分为四个系统：①视-动觉系统（面部表情、手势、身体运动）；②超语词——额外语词（音质、音调、速度、咳嗽、哭笑）；③时空维度（准时、迟到、朝向、距离）；④视觉交往（目光接触）。

医患交往中应重视以下几种非语词性交形式。

（1）面部表情

面部表情是人类情绪、情感的外在表现，其表达的信息容量很大，面部表情变化往往是医生获得病情变化的一个重要信息来源，同时也是病人了解医生心灵的"窗口"。医生不但要善于观察病人面部表情，在与病人交往中也要善于运用和控制自己的面部表情。

（2）体态表情

指身体各部分的姿势与动作等。体态表情常能反映个体对他人的态度或自身的放松程度，如微微欠身表示谦恭有礼，身体后仰表示若无其事，侧转身子表示厌恶回避，点头表示赞同，摇头表示不同意，耸肩甩手表示毫无办法等等。

（3）目光接触

目光接触是体态语言中最重要的一种，是非语词交往中的主要信息通道。眼神可以表达用语言难以说明的极微妙的感情，它既可表达、传递感情，也可显示某些个性特征，还能影响他人行为。谈话中的目光接触可使双方谈话同步，思路一致。眼睛是心灵的窗口，可以表达喜爱、敌意、怀疑、困惑、忧伤、恐惧等多种情绪。听者目光接触的多少可以提示其是否喜欢听，接受信息后的情绪变化，如目光转移可能提示内疚、恐惧或不愿听。

（4）朝向与距离

这在会谈开始就起作用。亲密交谈或医护人员对病人表示安慰、安抚，距离可近些，一般的医患间会谈双方座位应设置成一定的角度（直角），并有适当的距离（约有一个手臂的长度），以避免面对面的直视。这样的位置使病人和医生的目光可以自由地接触和分离，而不至于尴尬和有压迫感。

（5）副言语

指说话时所用的语调、语气、音质、速度、抑扬顿挫以及伴有或哭或笑。副言语表达说话人的情感与态度，它与语词性沟通结合会产生深刻而生动的含义。如说话时的哽咽表示悲哀，口吃表示紧张、说话变调说明激动，声嘶力竭预示着愤怒即将暴发，医务人员应留意这些信息。

4. 医患沟通的途径

（1）情感沟通

医生以热诚的态度和良好的行为对待病人，尊重、同情、关心病人，就会得到病人信任，达到情感沟通的目的，这是医患交往的前提。

（2）诊疗沟通

医生用高超的医疗技术，通过认真诊断及治疗，可以从根本上促进医患沟通。

（3）效果沟通

病人求医的最终目的是获得理想的疗效，使其迅速好转或痊愈是医患沟通的关键。

（4）随访沟通

医生对部分特殊病例保持持久的联系及访问，可能获得对医学有价值的资料，并增加社会效益，也可密切医患关系。

（二）沟通的评价

医生与病人的沟通对于建立良好的医患关系至关重要，沟通的成败可依以下几点进行评价：①治疗的顺从性，顺从性佳者表示沟通良好；②关系的持续性，与病人建立了持续性关系者表示沟通成功。

当治疗的顺从性不佳及病人的满意度差时，要考虑有无沟通的困难。病人满意度差常因以下因素引起：①医生只谈病情而缺乏社交上的沟通；②医生只从医学的立场处理病情，而病人所关心的事未被讨论；③医生与病人人格特征、目标、认识上的差距过大。

沟通不良如属于前两项因素引起，医生应该改进其工作；如属人格特征上的差距则估计较难改善，此时应考虑转诊。

二、努力建立良好的医患关系

（一）影响医患关系的主要因素

1. 医务人员方面

（1）态度与道德

医患关系如何，主要取决于医护人员的态度。医生对病人表现出亲切、关怀、真诚与负责的态度时，就很容易取得病人的信任。另外，作为医生应具有较高的道德水平和职业素质，对患者富有同情心，尊重其人格。

（2）人格与能力

医生的态度受到本身人格特质、社交能力、医疗能力及其对职业与生活的满意度等的影响。有研究表明，常见的医生人格及态度问题是以自我为中心、缺乏弹性与包容、过度科学化而少人性化和追求完美的强迫性人格等。因此，医务人员对自己应有自制力，克服私心与偏见，正确认识自己能力的限度，适时利用转诊、会诊，以符合患者的最大利益。同时，对事业要有进取心，不断提高自己的专业能力与沟通能力，以优质服务取信于病人。

2. 病人方面

病人的态度及期望主要受到其病情、情绪、人格特质、对健康与疾病的认识，以及医生、病人间交流互动状况的影响，而病人对疾病的认知态度则是其社会经济、文化背景、保健知识、个人经验及采取行动的可行性等因素（健康信念模式）所决定的。所以医生在处置病人生物学问题的同时，不能忽略其心理及实际需求的层面。

有时以医学的角度认为是正确的事情，未必能获得患者的认同与配合。在社区卫生服务中，全科医生首先要了解病人的愿望与态度，包括求医目的、对自身问题的解释等，在不影响医疗质量的前提下，首先应适度认同患者的态度，适当满足病人的需求，帮助疏解疾病带来的压力。在取得患者信任和建立起良好的医患关系后，再以专业权威的影响力来加强病人正向的健康行为。

3. 医疗管理及制度方面

如果认为医患关系仅仅是医生与病人之间的事，那就太狭隘了。如今医患关系往往已不是过去个体开业为主的一对一的关系。医生通常是医疗机构的雇员，其与机构之间存在直接的契约与薪金关系，必须对机构的发展和利益承担责任，在动用各种资源诊治病人时也要顾及机构的利益，这会与其维护病人利益的使命产生矛盾。如对无支付能力的患者的救治问题，因不必要的诊疗措施增加患者的负担（包括经济上、身体上）等等。

相对医疗机构而言，医疗保险制度是另一种医患关系中的第三者，其影响作用可能更大。医疗保险制度在经济层面上的限制，对医患关系的影响更为直接。在保险制度规定下，所有医疗行为只有合乎保险的规范，才能获得给付。对被保险人而言，其医疗资源的获取是有限制的，选择治疗方式的权利减少了。医生从医疗的决策者变成保险规定的执行者和医疗费用的控制者的角色，医生在医疗服务中，不仅要考虑病人的利益与期望，同时必须替医疗保险系统把关，而这两种角色会产生冲突。医疗机构与医疗保险制度作为影响医患关系的第三者，其作用并非医患双方的力量所能控制，我国的社区卫生服务也已经或将要面临这样的影响。关键是有关的决策部门应在深化卫生改革的过程中，不断完善和理顺各种体制与机制，加速制定相应的配套政策与措施，逐步平衡与协调各方的利益与关系，以促进医患关系健康地向前发展。

（二）建立良好医患关系的策略

1. 主动与人交往

建立并强化主动与人交往的意识，掌握主动与人交往的技巧，是建立良好医患关系的重要策略之一。心理学家研究发现，在人际交往与沟通中，许多人不是主动启动交往活动，主动去接纳别人，而是被动地等待别人接纳，甚至处处试图去吸引别人的注意。他们只能做交往的响应者，而不是交往的启动者。作为一名社区卫生工作者必须明白，在与患者的交往中，要想赢得信任，同患者建立起良好的人际关系，就必须采取主动措施，做交往的启动者。

交往的双方总得有一方先主动，如首先与人打招呼，主动与人说话等。这些看似平常的小事却常因性格原因，不习惯、不好意思或没有注意、没有意识到应该主动去做，结果白白错失了许多对我们来说可能是至关重要的交往机会，留下了深深的遗憾。

人们不能主动与人交往的原因，主要有以下两点：一是自己在人际关系方面缺乏应有的自信；二是在人际关系方面有许多的误解。如"先同别人打招呼，在别人看来低人一等"，"我这样去麻烦别人，别人会讨厌的"等想法，并没有任何可靠的依据，更不是事实。实际上，当我们主动与人交往时，得不到回应的情况是极其少见的。要想改善自己的人际关系，就要少担心，多尝试，尝试是成功的先导，事实会证明我们的许多担心其实是完全没有必要的。

2. 帮助别人

这里所说的"帮助"是广义的，它既包括物质上的支持，也包括精神上、情感上、行为上的支持。以帮助为开端的人际交往，不仅容易确立良好的第一印象，而且可以迅速缩短人与人之间的心理距离。当遇到困难或危机时，社区医生能及时地给患者以帮助，可以很快赢得患者的信任。平常我们常说的"患难之交"就很好地证明了这一点。当人们遇到困难时，哪怕仅仅给予一个很小的支援（一个微笑、一句问候），也会起到帮助他人远离绝望的作用，使他人更乐于接纳，为更深层次的交往奠定基础。

3. 适当认同对方的价值观念

每个人都有得到他人肯定和尊重的需要，人们对否定自我价值的人，有着强烈的排斥情绪，当人们的自我价值观念受到否定时，机体会处于强烈的自我防卫状态。所以，建立良好的医患关系，适当认同对方观点也是一个重要的方面。

称赞是对他人的肯定，是对个人价值的发现与承认。选择恰当的时机和适当的方式表达对对方的赞许是增进彼此情感的催化剂。在称赞对方时，要注意以下策略。①恰如其分地肯定。在称赞别人时，态度要真诚，以讨好的心态称赞他人非但不能增进友谊，反而会引起他人反感。事实证明，人们往往对真诚的称赞报以感激，对平庸的捧场表示冷漠，对高超的献媚心存戒备。②在逆境时给予肯定与顺境中的赞扬相比，人们更希望在逆境中得到支持。在对方身处逆境而一蹶不振时，支持和肯定或许就是"雪中送炭"，可以点燃他人希望的火花。

4. 表现真实自我

每个人都有表现自己优点，掩饰自己缺点，给别人留下美好印象的愿望，但是过于掩饰自己往往会使自己表现得过于拘谨，结果适得其反，给人留下一个保守、虚荣的印象。实际上，真实地表现自己，包括自己的缺点和不足，非但不会有损于你的形象，反而使人们产生一种真实感和亲切感，如英国首相丘吉尔，他脾气暴躁、抽烟、嗜酒，有着许多不好的生活习惯，但他周围的工作人员都非常喜欢他。

5. 保守秘密

一般说来，病人吐露的秘密都是他认为对自己身心健康有一定威胁的。有些秘密对医生来说可能根本就不叫秘密，但对患者而言，却直接威胁着其自我价值或生理、心理的安全感。因此，替对方保密不仅应当成为为人处世的一条原则，而且也是社区医生应尽的责任和义务。

第 七 章

中医全科医疗中的伦理问题

中医全科医学是以人为中心、以家庭为单位、以整体健康的维护与促进为方向的长期负责式照顾，并将个体与群体健康照顾融为一体。具有突出临床实用性、诊疗简便性和服务个体化，立足于个人和家庭，强调预防为主，重视医患关系，充分利用各种社会资源的基本特征。在实际工作中，全科医生与病人及其家庭接触最频繁，也最直接，经常会遇到许多意想不到的伦理学问题。要想正确解决这些医疗实践中的伦理学问题，避免和减少不必要的医疗纠纷，最大限度地保护患者和自身的利益，必须好好学习伦理学知识，掌握处理伦理学问题的技巧，从而建立和谐的医患关系。

第一节　中医全科医疗的伦理基础

一、定义和研究对象

（一）伦理学与医学伦理学的定义

伦理学（ethics）是一门研究社会道德现象的本质、根源、特点、功能、作用及其发展规律的科学。医学伦理学是伦理学的一门分支学科，是在医疗实践、医学科学活动中，研究人们之间相互关系和医学与社会间关系的准则和规范的科学。随着社会、经济的发展以及医学模式的转变，医护人员与病人之间的关系日趋复杂，医学伦理道德问题愈显突出，医学伦理学越来越受到人们的重视。

（二）中医全科医疗的伦理学研究对象

主要研究中医全科医生在以社区、家庭、个人为中心的医学活动中所形成的道德关系和道德规范，同时还研究全科医学与社会之间的道德关系，主要包括以下几个方面。

1. 全科医生与服务对象的关系

全科医生与服务对象的关系是中医全科医学实践中最基本的关系，服务对象包括患者、保健对象及其家属。全科医生与服务对象之间的关系，是服务与被服务的关系，这种关系是否协调、融洽，全科医生能否做到想服务对象之所想，急服务对象之所急，直接关系到服务对象的生命健康和医护人员的服务质量。作为一名医务人员，其职责是维护与促进人类健康，帮助服务对象早日康复。处理这一关系的基本准则是：全心全意为病人服务。因此，中医全科医生必须把服务对象的利益摆在第一位，最大限度地符合服务对象和社会的利益。这是中医全科医学伦理学研究的核心问题和主要研究对象。

2. 中医全科医生之间的关系

中医全科医生之间的关系包括全科医生、社区护士、医技人员、行政管理人员和后勤人员等相互之间错综复杂的关系，既有职责分工的区别，又要密切联系、相互协作。如何协调配合、建立良好的工作秩序，如何处理同事与同行之间的关系，如何正确对待转诊、会诊等问题，这些都是医学伦理学需要研究和解决的问题。

3. 中医全科医生与社会的关系

全科医疗实践活动是在一定的社会关系中进行的，不仅要考虑患者及家属的利益，而且必须顾及社会利益，如计划生育、传染病控制、安乐死等问题。在医学研究中也面临如新药试验、卫生资源分配等问题，如果不从国家、社会、民族的利益着眼，就很难界定医务人员道德准则，卫生服务人员很难进行各种服务行为的选择，也无法进行正确的道德评价，更难以制定出正确有效的卫生政策法规。

4. 中医全科医生的科学道德

中医全科医生既是医务工作者，也是科研工作者，要不断进行科学研究，只有与现代医学研究的前沿紧密结合，才能更好地防病治病。而且在科研活动中必须要有高尚的科研道德修养，一切从所服务的社区、个人及家庭的利益出发，杜绝医疗行为中的弄虚作假。随着医学的迅速发展，在全科医生医疗实践和医学科研中出现了许多伦理学问题，如人体实验、优生与人工授精等，都涉及全科医生如何参与和处理，是否合乎道德等一系列问题。

二、中医学的伦理道德观

传统中医学非常重视医德修养和医学伦理。中国自古就有"医乃仁术"之说，历代医家都强调为医者要以德为本，以仁爱之心治病救人，这是我国古代医德的基本原则和核心，具体体现为：仁爱救人，赤诚济世；热爱医学，精勤钻研；一视同仁，普同一等；清廉正直，不贪财色；尊师重道，互相学习；治学严谨，开拓创新。

我国社会主义医德在秉承祖国传统医学伦理学优良传统的基础上，形成的基本准则是：

（1）全心全意为人民服务，不计个人得失，以维护病人的最大利益为原则。

（2）防病治病，救死扶伤，实行革命的人道主义。

（3）尊重病人的人格和价值，一视同仁，平等对待，慎言守密，礼貌待人。

（4）富有同情心，敢于同不人道的行为作斗争。

（5）忠于职守，刻苦钻研医术，精益求精。

（6）廉洁奉公，遵纪守法，互学互尊，团结协作。

三、医学的价值观、道德判断与伦理策略

虽然医生是根据医学理论来诊断疾病、治疗疾病及推测其预后的，但也有必要建立一种道德理论，对全科医学价值观的合理性和合法性进行道德判断，从而制定可行的伦理策略，使全科医生能正确处理具体的伦理学问题。

（一）医学的核心价值

英国医师协会主席大卫·莫勒尔将医学核心价值概括为能力、信任、机密性、合约、责任、委托六个方面，这六个核心价值是从医患关系中衍生出来的。

1. 能力

医生所应具备的能力包括：与患者和同行间沟通、交流的能力；从计算机上获取信息的能力；将基础科学应用于医学实践的能力；在处理疾病时考虑社区与社会有关因素的能力；学会在工作中考虑医学伦理和专业精神结合的能力；具备衡量所获信息正确性的循证医学能力；感知自我心理状况的能力；通过不断的学习和发展来提高自身的能力。

2. 信任

患者对于医生的信任是医患关系的中心，这种关系是一种基于爱、关心和分享的真实的人际关系，信任的形成依靠于医生的整体。

3. 机密性

机密性是一个重要核心价值，必须通过团队协作去处理应对所有对其的威胁。

4. 合约

医患之间有一个不成文的合约，即在可利用的医疗资源内提供最适合的治疗。但是医生与其所属单位之间也有合约，当二者发生矛盾时，必须把前者放在第一位。

5. 责任

医学对社会的责任是力求医疗资源的公平分配，包括人和物两方面的内容。

6. 委托

医学不是一个可以用严格的工作时间来限制的职业，不可避免地会与家庭生活、朋友及社交活动发生冲突，进入医疗行业的人应该利用所有工作时间为患者服务。

还有一种理论认为医学的核心价值是：一个高标准的伦理，持续的专业发展，团队工作能力，关注健康和疾病，患者和社会的焦点，关注临床上的标准、结论、效果并检验，致力于促进医学的发展和进步，交流的能力。认为这些价值是实用的，适合所有医疗工作领域，而且与现代社会的联系密切。有的医学组织又将精神咨询加入到上述核心价值中，这可以更好地促进交流与合作，在工作中互相尊重。

（二）病人的权益与义务

1. 病人的权益

病人是一个特殊的社会性角色，应履行主动求医、提供病情、配合医生进行治疗等义务，同时也享有一些特殊的权益，以使病人对医疗服务产生较高的满意度。当然，使病人满意是一件非常复杂的事，有时医生认为自己已为病人提供了非常理想的服务，但病人却觉得非常不满。病人的满意度与医疗服务满足病人需要和期望的程度密切相关，正当的权益得到尊重只是其中的一个方面。

病人的基本权益包括以下几个方面。

（1）基本的医疗权

①健康是每一个公民的基本人权，维护和促进公民的健康是政府乃至全社会的重要职责。②疾病认知权。③知情同意权。④保护隐私权：医生有必要了解一些与健康有关的隐私，但一定要严守秘密，否则将侵犯患者的隐私权或有损患者的名誉。⑤免除一定的社会责任权：因躯体功能障碍，患者可要求得到有关的医疗证明，以便免除一些社会责任和义务，如服兵役、高空作业、坑道作业或其他义务劳动等。同时，还可得到社会福利方面的保障。⑥要求赔偿权：对照《医疗事故处理办法》中的有关规定，当患者遭遇医疗事故时，可得到合理的赔偿。患职业病时，也可按有关的规定索取赔偿。

（2）知情同意权

是指病人被告知要承担一定的医疗风险，并征求病人或其委托人的同意。尊重病人的知情同意权是保证病人拥有自主权的有效措施。一般要求使用一张经签字后正式同意的表格，这是确保病人拥有自主性的一种工具，同时也是保证医生利益的一种法律依据。让病人签字同意表明病人被授予一种对影响自己生命重大决定的控制权。然而，这种程序并不总是合理、合法、有效的，因为有许多病人在不理解这种表格的情况下，在上面签了字。因此，必须保证病人在知情的情况下签字。还有一些病人在认识到这种表格具有法律证明效力时，便突然显得犹豫不决，浪费了很多宝贵的时间来询问细节，怀疑甚至推翻他们本来已经同意的决定。另一种倾向是，病人只是在大的方面被授予知情同意权，而在某些细节上却没有任何控制权。病人可能只是签字同意做外科手术，但病人并不能决定做多大的切口、用哪种麻醉止痛药、用多大剂量，更不能决定自己将承受多大的风险。当然，大多数病人都倾向于把作出详细决定的责任交给他们的医生，因为他们认为大部分的技术性细节与他们无关，而对医生来说，却有必要注明详细的内容和每一部分所承担的风险，至少应说明病人认为重要的方面。只有两种情况似乎不必征求病人的同意：一是需要采用急诊治疗来保护病人的生命或健康；二是有确凿的证据表明，与病人讨论过多的实情将对病人造成多种伤害。当病人神志不清、缺乏判断力、年龄过小时，应获得病人监护人的同意。

（3）疾病认知权

或称了解实情权。病人有权了解自身所患疾病的性质、严重性、预后、治疗的利弊、医生采取某种治疗方案的理由、自己将承担多少风险等。医生有责任回答病人提出的问题或主动向病人做必要的解释、说明。对于医生来说，要把握尊重病人疾病认知权的程度是很困难的，什么时候应该告诉病人实情，什么时候不应该告诉病人实情，该让病人了解多少实情。对于一些严重疾病的晚期，只有当病人同意了解实情或病人的家属同意让病人了解实情的情况下，才能告知病人实情，否则，将会对病人造成不良影响，并引起病人及其家属的不满。有时，"欺骗、隐瞒"是合理的、受欢迎的，而告知实情却并非总是有益的。另一方面，医生对告诉病人的情况应做适当的选择，告诉病人的太多、太详细可能反而会影响病人正确理解问题或使病人在烦乱中产生犹豫不决的情绪。如果将全部实情都告诉病人或家属，可能会使他们作出错误的决定，并产生严重的焦虑和恐惧，从而使疾病恶化或不利于问题的解决。例如，一个医生怀疑一个新生婴儿有残疾，如果直接告诉父母的话，父母可能会拒绝接受这个孩子，这将不利于建立婴儿未来健康生长所依赖的最初的亲情关系。医生在告诉病人实情时，要使用通俗易懂的语言，避免使用不容易被理解的术语，把应该让病人了解的实情表达得直接、清楚、明白，以免病人误解、猜测。

2. 病人的义务

病人在医疗过程中享受一定权利的同时也应承担相应的道德义务。主要是指病人对自身健康、医务人员的诊疗及对社会负责基础之上的一种道德责任。一般来说，病人的义务包括下述方面。

（1）*保持健康和恢复健康，预防疾病*

一个人一旦患病，其承担社会责任的能力就将减弱，这对个人和社会都是一种损失，还会给家庭与社会造成负担。努力减轻社会的负担、减少损失，是每一个社会成员不可推卸的责任。作为病人，除了患病后及时就医、积极治疗外，更为重要的是要防患于未然，建立合理的生活方式，养成良好的生活习惯，主动自觉地学习有关疾病的预防知识，相信科学，积极锻炼身体，增强机体抵抗力，减少疾病的发生。

（2）*积极配合诊疗*

病人在就医诊疗过程中（无论住院、门诊）应遵守医院为维护正常医疗秩序而制定的一系列规章制度；病人应积极给予医务人员必要的配合，服从医务人员的诊疗，遵守医嘱，主动向医生、护士介绍在诊治中的病情变化和主观感受，病愈后及时出院，协助医院的随访工作。

（3）*尊重医务人员*

理解和尊重医务人员的劳动，尊重医务人员的人格，努力共同建立良好的医患关系；同时谴责那些不尊重医务人员、强索药物、强行要求某些特殊检查或治疗，甚至辱骂、殴打医务人员的行为。

（4）*及时足额交纳医疗费用*

以任何方式逃避、拖欠医疗费用都是不道德的。确实无力支付费用者应按有关规定办理减免手续。

（5）*支持医学科学研究和医学教育*

医学的发展、医疗技术的提高离不开科学研究。现代诊疗为病人的康复带来的好处是建立在千千万万的前人为医学发展积累知识所作贡献的基础上的，每个病人应在知情同意的基础上，积极配合医学科研和医学教育。

（三）医护人员的义务与权利

1. 医生的义务

（1）治疗的义务

医生必须以其所掌握的全部医学知识和治疗手段，尽最大努力为病人服务，这是医生的职业特点所决定的，只要你选择了这门职业，就必须承担为病人治病的义务。

（2）解除痛苦的义务

病人痛苦包括躯体性和精神性的。躯体痛苦一般可用药物医疗手段加以控制，但精神痛苦需要医生有同情心，理解病人，关心病人，做好心理疏导工作才能奏效。无论是病人的躯体疾病还是心理障碍，均可由生理、心理、社会三方面因素所致，因此，对病人要全面了解，有的学者主张医生对病人要有五知：一知病人主诉；二知病人不适；三知病人苦恼；四知病人日常生活的不便；五知病人的社会问题。只有了解病人的生理、心理、社会诸方面因素，才能对症下药。

（3）解释说明的义务

病人到医院就诊是抱着希望而来的，他们不仅希望医生能治疗疾病，而且带着一系列问题：自己得的是什么病，怎么会得这种病，这种病能不能治好，需要多长时间……对于患者提出的这些问题，医生有义务做些耐心细致的解释，以免使病人失望而影响治疗效果。

（4）保密的义务

医生有为病人保密的义务。在现代医学伦理学中医务人员除了对病人要尽义务外还有其社会义务。一般来说，对病人个体尽义务和对社会尽义务是统一的。医生为病人治病，帮助病人恢复健康，本身也是医生为社会尽义务的一个方面。但是在一些情况下，维护病人利益也会同我们说的社会利益发生冲突。譬如人体实验中科学研究与维护病人利益的矛盾；优生中个人生育权与生命质量的矛盾……因此，要根据现代化医学伦理学的原则全面考虑。

2. 医者的权利

医务人员的权利是指医务人员为维护病人的健康，保证病人医疗权利的实现，独立行使医疗行为的权利。

（1）维护和保证病人身心健康、保证病人医疗权的实现的权利

维护和保证病人的健康，是医务人员的天职，也是医务人员的权利。正如第29届世界医学大会所采纳《东京宣言·序》中所说："实行人道主义而行医，一视同仁

地保护和恢复人体和精神的健康，解除病人的痛苦，是医生特有的权利。"医务人员行使这一权利必须以维护、保证病人恢复健康为前提，否则，就是不道德的。如滥用权利，拒绝病人求医问医，以医谋私等，都是对权利的歪曲和滥用。

（2）医疗自主权

在保证病人恢复健康或有利于病情缓解的情况下，医务人员具有医疗自主权。在临床活动中，根据患者的病情，医务人员决定保守治疗或是手术治疗、住院治疗或是门诊治疗，服用哪种药物等。病人及其家属、部门领导乃至整个社会都应尊重医生根据科学做出的诊疗决策。

（3）保密权利

为了维护病人和社会利益，医务人员有权对某些病情和医情保密，包括为病人保密和对病人保密两个方面。

（4）医生的特殊干涉权

是指医生在特定的情况下，限制患者的自主权，实现自己意志以达到对患者应尽责任的目的。特殊干涉权适应范围主要有：①自杀未遂、精神病患者等拒绝治疗时，医生可以强迫治疗或采取措施控制其行为；②人体试验性治疗时，虽然患者知情同意，但一些高难度、高风险的试验，医生也可以运用干涉权，不予进行；③当患者了解诊治情况及预后有可能影响治疗过程或效果，造成不良影响时，医生隐瞒真相是一种道德的、正当的行为。

医生在行使自己的权利时，要做到公正、合理、真实，因为对疾病的确认在社会生活中是非常重要的。如诊断为色盲或立体色盲者将被禁止从事司机、医生等职业。如某人一旦被确认为精神病发作时，对其所做的事情可以不负任何责任。如果医生做伪证，就会使有些罪犯逍遥法外，给社会造成危害。

（四）医学目的与伦理实践

医学目的是一个多层次、多侧面的理论概念，是特定的人类群体或个体在一定历史条件下对医学的企求，是人类希望通过医学达到"救死扶伤"、"防病治病"、"延长生命"、"提高生命质量"的目的。医学目的实际上就是人的目的，它具有客观与主观两重性的特点。首先是客观性，在社会、经济、科技、文化等不同的历史发展阶段，所反映的医学性质、特点及水平也不一样，表现出其目的性和客观性是统一的；医学目的的主观性是指人们的一种追求与愿望，必然存在主观对客观反映的超前性，存在主观反映与客观的差异与缺陷。而科学的医学目的应当是客观性与主观性的统一，是真善美的统一，它激励人们对医学科学真理追求的奋进精神，引导医学健康发展，合理界定医学实践活动的领域和范围，正确地利用各种资源，推动医学水平不停滞地向前发展，力图客观性与主观性达到统一。但医学目的又受一定的历史条件制约，随其赖以产生和发展的社会存在的变化而变化。

第二节　中医全科医疗中常见的伦理问题

一、预防与健康教育

预防医学是从预防的观点出发，研究人群健康、疾病与自然环境、社会环境之间的关系，采取公共卫生、社会卫生和自我保健等措施，充分利用环境中有益因素，控制和消除环境中有害因素，以达到预防疾病，增进健康，延长寿命，提高生命质量之目的的一门医学科学。

随着世界经济全球化进程的加快，世界各国的经济水平都有了进一步的提高。一方面，人们生活水平不断改善，对自己生命健康的期望值也越来越高；另一方面，人类赖以生存的自然环境和社会环境发生了巨大的变化，使得预防保健、环境保护工作的任务日益繁重，所涉及的范围愈来愈广泛；对预防保健和环境保护的道德要求愈来愈突出。这表现在两个方面：一方面是医务工作者自身的道德要求，另一方面是预防保健工作中面临的道德问题。因此，加强预防保健和环境保护的道德修养，调整好预防保健和环境保护工作中的道德关系，对于减少和消灭致病因素，保护人民群众的生命健康，维护社会的安定，促进整个人类的发展都有重要的意义。

（一）预防医学工作者的道德要求

1. 忠于职守，高度负责

预防医学以社会人群为主要服务对象，是直接致力于社会利益的事业，因而有着比基础医学和临床医学更为广泛的社会性。疾病在人群中流行，多是由人群生活的环境因素引起的，例如水源、粪便、居住条件、气候条件、饮食条件等。这些条件的随机性很大，难以控制和管理。

预防医学工作范围广，工作时间长，工作内容复杂，工作十分艰苦，再加之部分预防医学工作人员存在着"重治疗，轻预防"的思想，甚至出现不愿从事预防医学工作的情况，这就要求预防医学工作人员要忠于事业，不图名利，不畏艰苦，不怕牺牲，尽职尽责，为人民的健康和幸福而奋斗，为崇高的职业而奋斗。

忠于职守，高度负责，还表现在树立新观念、适应医学模式的转变上。随着医学模式的转变，现代预防工作的内容也随之发生重大变革，即从单纯的防病治病转向整体预防的模式，将健康和社会发展的各个方面结合起来，做到预防生理性疾病和预防心理性疾病相结合，保障社会人群不仅不生病，而且身体上、心理上和社会适应上均处于良好状态。

2. 面向社会，坚持公益

预防医学工作直接面对广大群众，对社会承担道德责任。因此，把人民群众和社会的利益放在首位，坚持面向社会，主动服务，是对预防工作者的又一道德要求。面向社会，主动服务要求预防工作者从社会的利益出发，主动到人群中去进行健康状态和疾病的普查，进行预防接种；主动向上级报告疫情，尤其是重要疫情，更应及时上报；由于工农业不断发展和城市人口的集中，带来了一系列的环境污染问题。城镇基本建设的扩大使生态环境遭受破坏，植被覆盖面不断减小，给环境和人群带来不利影响。随着中国加入关贸总协定，外贸商品和人员的进出日益频繁，这对我们预防工作者提出了更高的社会道德要求。总之，面向社会主动服务，就是要求预防工作者采取高度负责和积极热情的态度，树立为人民身心健康服务的高尚医德。

3. 不畏艰难，秉公执法

预防医学的工作任务是十分艰巨而复杂的。就工作范围来说，从天上到地下，从平原到高山，从江河湖泊到汪洋大海，从城镇街道到乡村农舍，凡是有关人群卫生的事业都要管，可以说"上管天，下管地，中间管的是空气"；"既管官，又管民，男女老少都管到"。就工作内容来看，也是相当复杂的，既要搞好预防，又要搞好某些病的治疗；既要防治传染病、地方病、寄生虫病、职业病和新出现的艾滋病，又要防治严重危害人民健康的非传染性疾病。从工作方法来看，其工作条件也是十分艰苦的。它要求预防工作者，无论严寒酷暑，刮风下雨，都要调查研究到现场、取样化验到现场、监督检查到现场、投药消毒到现场、预防接种到现场、防治疾病到现场。然而，有的时候虽然防保工作者做了大量工作，仍然看不到显著的防治效果，甚至被人们误解和冷淡对待，这就需要高尚的医学道德精神，以科学的态度对待预防工作，不仅要发扬不畏艰险和知难而进的精神，还应正确看待自己的工作成效，要清楚地认识到，预防医学的社会效益往往是隐形的间接的效益，它减少了疾病和千家万户的许多治疗费用，节约了国家的许多卫生资源，这些很难计算，也不易被人们所注意。但是，正是预防工作者默默无闻地工作，才使人们的生产、工作和生活环境不断改善，人民健康水平不断提高。因此，作为预防医学工作者应当不为名不为利，任劳任怨，甘当无名英雄，富于自我牺牲精神。只要坚持这样做，就能够在平凡的岗位上做出不平凡的业绩。正因为预防工作艰难复杂，所以更需要相关法律规则为之保驾护航。

预防医学的许多工作是通过实施卫生法规进行的。新中国成立以来，我国制定了不少卫生法规，如《食品卫生法》《环境保护法》等，许多城市还从本地情况出发制定了适合当地要求的卫生法规，这些法规都是我国预防工作的有力保障。预防工作者是卫生法规的宣传者、执行者和监督者，应该依法办事。在执法中要排除来自各方面的干扰，忠实地履行自己的职责，做到坚持原则，秉公执法，违法必究，不徇私情。那种对违法者姑息迁就，甚至同流合污，利用手中的权力徇私舞弊的行为，不仅严重违背原则，也是一种违法行为，甚至是犯罪行为。

（二）健康教育的伦理原则

健康教育在满足社区医疗要求的同时又要处理好敏感问题，即需要得到关注，但却容易引起争论的问题，如死亡、暴力和性。健康教育人员如果没有相关经验，就有可能错过在目标人群中建立正确的价值观、道德观和健康观的机会。伦理原则的作用就在于给面临问题的健康教育人员一个工作的限度和标准。

健康教育工作者被赋予改变人们行为的使命，社会上对健康行为的需求日益增加，更多的人参与到该项工作中，这就需要用指导实践的伦理原则来规范所有参与健康教育工作的人的行为。

健康教育与健康促进的伦理原则应明确告知公众和全科医疗人员，健康促进活动要有应遵循的原则和标准，让健康教育目标人群知晓可以获得的服务和帮助，过程的所有参与者都会从条理清楚、简明的伦理原则中获益。在健康教育的同时，要贯彻以下原则。

1. 无伤害原则

是指在健康教育的过程中，不做对社区群众有伤害的事。无伤害原则包括以下三个方面。

（1）免受伤害

如在强调保持适宜体重的重要性的同时，不要使个人的自尊心受到伤害。

（2）预防伤害

如家里是经常吸烟的地方，健康教育工作者有责任告知家长吸烟会威胁到孩子的健康。

（3）远离危害

如教师或家长传授不准确的信息，这种信息会间接带来危害。健康教育工作者的任务就是消除这种危害，要在不影响教师和家长的威信、不影响正常教学的基础上进行。

2. 效益原则

多做对他人有益的事情。这一原则的两个部分是：提供效益和平衡效益与伤害。区别效益和危险是很重要的，因为在追求效益的努力中也伴随着潜在的危险。我们喜爱的许多东西——食物、性和运动都携带着危险。健康教育人员应帮助社区人们充分认识行为选择的风险和益处，这样他们才能在获得信息的情况下做出自己的决定。健康教育人员的努力可帮助人们确定行为的效益是否超过行为带来的危险。

3. 自主原则

在不伤害他人的前提下，个人有权决定自己的行为。绝对自主权意味着个人有充分的行动自由。相对自主权是指个人具有在有限的范围内自由行动的权利。在儿童教育中，适当的社会限制是必须的。相对自主权建立在知情同意的基础上，即在个体知情同意的情况下，做出的选择是自主的。

如果在做决定之前，不能得到完整的信息或个体不能理解所提供的信息，那么他或她的行动就不算是自主决定的。如果一个人是被迫的，如以高度的抵抗或失去某种利益的威胁，他或她的决定也不是自主性的。强迫的成分越大，自主性越低。

4. 公平原则

每个人应受到公正和同等的对待。换言之，针对社区服务健康教育的规章和制度必须适用于群体的每个成员，而且前后一致并具有连续性。当规章和制度的应用前后不一致或没有连续性时，不公正就产生了。当然这并不等于在所有情况下，和他人相比，每个人应受到完全相同的对待，相应的变化才是具有合理性的理由，这是正确解释说明的关键所在。

二、计划生育与护理

（一）计划生育中的伦理原则

1. 人工流产

人工流产是指由孕妇本人或他人（通常是医生或助产士）以人工手段有意施行的堕胎，以终止妊娠。分为治疗性和非治疗性人工流产。治疗性流产通常是因为患有某种疾病不能继续妊娠，而采取的终止妊娠方法；非治疗性流产涉及的方面较多，如在妊娠期诊断出先天遗传性疾病或畸形的胎儿、未婚先孕、婚外孕等，都有可能采用人工流产的方法进行处理。人工流产往往会给受术者的健康带来一定的影响，而且手术可能有严重并发症发生。因此，施行手术必须坚持"知情同意"和"质量第一"的原则，不要不道德对待患者，特别是对待非婚或"超计划"妊娠者，应该和普通妊娠者一样，不应歧视，严格为她们保守医疗秘密。通常使用的方法有药物和手术两种。从社会控制生育或个人计划生育角度，因避孕措施失误或失效引起的计划外妊娠或意外妊娠也可采用人工流产方式。但是，在计划生育中应首先采取避孕措施，而不是人工流产。人工流产只能作为节制生育的补救措施，施行时要采取谨慎的态度。

2. 胎儿性别鉴定

现代诊断技术可用于性别选择和性别鉴定，但要遵循一定的道德规范。胚胎种植前遗传学诊断技术与 X、Y 精子分离技术的应用，可降低人群个性连锁遗传病的发生率，前者可用于胎儿性别产前诊断，后者可按受术者主观意愿生产某一性别的胎儿，但这两种技术的滥用都将造成人口性别比例失调。另外，B 超检查等技术也可在产前做出胎儿性别鉴定，在一个重男轻女的社会中，此类技术弊大于利。性别比例平衡是人类长期进化的结果，有利于人类的繁衍和社会的稳定。若性别比例失调，性犯罪的概率就会增加，给社会带来严重的隐患。

3. 优生

优生是计划生育工作的重要组成部分，是一项社会性很强的工作。各种优生措施的推行要冲破传统的伦理观念、不良习俗等所造成的障碍。因此，全科医生既要具备一定的优生学理论和专业技能，又要以特殊的医学道德要求规范自己的医学行为。

4. 不孕不育

在不孕症治疗中，应努力帮助受孕困难的夫妇，不能为了完成计划生育指标而忽视或剥夺这些夫妇的正当权利，影响其夫妻生活和家庭幸福。

（二）护理中的伦理原则

护理工作是整个医疗卫生工作的重要组成部分，它既受整个医学规律的支配，又有其自身相对的独立性和特殊性。重视护理工作本身的道德问题研究，加强护理队伍的道德素质建设，对提高护理工作水准，维护人体健康，改善人的生命质量，推动护理科学的发展，都具有十分重要的意义。

1. 整体护理

整体护理是以病人为中心，以护理程序为基础，对病人进行身心整体护理。整体护理中以护理程序为基础，根据病人生理、心理需要解决的护理问题，制订计划、执行计划并及时评价护理效果、修订计划，是一个动态的、连续的、有反馈的完整过程。因此具有以下道德要求：以病人为中心是整体护理的根本道德观念；更新观念，学无止境；团结协作，密切配合，共同搞好整体护理。

2. 基础护理

基础护理在病人的康复中占有重要地位，包括基本理论、基本知识和基本技能，是各专科护理的共同基础，也是从事护理专业必须掌握的基本知识和技能。要求护理人员热爱专业、无私奉献，认真、自觉、高度负责，钻研业务、不断进取，团结协作密切配合。

3. 特殊人群护理

（1）老年人

对老年人或老年患者应该理解与关心，对他们应该给予特别的尊重；对老年患者更应该细致观察，尤其要注意语言交流。

（2）孕产妇

做好妇女孕产期保健，注意妇产科病人特殊的心理变化，尤其要加强语言修养；从妇产科工作的特点出发，既要有冷静果断的作风，又要有细心周到的照顾。

（3）儿童

对儿童或患儿应具有爱心、耐心、责任心，针对儿科的特点开展护理工作。

三、重症监护与临终关怀

（一）危重病人抢救中的道德要求

危重病人的院前急救，是社区医疗的一项重要工作。危重病人抢救的效果如何，不仅取决于抢救人员的技术，而且同抢救人员的道德水平有着极为密切的关系。

1. 争分夺秒

危重病人病情紧急，变化很快，如心脏骤停、脑出血等，全科医生必须要有"时间就是生命"的观念，争分夺秒、全力以赴地奋力抢救。

2. 勇担风险

危重病人病情紧急，病情复杂，抢救中常常有很大的风险。全科医生是首诊医生，在风险面前需要十分慎重，尽量选择安全有效、风险小、损伤小的医疗方案，但也要有勇于承担风险的精神。危重病人哪怕存有一线希望，全科医生也应积极采取措施，敏捷、果断地进行抢救，并及时与上级医院联系。

3. 团队合作

在社区抢救危重病人，受条件限制存在一定困难，抢救中需要有团队合作精神，病情一旦稳定，应立即进行转诊。

（二）临终关怀

1. 临终关怀的概念

临终关怀，是指为现代医学治愈无望的病人缓解痛苦、维护至死的尊严、帮助临终者安宁地走完生命最后历程，对临终者家属提供包括居丧期在内的生理和心理关怀的一系列立体化社会卫生保健服务。

临终关怀在社区医疗中尤其重要。在生理上，临终关怀要消除病人躯体疼痛等症状的困扰；在心理上，临终关怀要慰藉指导临终病人接受死亡、缓解对死亡的恐惧，同时还要安抚家属的悲伤情绪；在社会方面，临终关怀团队中的社会工作者承担着解决临终者及其家属有关的社会问题，并寻求社会的支持。临终关怀具有重要的伦理意义。

2. 临终关怀的道德原则

在社区医疗中，实施临终关怀应遵循"照护为主，适度治疗，注重心理，整体服务和人道主义"的道德原则。

（1）照护为主

临终关怀不以延长病人的生命过程的治疗为主，而以全面护理为主，提高病人的临终阶段的生命质量，维护病人死的尊严。这种照护是社区医疗中的重要责任。

（2）适度治疗

据国内外调查资料显示，晚期病人的基本要求有三条：一是保存生命；二是解除痛苦；三是无痛苦地死去。但考虑到人们的传统观念和习俗，对临终病人如果完全放弃治疗，人们往往不易接受，此时全科医生应提出适度治疗的原则，即不以延长生命过程的治疗为主，而以解除痛苦的治疗为主。

（3）满足心理需要

临终病人通常不同程度地经历"否认、愤怒、抗议、绝望和接受"的复杂心理过程，且因人的经济地位、政治地位、文化程度、宗教信仰、职业与年龄等的不同而有差异。因此，全科医生及其团队对晚期病人要加强心理治疗与护理，使其正视现实，并对其进行安抚、同情、体贴、关心，因势利导地使其心理获得平衡。

（4）整体服务

所谓整体服务即全方位的服务，主要包括：对临终病人的生理、心理、社会等方面全面给予关心和照顾；为病人提供全天候的服务；既要关心病人自身，又要关心病人家属；既为病人生前提供服务，又为其死后提供家属居丧的服务等等。

（5）人道主义

与普通病人相比，临终关怀要充满爱心、关心、同情，理解临终病人，尊重他们的权利与尊严，尤其要尊重病人选择死亡的权力，力求使其在最小痛苦的情况下，安详地、有尊严地告别人生。

四、用药与转诊

（一）用药中的道德

用药作为治疗的手段之一，其目的一般说来与医疗的目的是一致的，即挽救和维持病人的生命，治疗或减轻病人的疾病和痛苦，促进和维护病人的身心健康。现实中用药目的基本上与医疗的目的是一致的，是符合道德的。归纳起来用药目的有以下几种：①主要是使疾病、机能障碍或不适消除，以恢复正常功能的用药；②改善各种条件下的操作用药；③改变在认识方面的学习用药；④为了恢复健康的各种滋补用药；⑤积极或消极的影响行为的效果用药；⑥研究个人或他人的内心世界用药；⑦表示意志的象征性的目的用药；⑧要支配他人用药；⑨达到某种神的目的或宗教仪式用药；⑩为了鼓励某种社会政策或政治政策用药。从上述用药目的看，用药不仅仅是临床医学中的问题，也涉及医学科研、社会及政治问题。

用药目的是有道德意义的。实用主义的解释是错误的，如以美国韦斯特医生为代表的实用主义观点认为药物有用就是正确的用药，根据此观点，上述各种目的的用药都是正确的。显然，这是失之偏颇的观点。因为不良目的的用药可能有用，但不符合道德要求。用药的道德思想基础应该是动机与效果的统一。即除用药目的必须是符合道德的以外，用药的手段也必须遵循原则。用药必须力求动机与效果，目的与手段的统一。

（二）转诊中的道德

转诊常常使病人产生很多误会，一部分病人会产生严重的焦虑。转诊前，全科医生应充分考虑到全科医疗、医生本身和实际条件的潜力与限制，必要时应向病人说明。不管病人是否愿意转诊，都应该获得病人的书面证明。全科医生应该在适当的时候及时地作出转诊的决定，并取得病人的谅解和同意，而且对转诊过程一直负责，取得接受转诊医生的大力支持，直到病人又重新回到所在的社区。要让病人充分了解全科医生的工作特征，即全科医生的作用就是负责首诊和进行必要的转诊，适当的转诊是全科医生工作的一个重要部分，转诊不是推卸责任，全科医生对转诊后的病人仍然负责。

全科医生在转诊中需要遵守下列准则。

（1）转诊必须以病人诊疗需要为第一前提。有的全科医生出于对医疗纠纷的畏惧，或怕承担责任，或为了减轻工作量，或迁就病人和家属的不合理要求，往往轻易地做出转诊的决定，这是缺乏应有责任心的表现，这对积累临床经验、节省病人经济支出不利。尤其是把完全不需要转诊的病人转诊，更是违背职业道德的。相反，有的医生可能想争取更多实践的机会，或出于经济考虑而延迟转诊或该转诊不转诊，这常常会耽误病人的治疗。

（2）全科医生要对转诊过程负责、保证病人在转诊过程中的安全。对于在转诊过程中可能出现意外，而且自己又难以解决的病人，应请专家会诊。转诊不是推卸责任。全科医生不仅是首诊医生，而是病人的全程医生、即使对转诊后的病人，全科医生仍要负责。

（3）转诊无论是医生提出还是病人及家属提出，不管病人是否愿意转诊，都应获得病人的知情同意。应向病人客观说明全科医疗的特点、优势、存在的潜力和不足，以及转诊的必要性等，由病人决定同意与否并在书面材料上签字。如果病人或家属坚持不合理的转诊，也应有病人或家属的签字，以防止因此出现医疗纠纷。

（4）全科医生应根据病人的实际情况，把病人转到相应的医院和医生那里。全科医生对接诊的医院和医生的有关情况应比较熟悉。同时，把病人转诊至何处要考虑病人家属的意愿和工作、经济、生活等各个方面，以节省费用、就近、方便、有效为原则。

五、医学研究

随着医学的发展，许多新技术、新问题令社会的道德观念和医学、伦理学、法学都面临着巨大的挑战。伦理即道德理论，医学科研伦理道德是医务人员和医学科研工作者在医学科研活动中调整自身与他人和社会之间相互关系的行为准则。医学科研由于其对象及目的的特殊性，研究过程的高度复杂性以及研究结果的双重性，因此在各种科研活动中，医学科研涉及的伦理道德历来引人注目，应有比较完备和严格的道德标准。医学科研的发展与医学道德的进步是同步的，它们互相促进、互相渗透、互相制约。要提倡良好的医学伦理道德，必须严肃对待各种违反医学伦理道德的做法。

医学科研道德包含在医学科研的整个过程中，主要表现在科研选题、实验设计、资料搜集、动物实验、人体实验、科学发现的优先权、科学的社会关系调节以及科学管理等方面。医学科研同样必须遵循以下道德规范。

（一）追求真理、造福人类

这是医学科研道德首要的准则。

1. 医学目的原则

医学科研的直接指向和目的是在宏观和微观上发展医学，积累医学知识，为人类的健康服务。马克思曾说过："科学绝不是一种自私自利的享受。有幸能够致力于科学研究的人，首先应拿自己的知识为人类服务。"科研人员在医学研究中应避免为获取医学知识不顾研究手段方法的正确性、道德性和科学性的行为，避免不合医学目的、违背人道的、危害社会和人类进步的科学研究。

2. 知情同意、自主原则

主要指人体实验中尊重研究对象的知情权和自主权，强调病人的依从性。医患关系观念的转变、公民权益意识的建立、相关法律条文的明晰和可操作性是知情同意原则实施的必要条件。

3. 人道主义原则

爱因斯坦告诫人们："关心技术本身是不够的，首先应当关心人本身"。医学科研工作者必须具有高度的社会责任感和预见性，人体实验须严格遵守《赫尔辛基宣言》，做到有利无害；实验进行中应强调受试对象的依从性，一旦出现不利现象，应认真分析，及时采取相应处理措施，确保受试对象的安全。动物实验也要遵循有关使用实验动物的准则。

（二）勇于探索，合理怀疑

科研的灵魂在于不断创新，勇敢探索。科学研究是创造性的活动，研究者首先应是一个具有首创精神的创造者，不可迷信、盲目、墨守成规。科学的想象有助于拓宽思想，寻求科研突破口；具有独创性、开拓性、先导性；还要善于学习，充分汲取前人的知识成果，因为科学具有继承性，学习是创新的前提，知识是进取的先导。

（三）实事求是、坚持真理

科学研究人员要树立实事求是、坚持真理的科研道德，摒弃弄虚作假的陋习。医学科研工作的对象和性质决定了医学科研工作者要有严肃的科学态度、严谨的科学作风、严格的科学方法、严密的科学思维，在科研活动中必须始终坚持实事求是的科学精神。科研选题要严肃认真，注重实效；科研实施要尊重客观，精确可靠；科研成果的鉴定、推广、应用要公正诚实，对社会负责；科研人员要团结协作，尊重他人，保护知识产权，打击剽窃行为，促进良好学风的建立；另外，还要有坚持真理、百折不挠、敢于修正错误的勇气。

（四）维权意识强

审慎对待国家主权、人权和肖像权问题，严守科研秘密，确保国家利益与发明者的专利权。

第 八 章

中医全科医疗中的法律问题

从国际社会看，公民的健康权利已得到不同程度的确认和保障。中医全科医生作为社区卫生服务的主体，为了确保公民享有健康权利，实现医学的宗旨，应重点掌握和贯彻以下法律法规，重视相关法律问题。

第一节　中医全科医疗的相关法律制度

生命健康权作为一项基本人权，得到了国际组织和世界各国的高度重视。《世界卫生组织组织法》将全人类获得最高可能的健康标准确定为该组织及其会员国的最终目标。1978 年世界卫生组织在《阿拉木图宣言》中明确提出了"2000 年人人享有卫生保健"的口号，对此我国政府也做出了庄严的承诺。世界卫生组织制定的初级卫生保健内容包括 8 个方面：①健康教育；②合理营养与安全食品；③安全、卫生的饮用水和清洁的环境卫生；④妇幼保健和计划生育；⑤传染病的预防和计划免疫；⑥地方病的预防与控制；⑦常见病防治；⑧基本药物的供应。

在我国，无论是《宪法》还是《民法》《刑法》，都赋予了公民广泛的健康权利，并予以全面的保护。我国《宪法》明确规定："国家发展医疗卫生事业，发展现代医药和我国传统医药，鼓励和支持农村集体经济组织、国家企业事业组织和街道组织举办各种医疗卫生设施，开展群众性的卫生活动，保护人民健康。"这是建立社区卫生服务机构，发展社区中医药卫生服务，履行预防保健职责的根本依据。作为社区卫生服务的对象，社区居民享有休息权；社会救济、社会保险权；饮用水和食品安全权；对自己健康状况的知情权；对治疗措施的同意权；个人健康、医疗隐私的保密权；受到健康伤害的诉讼赔偿权等等。中医全科医生要尊重公民的这些权利，并担负起保护这些公民权利的职责和义务。

社区卫生服务的开展需要通过建立医疗保险体系来解决基本医疗服务需求，控制医疗成本，提高卫生服务的可及性和公平性。1998 年，国务院发布了《关于建立城镇职工基本医疗保险制度的决定》（国发〔1998〕44 号），开始建立保障职工基本医疗需求的社会医疗保险制度。为实现基本建立覆盖城乡全体居民的医疗保障体系的目标，2007 年 7 月，国务院发布了《关于开展城镇居民基本医疗保险试点的指导意见》。同年，劳动和社会保障部发布了《关于促进医疗保险参保人员充分利用社区卫生服务的指导意见》，要求通过扩大社区卫生服务机构及基层医疗机构定点范围、将社区卫生服务中的基本医疗服务项目纳入医疗保险支付范围以及适当降低参保人员医疗费用自付比例等措施，引导参保人员利用社区及基层医疗服务。这些为实现社区卫生服务机构首诊制，全科医生成为基本医疗保险和基本卫生保健的守门人提供了政策支持。

一、人口与婚育法律

2001 年 4 月 28 日第九届全国人民代表大会常务委员会第二十一次会议修订的《中华人民共和国婚姻法》和 2001 年 12 月 29 日第九届全国人民代表大会常务委员会第二十五次会议审议通过的《中华人民共和国人口与计划生育法》及 2003 年 10 月 1 日起实施的《婚姻登记条例》，对婚姻制度、妇女、儿童和老人等合法权益以及人口和计划生育提出了规范性要求。这对公民身心疾病的预防、家庭社区的和谐美满、人口数量的控制、人口质量的保证等国计民生利益关系重大。

1. 生育调节

公民有生育的权力，也有依法实行计划生育的义务，夫妻双方在实施计划生育中负有共同的责任。实施计划生育以避孕为主，育龄夫妇应当自觉落实计划生育、避孕节育措施，接受计划生育技术服务指导，预防和减少非意愿妊娠。国家创造条件，保证公民知情选择安全、有效、适宜的避孕节育措施。实施避孕节育手术，应当保证受术者的安全。禁止歧视、虐待生育女婴的妇女和不育的妇女。禁止歧视、虐待、遗弃女婴。

2. 计划生育

国家建立婚前保健、孕期保健制度，防止或者减少出生缺陷，提高婴儿健康水平。计划生育技术服务人员指导实行计划生育的公民选择安全、有效、适宜的避孕措施。对已生育子女的夫妻，提倡选择长效避孕措施。严禁利用超声技术和其他技术手段进行非医学需要的胎儿性别鉴定；严禁非医学需要的选择性别的人工终止妊娠。

3. 法律责任

对非法为他人施行计划生育手术，利用超声技术和其他技术手段为他人进行非医学需要的胎儿性别鉴定或者选择性别的人工终止妊娠的，实施假节育手术、进行假医学鉴定、出具假计划生育证明的，由计划生育行政部门或者卫生行政部门依据职权责令改正，给予警告，没收违法所得；违法所得一万元以上的，处违法所得二倍以上六倍以下的罚款；没有违法所得或者违法所得不足一万元的，处一万元以上三万元以下的罚款；情节严重的，由原发证机关吊销执业证书；构成犯罪的，依法追究刑事责任。伪造、变造、买卖计划生育证明，由计划生育行政部门没收违法所得，违法所得五千元以上的，处违法所得二倍以上十倍以下的罚款；没有违法所得或者违法所得不足五千元的，处五千元以上二万元以下的罚款；构成犯罪的，依法追究刑事责任。以不正当手段取得计划生育证明的，由计划生育行政部门取消其计划生育证明；出具证明的单位有过错的，对直接负责的主管人员和其他直接责任人员依法给予行政处分。计划生育技术服务人员违章操作或者延误抢救、诊治，造成严重后果的，依照有关法律、行政法规的规定承担相应的法律责任。

二、特殊人群健康权益保护法律

无论经济的发展，社会的进步，还是以人为本，构建和谐社会，都要求我们要充分保护特殊人群生命健康的权益，认真贯彻并严格遵守我国制定的保护母亲和婴儿、未成年人、老年人、残疾人及精神病患者等特殊人群生命健康权益的法律。

(一)《中华人民共和国母婴保健法》

《母婴保健法》经1994年10月27日第八届全国人大常委会第十次会议通过，自1995年6月1日起开始施行。其立法宗旨是提高我国人口的素质，改善农村和边远贫困地区妇女儿童的健康状况。母婴保健工作以保健为中心，以保障生殖健康为目的，实行保健和临床相结合，面向群体、面向基层和预防为主的方针。

1. 婚前保健

婚前保健服务是医疗保健机构为公民提供的一种专门服务，主要包括下列内容。①婚前卫生指导：有关性卫生、生育、遗传病的知识教育等；②婚前卫生咨询：对有关婚配、生育保健等问题提供医学意见；③婚前医学检查：针对准备结婚的男女双方是否患有影响结婚和生育的疾病进行医学检查，包括严重遗传性疾病、指定传染病、有关精神病。

经婚前医学检查，对患指定传染病在传染期内或者有关精神病在发病期内的，准备结婚的男女双方应当暂缓结婚。对诊断患医学上认为不宜生育的严重遗传性疾病的，医生应当向男女双方说明情况；经男女双方同意，采取长效避孕措施或者施行结扎手术后不生育的，可以结婚。但是不包括《中华人民共和国婚姻法》规定禁止结婚的公民。

2. 孕产期保健

医疗保健机构应当为育龄妇女和孕产妇提供以下服务。①母婴保健指导：对孕育健康后代以及严重遗传性疾病和碘缺乏病等地方病的发病原因、治疗和预防方法提供医学意见；②孕妇、产妇保健：为孕妇、产妇提供卫生、营养、心理等方面的咨询和指导，以及产前定期检查等医疗保健服务；③胎儿保健：为胎儿生长发育进行监护，提供咨询和医学指导；④新生儿保健：为新生儿生长发育、哺乳和护理提供医疗保健服务。

经产前诊断发现有下列情形之一的，医生应当向夫妻双方说明情况，并提出终止妊娠的医学意见：①胎儿患严重遗传性疾病；②胎儿有严重缺陷；③因患严重疾病，继续妊娠可能危及孕妇生命安全或者严重危害孕妇健康。

依照本法规定开展医疗保健的机构，必须符合国务院卫生行政部门规定的条件和技术标准，并经县级以上地方人民政府卫生行政部门许可。施行终止妊娠或者结扎手术，应当经本人同意，本人无行为能力的，应当经其监护人同意，并签署意见，并可接受免费服务。严禁采用技术手段对胎儿进行性别鉴定，但医学上确有需要的除外。医疗保健机构和从事家庭接生的人员应按照国务院卫生行政部门的规定，严格遵守有关规程，提高助产技术和服务质量，并出具统一制发的新生儿出生医学证明；有产妇和婴儿死亡以及新生儿出生缺陷情况的，应当向卫生行政部门报告。从事母婴保健工作的人员应当严格遵守职业道德，为当事人保守秘密。

3. 技术鉴定

如对婚前医学检查、遗传病诊断和产前诊断结果有异议的，可以向医学技术鉴定组织提请鉴定。从事医学技术鉴定的人员必须具有临床经验和医学遗传学知识，并具有主治医师以上的专业技术职务，由卫生行政部门提名，同级人民政府聘任。进行医学技术鉴定时，凡与当事人有利害关系，可能影响公正鉴定的人员，应当回避。

4. 行政管理

省、自治区、直辖市人民政府卫生行政部门指定的医疗保健机构，负责本行政区域内的母婴保健监测和技术指导，按照国务院卫生行政部门的规定，建立医疗保健工作规范，提高医学技术水平，采取各种措施，方便人民群众，做好母婴保健服务工作。

5. 法律责任

未取得国家颁发的有关合格证书的机构从事婚前医学检查、遗传病诊断、产前诊断或者医学技术鉴定的，施行终止妊娠手术的，出具本法规定的有关医学证明的，县级以上地方人民政府卫生行政部门应当予以制止，并可以根据情节给予警告或者处以罚款。

未取得国家颁发的有关合格证书，施行终止妊娠手术或者采取其他方法终止妊娠，致人死亡、残疾、丧失或者基本丧失劳动能力的，依照《刑法》第一百三十四条、第一百三十五条的规定追究刑事责任。从事母婴保健工作的人员违反本法规定，出具有关虚假医学证明或者进行胎儿性别鉴定的，由医疗保健机构或者卫生行政部门根据情节给予行政处分；情节严重的，依法取消执业资格。

（二）《中华人民共和国未成年人保护法》

《未成年人保护法》经1991年9月4日第七届全国人民代表大会常务委员会第二十一次会议通过，2006年12月29日第十届全国人大常委会第二十五次会议修订，自2007年6月1日起施行。其立法宗旨是保护未满十八周岁的未成年公民的身心健康，保障未成年人的合法权益，促进未成年人在品德、智力、体质等方面全面发展，把他们培养成为有理想、有道德、有文化、有纪律的社会主义建设者和接班人。要求卫生部门和学校应当对未成年人进行卫生保健和营养指导，提供必要的卫生保健条件，做好疾病预防工作；应当做好对儿童的预防接种工作，国家免疫规划项目的预防接种实行免费；积极防治儿童常见病、多发病；加强对传染病防治工作的监督管理，加强对幼儿园、托儿所卫生保健的业务指导和监督检查。

（三）《中华人民共和国老年人权益保障法》

《老年人权益保障法》经1996年8月29日第八届全国人民代表大会常务委员会第二十一次会议通过，自1996年10月1日起施行。其立法宗旨是保障老年人合法权益，发展老年事业，弘扬中华民族敬老、养老的美德。

国家采取措施，加强老年医学的研究和人才的培养，提高老年病的预防、治疗、科研水平。开展各种形式的健康教育，普及老年保健知识，增强老年人自我保健意识。

医疗机构应当为老年人就医提供方便，对七十周岁以上的老年人就医，予以优先。有条件的地方，可以为老年病人设立家庭病床，开展巡回医疗等服务，提倡为老年人义诊。

老年人依法享有的医疗待遇必须得到保障。国家建立多种形式的医疗保险制度，保障老年人的基本医疗需要。有关部门制定医疗保险办法，应当对老年人给予照顾。并且老年人患病，本人和赡养人确实无力支付医疗费用的，当地人民政府根据情况可以给予适当帮助，并可以提倡社会救助。

发展社区服务，逐步建立适应老年人需要的生活服务、文化体育活动、疾病护理与康复等服务设施和网点。发扬邻里互助的传统，提倡邻里间关心、帮助有困难的老年人。鼓励和支持社会志愿者为老年人服务。

（四）《中华人民共和国残疾人保障法》

《残疾人保障法》经1990年12月28日第七届全国人民代表大会常务委员会第十七次会议通过，2008年4月24日第一届全国人大常务委员会第二次会议修订，自2008年7月1日起施行。其立法宗旨是维护残疾人的合法权益，发展残疾人事业，保障残疾人平等地充分参与社会生活，共享社会物质文化成果。

国家保障残疾人享有康复服务的权利。要加强残疾预防和康复工作，建立完善社会化、综合性的防控和康复服务体系。各级人民政府和有关部门分阶段实施重点康复项目，帮助残疾人恢复或者补偿功能，增强其参与社会的能力。康复工作将现代康复技术与我国传统康复技术相结合，以社区康复为基础，康复机构为骨干，残疾人家庭为依托，以实用、易行、受益广的康复内容为重点，优先开展残疾儿童抢救性治疗和康复。加强康复新技术的研究、开发和应用，为残疾人提供有效的康复服务。

地方各级人民政府和有关部门有计划地在医院设立康复医学科（室），设立残疾人康复机构，开展康复医疗与训练、人员培训、技术指导、科学研究等工作。地方各级人民政府和有关部门，应当组织和指导城乡社区服务网、医疗预防保健机构、残疾人组织、残疾人家庭和其他社会力量，开展社区康复工作。

残疾人教育机构、福利性企业事业组织和其他为残疾人服务的机构，应当创造条件，开展康复训练活动。残疾人在专业人员的指导和有关工作人员、志愿工作者及亲属的帮助下，应当努力进行功能、自理能力和劳动技能的训练。

医学院校和其他有关院校应当有计划地开设康复课程，设置康复专业，培养各类康复专业人才。政府和社会采取多种形式对从事康复工作的人员进行技术培训，向残疾人、残疾人亲属、有关工作人员和志愿工作者普及康复知识，传授康复方法。

（五）其他

目前精神卫生法律法规及相关政策保障体系还不健全，虽然《刑法》《刑事诉讼法》《民法通则》《民事诉讼法》《治安管理处罚法》《残疾人保障法》等法律法规中，规定了许多对精神病患者和精神残障人士的保护条款。《精神卫生法》的立法也正在进行中。

三、疾病预防控制法律

经济的发展、生活水平的提高、生活方式的改变使得我国卫生安全形势严峻。为了有效地控制对公民健康危害较大的某些疾病，我国加大了立法力度，先后制定了传染病、职业病、地方病、性病、艾滋病、慢性非传染性疾病和国境卫生检验检疫等疾病预防控制法律法规，不断完善我国疾病预防与控制法律体系，使疾病预防与控制工作有了法制保障。

（一）《中华人民共和国传染病防治法》

《传染病防治法》经2004年8月28日中华人民共和国第十届全国人民代表大会常务委员会第十一次会议修订通过，自2004年12月1日起施行。立法宗旨在于加强传染病的管理，预防、控制和消除传染病的发生与流行，保障人体健康和公共卫生。

1. 法定传染病分类管理

我国的传染病实行甲类、乙类和丙类三类管理。

甲类传染病是指：鼠疫、霍乱。

乙类传染病是指：传染性非典型肺炎、艾滋病、病毒性肝炎、脊髓灰质炎、人感染高致病性禽流感、麻疹、流行性出血热、狂犬病、流行性乙型脑炎、登革热、炭疽、细菌性和阿米巴性痢疾、肺结核、伤寒和副伤寒、流行性脑脊髓膜炎、百日咳、白喉、新生儿破伤风、猩红热、布氏菌病、淋病、梅毒、钩端螺旋体病、血吸虫病、疟疾。

丙类传染病是指：流行性感冒、流行性腮腺炎、风疹、急性出血性结膜炎、麻风病、流行性和地方性斑疹伤寒、黑热病、包虫病、丝虫病，除霍乱、细菌性和阿米巴性痢疾、伤寒和副伤寒以外的感染性腹泻。

上述规定以外的其他传染病，根据其暴发、流行情况和危害程度，需要列入乙类、丙类传染病的，由国务院卫生行政部门决定并予以公布。省、自治区、直辖市人民政府对本行政区域内常见、多发的其他地方性传染病，可以根据情况决定按照乙类、丙类传染病管理并予以公布，报国务院卫生行政部门备案。

对乙类传染病中传染性非典型肺炎、炭疽中的肺炭疽和人感染高致病性禽流感，采取甲类传染病的预防、控制措施。

2. 传染病预防

传染病预防是传染病防治工作中的一项极其重要的内容，是贯彻国家对传染病实行"预防为主"原则的集中体现，主要有：加强卫生法制宣传，培训防治技能；消除各种传染病传播媒介；改善公共卫生设施，保护水源；实行有计划的预防接种制度；建立传染病监测制度；建立传染病预警制度，制定防控预案；防止医院及实验室感染；严格执行各项医疗和卫生制度。

3. 疫情报告

疾病预防控制机构、医疗机构和采供血机构及其执行职务的人员和个体医生为责任报告人。发现鼠疫、霍乱、肺炭疽、SARS、脊髓灰质炎、人禽流感病人或疑似病人，各级各类医疗卫生机构、医卫人员包括乡村医生和个体诊所医生，应当在2小时内向发病地的疾病预防控制机构报告；发现乙类传染病病人、病原携带者和疑似传染病病人时，应当在6小时内向发病地的疾病预防控制机构报告；在丙类传染病监测区内发现丙类传染病病人时，应当在12小时内向发病地的疾病预防控制机构报告。

4. 疫情控制

医疗机构发现甲类传染病时，应当及时对患者、病原携带者，予以隔离治疗，隔离期限根据医学检查结果确定；对疑似患者，确诊前在指定场所单独隔离治疗；对医疗机构内的患者、病原携带者、疑似患者的密切接触者，应在指定场所进行医学观察和采取其他必要的预防措施。

5. 医疗救治

县级以上人民政府应当加强和完善传染病医疗救治服务网络的建设，指定具备传染病救治条件和能力的医疗机构承担传染病救治任务，或者根据传染病救治需要设置传染病医院。医疗机构的基本标准、建筑设计和服务流程，应当符合预防传染病医院感染的要求。医疗机构应当按照规定对使用的医疗器械进行消毒；对按照规定一次使用的医疗器具，应当在使用后予以销毁。医疗机构应当按照国务院卫生行政部门规定的传染病诊断标准和治疗要求，采取相应措施，提高传染病医疗救治能力。

医疗机构应当对传染病患者或者疑似传染病患者提供医疗救护、现场救援和接诊治疗，书写病历记录以及其他有关资料，并妥善保管。医疗机构应当实行传染病预检、分诊制度；对传染病患者、疑似传染病患者，应当引导至相对隔离的分诊点进行初诊。医疗机构不具备相应救治能力的，应当将患者及其病历记录复印件一并转至具备相应救治能力的医疗机构。

6. 法律责任

医疗机构违反本法规定，有下列情形之一的，由县级以上人民政府卫生行政部门责令改正，通报批评，给予警告；造成传染病传播、流行或者其他严重后果的，对负有责任的主管人员和其他直接责任人员，依法给予降级、撤职、开除的处分，并可以依法吊销有关责任人员的执业证书；构成犯罪的，依法追究刑事责任：①未按照规定承担本单位的传染病预防、控制工作、医院感染控制任务和责任区域内的传染病预防工作的；②未按照规定报告传染病疫情，或者隐瞒、谎报、缓报传染病疫情的；③发现传染病疫情时，未按照规定对传染病患者、疑似传染病患者提供医疗救护、现场救援、接诊、转诊的，或者拒绝接受转诊的；④未按照规定对本单位内被传染病病原体污染的场所、物品以及医疗废物实施消毒或者无害化处置的；⑤未按照规定对医疗器械进行消毒，或对按照规定一次使用的医疗器具未予销毁，再次使用的；⑥在医疗救治过程中未按照规定保管医学记录资料的；⑦故意泄露传染病患者、病原携带者、疑似传染病患者、密切接触者涉及个人隐私的有关信息、资料的。

（二）《中华人民共和国职业病防治法》

《职业病防治法》经 2001 年 10 月 27 日第九届全国人民代表大会常务委员第二十四次会议通过，自 2002 年 5 月 1 日起施行。其立法宗旨是为了预防、控制和消除职业病危害，防治职业病，保护劳动者健康及其相关权益，促进经济发展。

1. 职业病诊断

职业病诊断应当由省级以上人民政府卫生行政部门批准的卫生服务机构承担。承担职业病诊断的医疗卫生机构在进行职业病诊断时，应当组织三名以上取得职业病诊断资格的执业医师集体诊断，并共同签署"职业病诊断证明书"，经承担职业病诊断的医疗卫生机构审核盖章。

2. 职业病患者的处理

用人单位应当按照国家有关规定，安排职业病病人进行治疗、康复和定期检查。

对不宜继续从事原工作的职业病病人，应该调离原岗位，并妥善安置。职业病病人的诊疗、康复费用，按照国家有关工伤社会保障的规定执行。除此之外，依照有关法律规定，尚有获得赔偿的权利，有权向用工单位提出赔偿。用工单位没有依法参加工伤社会保险的，其医疗和生活保障费用由最后的用工单位承担。

（三）其他

为加强血吸虫、碘缺乏、地方性氟中毒等地方病防治工作，国务院、卫生部先后制定了《关于进一步加强地方病防治工作的几点意见》、《全国血吸虫防治规划》、《食盐加碘消除碘缺乏危害管理条例》、《防治布氏杆菌病暂行办法》、《改水防治地方性氟中毒暂行办法》等，使地方病防治工作有法可依。

四、突发公共卫生事件应急法律

《突发公共卫生事件应急条例》经 2003 年 5 月 7 日国务院第七次常务会议通过，自 2003 年 5 月 9 日施行。其立法宗旨是为了有效预防、及时控制和消除突发公共卫生事件的危害，保障公众身体健康与生命安全，维护正常的社会秩序。这标志着我国突发公共卫生事件应急机制得到进一步完善，突发公共卫生事件应急工作有了法制保障。

突发公共卫生事件（以下简称突发事件）是指突然发生、造成或者可能造成社会公众健康严重损害的重大传染病疫情、群体性不明原因疾病、重大食物和职业中毒以及其他严重影响公众健康的事件。

1. 及时报告突发事件

突发事件监测机构、卫生服务机构和有关单位发现有突发公共卫生事件的，应当在 2 小时内向所在地县级人民政府卫生行政主管部门报告；接到报告的卫生行政主管部门应当在 2 小时内向本级人民政府报告，并同时向上级人民政府卫生行政主管部门和国务院卫生行政主管部门报告。任何单位和个人对突发事件，不得隐瞒、缓报、谎报或者授意他人隐瞒、缓报、谎报。

2. 突发事件应急处理原则

参加突发事件应急处理的工作人员，应当按照突发事件应急预案的规定，采取卫生防护措施，并在专业人员的指导下进行工作。国务院卫生行政主管部门或者其他有关部门指定的专业技术机构，有权进入突发事件现场进行调查、采样、技术分析和检验，对地方突发事件的应急处理工作进行技术指导，有关单位和个人应当予以配合；任何单位和个人不得以任何理由予以拒绝。

当传染病暴发、流行时，街道办事处、乡镇以及居民委员会、村民委员会应当组织力量，团结协作，群防群治，协助卫生行政主管部门和其他有关部门、卫生服务机构做好疫情信息的收集和报告、人员的分散隔离、公共卫生措施的落实工作，向居民、村民宣传传染病防治的相关知识。

3. 法律责任

（1）卫生服务机构责任

卫生服务机构未依照本条例的规定履行报告职责，隐瞒、缓报或者谎报的；未依照本条例的规定及时采取控制措施的；未依照本条例的规定履行突发事件监测职责的；拒绝接诊患者的；拒不服从突发事件应急处理指挥部调度的。由卫生行政主管部门责令改正、通报批评、给予警告；情节严重的，吊销《医疗机构执业许可证》；对主要负责人、负有责任的主管人员和其他直接责任人员依法给予降级或者撤职的纪律处分；造成传染病传播、流行或者对社会公众健康造成其他严重危害后果，构成犯罪的，依法追究刑事责任。

（2）有关单位和个人责任

在突发事件应急处理工作中，有关单位和个人未依照本条例的规定履行报告职责，隐瞒、缓报或者谎报，阻碍突发事件应急处理工作人员执行职务，拒绝国务院卫生行政主管部门或者其他有关部门指定的专业技术机构进入突发事件现场，或者不配合调查、采样、技术分析和检验的，对有关责任人员依法给予行政处分或者纪律处分；触犯《中华人民共和国治安管理处罚条例》，构成违反治安管理行为的，由公安机关依法予以处罚；构成犯罪的，依法追究刑事责任。

五、健康相关产品卫生法律

健康相关产品涉及的范围广泛，涵盖人们的衣、食、住、行、用等诸多方面。从卫生法学角度来看，健康相关产品包括行政部门审批管理的药品、食品、医疗用品、医疗器械、保健品、化妆品等。健康相关产品卫生法律制度是指调整各类与人体健康相关产品的生产、包装、贮存、运输、经营、广告使用及检验审查批准等活动中产生的各种社会关系的法律规范的总和。市场经济的利益驱使，使这部分产品不断增加，如果相应的法律不健全或执法不严，势必给公民的健康和生命安全带来损害。

（一）《中华人民共和国药品管理法》

《药品管理法》经 1984 年 9 月 20 日第五届全国人民代表大会常务委员会第七次

会议通过，2001 年 2 月 28 日第九届全国人民代表大会常务委员会第二十次会议修订，自 2001 年 12 月 1 日起施行。其立法宗旨是为了加强对药品的监督管理，保证药品质量，保障人体用药安全，维护人民身体健康和用药的合法权益。

1. 医疗机构的药剂管理

医疗机构必须配备依法经过资格认定的药学技术人员。医疗机构配制制剂，须经所在地省、自治区、直辖市人民政府卫生行政部门审核同意，由省、自治区、直辖市人民政府药品监督管理部门批准，发给《医疗机构制剂许可证》。《医疗机构制剂许可证》应当标明有效期，到期重新审查发证。医疗机构配制制剂，必须具有能够保证制剂质量的设施、管理制度、检验仪器和卫生条件。医疗机构配制的制剂，应当是本单位临床需要而市场上没有供应的品种，并须经所在地省、自治区、直辖市人民政府药品监督管理部门批准后方可配制。配制的制剂必须按照规定进行质量检验；合格的，凭医师处方在本医疗机构使用。特殊情况下，经国务院或者省、自治区、直辖市人民政府的药品监督管理部门批准，医疗机构配制的制剂可以在指定的医疗机构之间调剂使用。医疗机构配制的制剂，不得在市场销售。

2. 药品价格的管理

药品的生产企业、经营企业和医疗机构应当依据国务院价格主管部门关于药价管理的规定，制定和标明药品零售价格，禁止暴利和损害用药者利益的价格欺诈行为。

3. 法律责任

未取得《药品生产许可证》《药品经营许可证》或者《医疗机构制剂许可证》生产药品、经营药品的，依法予以取缔，没收违法生产、销售的药品和违法所得，并处违法生产、销售的药品（包括已售出的和未售出的药品）货值金额二倍以上五倍以下的罚款；构成犯罪的，依法追究刑事责任。

医疗机构将其配制的制剂在市场销售的，责令改正，没收违法销售的制剂，并处违法销售制剂货值金额一倍以上三倍以下的罚款；有违法所得的，没收违法所得。

医疗机构的负责人、药品采购人员、医师等有关人员收受药品生产企业、药品经营企业或者其代理人给予的财物或者其他利益的，由卫生行政部门或者本单位给予处分，没收违法所得；对违法行为情节严重的执业医师，由卫生行政部门吊销其执业证书；构成犯罪的，依法追究刑事责任。

（二）《中华人民共和国食品卫生法》

《食品卫生法》经 1995 年 10 月 30 日第八届全国人民代表大会常务委员会第十六

次会议通过，自公布之日起施行。其立法宗旨是为了保证食品卫生安全，防止食品污染和有害因素对人体的危害，保障人民身体健康，增强人民体质。

发生食物中毒的单位和接收患者进行治疗的单位，除采取抢救措施外，应当根据国家有关规定，及时向所在地卫生行政部门报告。县级以上地方人民政府卫生行政部门接到报告后，应当及时进行调查处理，并采取控制措施。

县级以上地方人民政府卫生行政部门对已造成食物中毒事故或者有证据证明可能导致食物中毒事故的，可以对该食品生产经营者采取下列临时控制措施：①封存造成食物中毒或者可能导致食物中毒的食品及其原料；②封存被污染的食品用工具及用具，并责令进行清洗消毒。经检验，属于被污染的食品，予以销毁；未被污染的食品，予以解封。

(三)《中华人民共和国献血法》

《献血法》经1997年12月29日第八届全国人民代表大会常务委员会第二十九次会议通过，自1998年10月1日起施行。其立法宗旨是为了保证医疗临床用血需要和安全，保障献血者和用血者身体健康，发扬人道主义精神，促进社会主义物质文明和精神文明建设。

医疗机构对临床用血必须进行核查，不得将不符合国家规定标准的血液用于临床。医疗机构临床用血应当制定用血计划，遵循合理、科学的原则，不得浪费和滥用血液。医疗机构应当积极推行按输液成分针对医疗实际需要进行输血的方式。

禁止非法采集血液，血站或医疗机构出售无偿献血的血液，非法组织他人出卖血液。如有违反者，由县级以上地方人民政府卫生行政部门予以取缔，没收违法所得，可以并处十万元以下罚款；构成犯罪的，依法追究其刑事责任。

医疗机构的医务人员违反本法规定，将不符合国家规定标准的血液用于患者的，由县级以上地方人民政府卫生行政部门责令改正；给患者健康造成损害的，应当依法赔偿，对直接负责的主管人员和其他直接责任人员，依法给予行政处分；构成犯罪的，依法追究刑事责任。卫生行政部门及其工作人员在献血、用血的监督管理工作中，玩忽职守，造成严重后果，构成犯罪的，依法追究刑事责任；尚不构成犯罪的，依法给予行政处分。

(四)《医疗器械监督管理条例》

《医疗器械监督管理条例》经1999年12月28日国务院第二十四次常务会议通过，自2000年4月1日起施行。其立法宗旨是为了加强对医疗器械的监督与管理，保证医疗器械的安全、有效，保障人体健康和生命安全。

医疗机构对一次性使用的医疗器械不得重复使用；使用过的，应当按照国家有关规定销毁，并作记录。医疗机构重复使用一次性使用的医疗器械的，或者对应当销毁未进行销毁的，由县级以上人民政府药品监督管理部门责令改正，给予警告，可以处五千元以上三万元以下的罚款；情节严重的，可以对医疗机构处三万元以上五万元以下的罚款，对主管人员和其他直接责任人员依法给予纪律处分；构成犯罪的，依法追究刑事责任。

违反《医疗器械监督管理条例》的，由县级以上人民政府药品监督管理部门分别予以责令停止经营、没收违法经营的产品和违法所得，并处罚款；情节严重的，由发证部门吊销《医疗器械经营企业许可证》；构成犯罪的，依法追究刑事责任。

六、卫生技术人员管理法律

通过法制对卫生技术人员进行管理是管理好卫生事业的治本之道。卫生法对卫生技术人员的管理主要是通过资格准入、规范执业行为、考核提高三个环节实现的。

（一）《中华人民共和国执业医师法》

《执业医师法》经1998年6月26日第九届全国人民代表大会常务委员会第三次会议通过，自1999年5月1日起施行。其立法宗旨是加强医师队伍的建设，提高医师的职业道德和业务素质，保障医师的合法权益，保护人民健康。

1. 国家实行医师资格考试制度

医师资格考试分为执业医师资格考试和执业助理医师资格考试。考试的类别分为临床医师、中医（包括中医、民族医、中西医结合）师、口腔医师、公共卫生医师四类。考试方法分为实践技能考试和医学综合考试。

2. 国家实行医师执业注册制度

取得医师资格的，可以向所在地县级以上人民政府卫生行政部门申请注册。医师经注册后，可以在医疗、预防、保健机构中按照注册的执业地点、执业类别、执业范围执业，从事相应的医疗、预防、保健业务。申请个体行医的执业医师，须经注册后在医疗、预防、保健机构中执业满五年，并按照国家有关规定办理审批手续；未经批准，不得行医。

3. 执业规则

医师在执业活动中应依法遵守国家的相关法律法规、诊疗规范、技术常规以及以下规则：医师实施医疗、预防、保健措施，签署有关医学证明文件，必须亲自诊查、调查，并按照规定及时填写医学文书，不得隐匿、伪造或者销毁医学文书及有关资料。不得出具与自己执业范围无关或者与执业类别不相符的医学证明文件。对急危患者，医师应当采取紧急措施进行诊治；不得拒绝急救处置。医师应当使用经国家有关部门批准使用的药品、消毒药剂和医疗器械。除正当诊断治疗外，不得使用麻醉药品、医疗用毒性药品、精神药品和放射性药品。医师应当如实向患者或者其家属介绍病情，但应注意避免对患者产生不利后果。医师进行实验性临床医疗，应当经医院批准并征得患者本人或者其家属同意。医师不得利用职务之便，索取、非法收受患者财物或者牟取其他不正当利益。遇有自然灾害、传染病流行、突发重大伤亡事故及其他严重威胁人民生命健康的紧急情况时，医师应当服从县级以上人民政府卫生行政部门的调遣。医师发生医疗事故或者发现传染病疫情时，应当按照有关规定及时向所在机构或者卫生行政部门报告。医师发现患者涉嫌伤害事件或者非正常死亡时，应当按照有关规定向有关部门报告。

4. 考核和培训

县级以上人民政府卫生行政部门负责指导、检查和监督医师考核工作。受县级以上人民政府卫生行政部门委托的机构或者组织应当按照医师执业标准，对医师的业务水平、工作成绩和职业道德状况进行定期考核。对考核结果，考核机构应当报告准予注册的卫生行政部门备案。对考核不合格的医师，县级以上人民政府卫生行政部门可以责令其暂停执业活动三个月至六个月，并接受培训和继续医学教育。暂停执业活动期满，再次进行考核，对考核合格的，允许其继续执业；对考核不合格的，由县级以上人民政府卫生行政部门注销注册，收回医师执业证书。

县级以上人民政府卫生行政部门应当制定医师培训计划，对医师进行多种形式的培训，为医师接受继续医学教育提供条件。应当采取有力措施，对在农村和少数民族地区等经济水平落后地区从事医疗、预防、保健业务的医务人员实施培训。医疗、预防、保健机构应当按照规定和计划保证本机构医师的培训和继续医学教育。

5. 法律责任

以不正当手段取得医师执业证书的，由发给证书的卫生行政部门予以吊销；对负有直接责任的主管人员和其他直接责任人员，依法给予行政处分。医师在执业活动中，违反本法规定，有下列行为之一的，由县级以上人民政府卫生行政部门给予警告或者责令暂停六个月以上一年以下执业活动；情节严重的，吊销其执业证书；构成犯罪的，依法追究刑事责任：①违反卫生行政规章制度或者技术操作规范，造成严重后果的；②由于不负责任延误急危患者的抢救和诊治，造成严重后果的；③

造成医疗责任事故的；④未经亲自诊查、调查，签署诊断、治疗、流行病学等证明文件或者有关出生、死亡等证明文件的；⑤隐匿、伪造或者擅自销毁医学文书及有关资料的；⑥使用未经批准使用的药品、消毒药剂和医疗器械的；⑦不按照规定使用麻醉药品、医疗用毒性药品、精神药品和放射性药品的；⑧未经患者或者其家属同意，对患者进行实验性临床医疗的；⑨泄露患者隐私，造成严重后果的；⑩利用职务之便，索取、非法收受患者财物或者牟取其他不正当利益的。

医师在医疗、预防、保健工作中造成事故的，依照法律或者国家有关规定处理。未经批准擅自开办医疗机构行医或者非医师行医的，由县级以上人民政府卫生行政部门予以取缔，没收其违法所得及其药品、器械，并处十万元以下的罚款；对医师吊销其执业证书；给患者造成损害的，依法承担赔偿责任；构成犯罪的，依法追究刑事责任。卫生行政部门工作人员或者医疗、预防、保健机构工作人员违反本法有关规定，弄虚作假、玩忽职守、滥用职权、徇私舞弊，尚不构成犯罪的，依法给予行政处分；构成犯罪的，依法追究刑事责任。

(二)《中华人民共和国护士管理办法》

1993 年 3 月 26 日，卫生部颁布《中华人民共和国护士管理办法》，自 1994 年 1月 1 日起施行。其立法宗旨是为了加强护士管理，提高护理质量，保障医疗和护理安全，保护护士的合法权益。

1. 考试

获得高等院校护理专业专科以上毕业文凭者，以及获得经省级以上卫生行政部门确认免考资格的普通中等卫生（护士）学校护理专业毕业文凭者，可以免于护士执业考试。获得其他普通中等卫生（护士）学校护理专业毕业文凭者，可以申请护士执业考试。

2. 注册

获得《中华人民共和国护士执业证书》者，方可申请护士执业注册。护士注册机关为执业所在地的县级卫生行政部门。注册机关在受理注册申请后，应当在三十日内完成审核，审核合格的，予以注册；审核不合格的，应当书面通知申请者。护士注册的有效期为二年。连续注册，应在前一注册期满前六十日，进行个人或集体校验注册。

3. 执业规则

护士在执业中应当正确执行医嘱，观察患者的身心状态，对患者进行科学的护理。遇紧急情况应及时通知医务人员并配合抢救，医务人员不在场时，护士应当采取力所能及的急救措施。护士有承担预防保健工作、宣传防病治病知识、进行康复指导、开展健康教育、提供卫生咨询的义务。护士执业必须遵守职业道德和医疗护理工作的规章制度及技术规范。护士在执业中得悉就医者的隐私，不得泄露，但法律另有规定的除外。遇有自然灾害、传染病流行、突发重大伤亡事故及其他严重威胁人群生命健康的紧急情况，护士必须服从卫生行政部门的调遣，参加医疗救护和预防保健工作。

4. 法律责任

未经护士执业注册从事护士工作的，由卫生行政部门予以取缔。非法取得《中华人民共和国护士执业证书》的，由卫生行政部门予以缴销。护士执业违反医疗护理规章制度及技术规范的，由卫生行政部门视情节予以警告、责令改正、中止注册直至取消其注册。当事人对行政处理决定不服的，可以依照国家法律、法规的规定申请行政复议或者提起行政诉讼。当事人对行政处理决定不履行又未在法定期限内申请复议或提起诉讼的，卫生行政部门可以申请人民法院强制执行。

（三）其他

原国家医药管理局与人事部于 1994 年 3 月 15 日联合颁发了《执业药师资格制度暂行规定》，原国家中医药管理局与人事部于 1995 年 7 月 5 日联合颁发了《执业中药师资格制度暂行规定》，从此我国开始实施执业药师资格制度。1999 年国家药品监督管理局在对原规定进行修改的基础上，颁发了新的《执业药师资格制度暂行规定》，并相继出台了《执业药师资格考试实施办法》、《执业药师注册管理暂行办法》、《执业药师资格认定办法》、《执业药师继续教育管理办法》等一系列规范性文件，进一步完善我国执业药师资格制度。这些法律的颁布和施行，其主旨都是为了加强对药学技术人员的职业准入控制，科学、公正、客观地评价和选拔人才，全面提高药学技术人员的素质，确保药品质量，保障人民用药的安全有效。

七、医疗事故处理法律

《医疗事故处理条例》经 2002 年 2 月 20 日国务院第五十五次常务会议通过，自 2002 年 9 月 1 日起施行。其立法宗旨是为了正确处理医疗事故，保护患者和医疗机构及其医务人员的合法权益，维护医疗秩序，保障医疗安全，促进医学科学的发展。

1. 医疗事故的概念与分级

医疗事故，是指医疗机构及其医务人员在医疗活动中，违反卫生服务管理法律、行政法规、部门规章和诊疗护理规范、常规，过失造成患者人身损害的事故。其中有下列情形之一的，不属于医疗事故：①在紧急情况下为抢救垂危患者生命而采取紧急医学措施造成不良后果的；②在医疗活动中由于患者病情异常或者患者体质特殊而发生医疗意外的；③在现有医学科学技术条件下，发生无法预料或者不能防范的不良后果的；④无过错输血感染造成不良后果的；⑤因患方原因延误诊疗导致不良后果的；⑥因不可抗力造成不良后果的。

依据对患者人身造成的损害程度，医疗事故分为四级。一级医疗事故：造成患者死亡、重度残疾的；二级医疗事故：造成患者中度残疾、器官组织损伤导致严重功能障碍的；三级医疗事故：造成患者轻度残疾、器官组织损伤导致一般功能障碍的；四级医疗事故：造成患者明显人身损害的其他后果的。

2. 医疗事故的预防

医疗机构及其医务人员在医疗活动中，必须严格遵守卫生服务管理法律、行政法规、部门规章和诊疗护理规范、常规，恪守卫生服务职业道德。医疗机构应当对其医务人员进行卫生服务管理法律、行政法规、部门规章和诊疗护理规范、常规的培训和卫生服务职业道德教育。医疗机构应当设置卫生服务质量监控部门或者配备专（兼）职人员，具体负责监督本医疗机构的医务人员的卫生服务工作，检查医务人员执业情况，接受患者对卫生服务的投诉，向其提供咨询服务。

3. 医疗事故的处置

医务人员在医疗活动中发生或者发现医疗事故、可能引起医疗事故的医疗过失行为或者发生医疗事故争议的，应当立即向所在科室负责人报告，科室负责人应当及时向本医疗机构负责卫生服务质量监控的部门或者专（兼）职人员报告；负责卫生服务质量监控的部门或者专（兼）职人员接到报告后，应当立即进行调查、核实，将有关情况如实向本医疗机构的负责人报告，并向患者通报、解释。

发生医疗事故的，医疗机构应当按照规定向所在地卫生行政部门报告。发生导致患者死亡或者可能为二级以上的医疗事故，导致3人以上人身损害后果，国务院卫生行政部门和省、自治区、直辖市人民政府卫生行政部门规定的其他情形的重大医疗过失行为的，医疗机构应当在12小时内向所在地卫生行政部门报告。发生或者发现医疗过失行为，医疗机构及其医务人员应当立即采取有效措施，避免或者减轻对患者身体健康的损害，防止损害扩大。

发生医疗事故争议时，死亡病例讨论记录、疑难病例讨论记录、上级医师查房记录、会诊意见、病程记录应当在医患双方在场的情况下封存和启封。封存的病历资料可以是复印件，由医疗机构保管。疑似输液、输血、注射、药物等引起不良后果的，医患双方应当共同对现场实物进行封存和启封，封存的现场实物由医疗机构保管；需要检验的，应当由双方共同指定的、依法具有检验资格的检验机构进行检验；双方无法共同指定时，由卫生行政部门指定。疑似输血引起不良后果，需要对血液进行封存保留的，医疗机构应当通知提供该血液的采供血机构派员到场。

患者死亡，医患双方当事人不能确定死因或者对死因有异议的，应当在患者死亡后48小时内进行尸检；具备尸体冻存条件的，可以延长至7日。尸检应当经死者近亲属同意并签字。尸检应当由按照国家有关规定取得相应资格的机构和病理解剖专业技术人员进行。承担尸检任务的机构和病理解剖专业技术人员有进行尸检的义务。医疗事故争议双方当事人可以请法医病理学人员参加尸检，也可以委派代表观察尸检过程。拒绝或者拖延尸检，超过规定时间，影响对死因判定的，由拒绝或者拖延的一方承担责任。患者在医疗机构内死亡的，尸体应当立即移放太平间。死者尸体存放时间一般不得超过2周。逾期不处理的尸体，经医疗机构所在地卫生行政部门批准，并报经同级公安部门备案后，由医疗机构按照规定进行处理。

4. 医疗事故的技术鉴定

卫生行政部门接到医疗机构关于重大医疗过失行为的报告或者医疗事故争议当事人要求处理医疗事故争议的申请后，对需要进行医疗事故技术鉴定的，应当交由负责医疗事故技术鉴定工作的医学会组织鉴定；医患双方协商解决医疗事故争议，需要进行医疗事故技术鉴定的，由双方当事人共同委托负责医疗事故技术鉴定工作的医学会组织鉴定。当事人对首次医疗事故技术鉴定结论不服的，可以自收到首次鉴定结论之日起15日内向医疗机构所在地卫生行政部门提出再次鉴定的申请。

5. 医疗事故的赔偿

发生医疗事故赔偿等民事责任争议，医患双方可以协商解决；不愿意协商或者协商不成的，当事人可以向卫生行政部门提出调解申请，也可以直接向人民法院提起民事诉讼。医疗事故赔偿，应当考虑医疗事故等级，医疗过失行为在医疗事故损害后果中的责任程度、医疗事故损害后果与患者原有疾病状况之间的关系等因素。

6. 法律责任

医疗机构发生医疗事故的，由卫生行政部门根据医疗事故等级和情节，给予警告；情节严重的，责令限期停业整顿直至由原发证部门吊销执业许可证，对负有责任的医务人员依照刑法关于医疗事故罪的规定，依法追究刑事责任；尚不够刑事处罚的，依法给予行政处分或者纪律处分。对发生医疗事故的有关医务人员，除依照前款处罚外，卫生行政部门并可以责令暂停6个月以上1年以下执业活动；情节严重的，吊销其执业证书。

医疗机构或者其他有关机构违反本条例的规定，有下列情形之一的（承担尸检任务的机构没有正当理由，拒绝进行尸检的；涂改、伪造、隐匿、销毁病历资料的）由卫生行政部门责令改正，给予警告；对负有责任的主管人员和其他直接责任人员依法给予行政处分或者纪律处分；情节严重的，由原发证部门吊销其执业证书或者资格证书；非法行医，造成患者人身损害，不属于医疗事故，触犯刑律的，依法追究刑事责任；有关赔偿，由受害人直接向人民法院提起诉讼。

第二节　中医全科医疗中常见的法律问题

全科医疗作为城镇卫生事业改革和发展的热点问题，经过近几年来的实践，其服务网络已初具规模，各项政策逐渐完善，功能细化及作用发挥渐趋规范，其质优、价廉、方便的特点已逐步得到社区居民的认可。但是由于我国全科医疗和社区卫生服务工作刚刚起步，在预防、治疗、保健、康复、健康教育和计划生育服务中，不可避免地会遇到一些医疗涉法问题，因此，社区卫生服务人员要学法、懂法、依法行医和开展卫生服务，积极预防全科医疗与社区卫生服务中的涉法问题。

一、医疗事故与医疗纠纷

医疗事故是指医疗机构及其医务人员在医疗活动中，违反卫生服务管理法律、行政法规、部门规章和诊疗护理规范、常规，过失造成患者人身损害的事故。医疗纠纷是指发生在医患之间的、针对医疗活动及其相关活动而产生的争执。医疗技术水平低下和医务工作者责任心不强疏忽大意是导致医疗事故的主要因素，不管什么原因造成的医疗事故都应该受到严肃的处理。

二、销售假劣药品罪

随着社区卫生服务在基本医疗保健体系中所起的作用不断增强，药品管理日益成为确保社区居民吃上放心药的工作重点。一般来说，社区卫生机构都有着规范的药品流通渠道，但也确有极少数医务人员经不住利益的诱惑，让假药、劣药流入药房，使医疗单位购进和售出了一些质量不合格的药物，这种行为触犯《刑法》和《药品管理法》，构成了销售假劣药品罪。

三、非法提供麻醉药品、精神药品罪

医疗机构及其医务人员作为依法从事管理、使用国家管制的麻醉药品、精神药品的单位和个人，如果违反国家规定，明知他人是吸食、注射毒品的人，而向其提供国家管制的能够使人成瘾的麻醉药品、精神药品，就构成非法提供麻醉药品、精神药品罪。全科医生应严格按照有关规定开具麻醉和精神药品处方，避免药品的滥用，尤其要注意防范吸毒人员骗取麻醉药品。

四、侵犯患者隐私权问题

全科医生作为社区居民的健康代理人，在日常接诊和健康档案建立过程中，往往会接触和掌握患者及其家庭的大量隐私，患者有权要求给予保密，全科医生也有为患者保密的义务。全科医生自觉注意言行，恪守患者秘密，尊重其隐私权，是建立良好医患关系的基础。如果因疏忽大意，泄露了患者的隐私，不仅会使自己工作陷入被动，严重时还要承担相应的法律责任。

五、侵犯患者肖像权问题

公民享有肖像专有权，不可随意侵犯。在全科医疗服务中，有时全科医生为了收集病例，利用照相、录像等方式对患者的病情进行记载，如果在教科书、论文或其他文章中发表或者为了医学教育而在公开场合播放或张贴，就有可能侵犯患者的肖像权，患者可以以此为由提出诉讼。作为医学工作者，收集典型的病例资料是必要的，但也要具备法律常识，注意方式和技巧。比如在照片上将患者的头面部隐去，或者用黑框将患者的双眼部遮盖；在播放录像时，可以用特殊处理方法将患者头面部模糊化。如因特殊需要，不能隐去头面部特征，则必须征得患者的书面同意，告知患者肖像使用的目的、范围、性质等，并签订协议书取得当事人的许可后，才能使用。

六、侵犯患者处分权问题

处分权指的是患者有权处置自己身上的组织、器官的法定权利。在对身体进行有损伤的检查、手术时，只有在征得患者的知情同意后，相应的医疗活动才能进行。切不可擅自对患者进行脏器切除，即使是确因病情需要，且未对患者健康造成重大影响，但侵犯了患者对自己所有"物"的处分权。

七、安乐死问题

我国尚未为安乐死立法。生命是基本人权，实施安乐死主要是侵犯了人的生命权。延长患者的生命是每个医务工作者的职责，当患者本人或监护人有安乐死意愿时，医务人员无权中止治疗。全科医生应给予患者或家属充分的关怀和安慰，以唤起患者对生的欲望，最大限度地减轻其痛苦。

第 九 章

中医全科医学的教育与科研

第一节　中医全科医学的教育

一、全科医学的教育现状

（一）国外全科医学的教育现状

1. 英国

英国是最早开展全科医学教育的国家之一，由医学院校教育、毕业后教育和继续医学教育三部分组成。英国的医学生大部分直接从高中毕业生中招收，他们通常需要接受五年医学教育，其中包括 4～10 周的全科医学必修课和选修课，并有 8 周的社区实习，使学生们较早接触全科医学教育和实践。约 50% 的毕业生选择从事全科医生的职业，这部分人在经过医院一年实习，成为注册医生以后还要接受为期三年严格而规范的全科医生培训。培训由医院轮转（临床培训）、社区医疗（社区培训）和长期穿插性社区学习三种形式组成。培训结束，必须考核合格后才能获得全科医生证书，成为英国皇家全科医学学会的会员。此后进行的继续教育是非强迫性的，但大多数全科医生都会参加，英国政府每年为每个全科医生提供 2400 英镑的继续教育费用。

2. 美国

美国的家庭医学教育是非常规范而严格的，采用传统四年医学教育制度，医学生大都从读完四年大学本科后毕业的大学生中招收。目前美国 95% 以上有医学专业的大学设有家庭医学院或家庭医学部，所有的医学生必须接受至少两周的家庭医学训练。从医学院校毕业后，还需要接受三年家庭医疗住院医师规范化培训。第一、二年主要在大医院或社区医院培训，但每周至少 2~3 个半天到社区诊所实习；第三年主要在社区诊所培训。这期间，每年必须参加 AAFP 组织的统一考试，合格者进入下一阶段培训。三年培训结束后，参加全国统考合格方可获得家庭医生资格证书。此后，执业注册的家庭医生每六年必须参加 AAFP 组织的家庭医生资格再认证考试，合格者才能再次注册执业。

3. 意大利

在意大利，不是所有医生都能担当全科医生职责的，政府对社区健康服务的医生有其严格的规定和要求，全科医生都要持证上岗。一般情况下，大学毕业后的准医生，都要经过 4~5 年再深造和培训，具备相当的临床工作经验，并经过卫生部门的严格考试，在取得社区全科医生资格后，方可担任全科医生。目前，意大利全国约有全科医生 38000 名，加上有执业资格、仅在周末参加服务的全科医生，实际上全科医生的人数已达 45000 人，约占全国执业医生总数的 14% 以上。

（二）我国全科医学的教育现状

1989 年 11 月，以北京第一届国际全科医学学术会议为开端，中国内地引进了全科医学这一新学科。1997 年，中共中央、国务院《关于卫生改革与发展的决定》中指出"改革城市卫生服务体系，积极发展社区卫生服务体系，积极发展社区卫生服务，逐步形成功能合理、方便群众的卫生服务网络"，并明确规定了社区卫生服务的内容，包括疾病预防，常见病与多发病的诊治，医疗与伤残康复，健康教育，计划生育技术服务，妇女、儿童、老年人和残疾人保健等。由此促进了我国全科医学的发展和对多种全科医疗模式的尝试与探索。

2000 年，我国根据《中共中央、国务院关于卫生改革与发展的决定》，做出了"加快发展全科医学，培养全科医生"的重要决策。北京、上海、浙江、山东等经济较发达省份均启动了全科医学专业及专业方向的教育培训及资格认证工作。其中北京市挂靠首都医科大学公共卫生与家庭医学学院成立了北京市全科医学培训中心，主要负责对北京市全科医学培训工作的规划、指导、实施和协调，落实各项培训任务，开展全科医学师资培训和教材编写工作，组织社区卫生服务专业技术人员岗位培训的考核。同时，负责对各区县培训工作进行指导、检查和评估，开展社区卫生服务研究，以及培训实施过程的管理、监督和评估工作。上海市在 2001 年 7 月成立了上海市全科医学教育培训中心，并在全市社区卫生中心医生中开展了全科医师的培训工作。在中山医院等部分三级医院中开设了全科医学科，组织了多期全科医师规范化培训班，加强了全科医学专业建设。为了充实全科医师队伍，上海市还面向全国招收全科医师。浙江大学医学院在全国率先招收了全科医学本科专业学生，所毕业的学生充实了全科医学人才队伍。通常医学本科毕业后进入三级医院的住院医师需要接受 3～4 年的全科住院医师规范化培训，培训的内容以临床各学科为主，融入全科医学概念、预防医学、康复医学、社会人文科学等。考核合格后，晋升为全科主治医师。

二、我国中医全科医师的培养

人才培养是中医药社区卫生服务工作成败的关键，当前普遍存在社区卫生服务机构中医人员整体水平偏低现象，影响了中医药社区卫生服务的整体质量，使中医药的特色和优势难以发挥。

目前各地中医药系统都在探索如何促进中医药进社区和培养中医全科医师，大部分地方采取了对社区医务人员培训中医药知识或对社区中医师培训全科医学知识的做法。由于前者缺乏中医基础知识，对中医思维的认同不一，因而难以保障中医药在社区的深化应用；而后者虽然具备了中医基础知识，但由于全科医师是在现代"生物-心理-社会"医学模式下产生的，面对的服务对象、服务需求、服务方式、服务环境条件都与专科医生有很大的差异，需要学习的内容很多，需要花费的时间也较长。

2006 年 6 月，卫生部、国家中医药管理局印发《关于在城市社区卫生服务中充分发挥中医药作用的意见》，对人才培养等方面作了具体规定，要求对社区卫生服务机构的中医药专业技术人员进行中医药毕业后教育、岗位培训和继续教育，将中医类别全科医学专业执业医师培训与资格考试逐步结合起来；同时，大力加强对社区卫生服务机构其他医护人员的中医药基本知识与技能培训。

（一）院校教育

医学教育模式必须紧紧围绕医学模式的转变和社会需求的变化。高等中医药院校以培养社会需要的人才为出发点，适应医学模式的转变，探索中医全科医学教育新模式，完善中医药全科医学教育体系。卫生部《关于发展全科医学教育的意见》要求：在高等院校医学专业中设立全科医学有关的必修课和选修课，使医学生了解全科医学思想、内容及全科医师的工作任务和方式，并为其将来成为全科医生或作为专科医生与全科医生进行沟通协作打下基础。

（二）规范化培训

中医全科医师规范化培训属于毕业后医学教育阶段。培训对象为高等中医院校医学专业本科毕业后拟从事社区卫生服务工作的医师。经过规范化培训，达到人事部、卫生部《临床医学专业中、高级技术资格评审条件》中规定的主治医师的基本条件和以下要求。

1. 坚持四项基本原则，热爱祖国，遵纪守法，贯彻执行党的卫生工作方针，具有良好的医德和作风，全心全意为人民服务。

2. 熟悉中医学、全科医学及相关学科的基础理论，具有较系统的专业知识，了解本专业的新进展，并能用以指导实际工作。

3. 具备中医全科医学思维能力和诊疗策略，在社区卫生服务专业队伍中发挥技术骨干作用，能向个人、家庭和社区提供以人为中心，以维护和促进健康为目标，融医疗、预防、保健、康复、健康教育和计划生育技术服务于一体的社区卫生服务，帮助社区居民合理使用医疗资源，享受经济有效的卫生服务。

培训时间为 3 ~ 4 年，分三阶段进行。第一阶段：理论学习，集中进行中医全科医学理论课程学习。第二阶段：临床培训，主要在三级、二级医院的相关科室进行临床基本技能训练，同时学习相关专业理论知识。第三阶段：社区实践，进入社区培训基地，在上级全科医师的指导下开展社区卫生服务工作。

（三）岗位培训

中医全科医师岗位培训是属于社区中医医师继续教育中的上岗培训，对从事或即将从事社区卫生服务工作的中医执业医师，采取脱产或半脱产的方式进行。通过培训掌握全科医学概念和社区卫生服务工作特点，熟练运用中医药理论与方法，开展社区中医药预防、养生保健、康复、计划生育技术服务、健康教育和常见病、多发病的诊疗服务，达到中医类别全科医师岗位执业的基本要求。培训后经省市卫生部门统一组织考试，合格者颁发《中医全科医师岗位培训合格证》。合格证书作为在社区卫生服务机构从事中医全科医学工作，申请注册中医类别医师执业范围中"全科医学专业"为执业范围的条件之一。培训共 500 学时，其中理论教学 300 学时，实践教学 200 学时。

三、基地建设

中医全科医师培训基地是实施国家级中医药继续教育项目的主要单位，主要承担中医类别全科医师岗位培训、规范化培训、师资培训，接纳国家中医药管理部门和省级中医药管理部门组织的适宜技术等专项培训等。一个中医全科医师培训基地一般由一个理论教学点、二个临床实践点、三个社区实习点组成。理论教学点必须是国家中医药高等教育学校，能进行不同形式的中医类别全科理论教学，临床实践点必须是三、二级中医医院，能开展不同形式的中医类别全科临床教学和实践，社区实习点必须是有规范全科、中医科的社区卫生服务中心，能满足不同形式的中医类别全科教育社区实习要求。

第二节　中医全科医学的科研

一、学科基础

中医全科医学是中医学与全科医学的融合。开展中医全科医学的科学研究需要中医学、社会医学、社区医学以及行为科学的内容，也需要科研设计、卫生统计的基础知识。从中医学及社区卫生服务的特性来看，开展中医全科医学科研特别需要以下学科的基础。

（一）循证医学

传统医学以个人经验为主来进行临床活动，致使一些真正有效的疗法因未被公众了解而长期未被临床采用，一些实际无效甚至有害的疗法因从理论上推断可能有效而长期被广泛使用。20 世纪 80 年代以来，循证医学不断发展，提出医疗决策应尽量以客观的研究结果为依据，不论是临床医生开其处方、专家制定治疗指南，还是政府制定医疗、卫生决策，都应根据现有的、最可靠的科学证据来指导临床实践。循证医学在临床医学领域中的迅猛发展也为中医全科医学的研究提供了新方法。

（二）临床流行病学

临床流行病学的概念是 John Paul 最早于 1938 年提出的，当时他认为鉴于病人的社会性，可从群体病人发生事件的概率去认证个体病例。现代临床流行病学是将流行病学和卫生统计学方法引入临床医学领域，从患者的个体诊治扩大到群体特征的研究，用严格的设计、衡量和评价来探讨疾病的病因、发病机制、诊断、治疗、预防和预后的规律。作为一门科学的方法学，临床流行病学是中医全科医学科研的常用工具。

（三）卫生经济学

开展社区卫生服务、发展全科医疗是抑制卫生费用上涨，充分利用卫生资源的有效手段。卫生经济学就是研究如何能使有限的经济资源满足社会和居民不断上涨的医疗保健需求，达到卫生资源的最佳配置和合理使用的目的。作为提供医疗卫生服务的"守门人"，中医全科医生更需具有参与医疗保健费用的管理、抑制卫生费用上涨的职责。中医全科医生要掌握卫生经济学的基本原理和方法，如成本-效益分析、成本-效果分析、成本-效用分析等。

二、科研范畴

（一）中医药科研的范畴

中医药科学研究与其他自然科学研究一样，是认识客观事物、探索未知的认识过程，它是研究人体正常生理、病理、健康和疾病的科学。其任务是揭示人体生命的本质与疾病发生、发展的现象和机制，认识人和环境的相互关系、健康与疾病相互转化的客观规律，从而为防治疾病、提高健康水平提供新的技术、方法和手段。然而中医药学源远流长，涉及领域很广，故中医药学的研究内容有其独特的方面，依据研究途径和方法，大体可分为以下几个方面。

1. 文献研究

中医药学文献浩如烟海，在文献研究中，文献整理仅仅是第一步，更重要的是通过分析，去伪存真，去粗取精，在充分理解前人认识与经验的基础上，进行新的归纳或提出新的设想。中医药学文献研究的重点在古代文献，但也必须重视现代中医药学文献的研究。

2. 临床研究

中医临床科研大体包括：①中医中药理论学说的临床验证及阐明；②证候特征、证候病机以及证候与疾病和方剂的相关性研究；③各种病证诊疗标准的规范性临床研究；④复方配伍研究、不同药量配伍的类方量效相关研究，方证相应科学问题的基础研究，确有疗效方剂的效应物质基础、药效作用机理及其疗效评价标准的研究；⑤经络与针灸的理论及临床疗效研究；⑥气功的原理及临床疗效研究；⑦名老中医临床经验的整理、验证及专家系统的功能模拟研究；⑧中医外治法的临床研究；⑨中西医结合的临床研究；⑩中药剂型改革与给药途径的临床研究等等。

3. 实验研究

所谓实验研究，是指在非试因素受到严格控制下，观察被试因素的实验效应的研究。实验研究有广义与狭义之分，狭义的实验研究是指实验室研究，广义的实验研究除实验室研究外，还包括前瞻性临床研究。由于科学的发展离不开实验，因此实验研究也成为中医药科研的主体部分。

4. 调查研究

从一定意义上说，以中医理论为基础，充分利用现代流行病学方法，广泛开展现场调查，这是中医流行病学研究的基本内容之一。

5. 边缘学科渗透性研究

边缘学科的渗透，这是科学发展的趋向之一。应用心理学、时间医学、气象学、物理学、化学、控制论及系统论研究中医药学发展中需要解决的关键问题。如：通过集成生物学、药物化学、物理学、信息学等现代科学技术，开展中药有效成分群辨识技术研究、中药有效成分群功效关联性评价技术研究、基于有效成分群的中药组方设计技术研究、探索针灸效应的信息传导机制、适宜中药特点的外用制剂共性技术研究等。

6. 有关中医的社会科学研究

如中医辩证法、中医方法论、中医教育学、中医人才学、中医管理学研究、中医全科医学管理研究等。

（二）中医全科医学科研的范畴及现状

1. 中医全科医学临床问题研究

包括全科/家庭医疗中常见疾病的中医诊断、治疗、预防与康复以及特殊病例报告等。

2. 流行病学研究

（1）中医全科医学中常见问题的回顾性和前瞻性研究。

（2）疾病发生及流行相关的情境、个人、家庭的功能状态及环境因素的研究。

（3）对疾病的中医诊断和治疗的评价。

（4）高患病率及高死亡率危险因素的辨析与干预效果研究。

（5）中医全科医学医疗效率和效果研究。

3. 卫生服务研究

包括中医药卫生服务需求和需要评估、医疗人力资源及设施的分布利用、病人对医疗服务的满意度、成本-效益分析、转诊与会诊情境及效果，以及有关健康管理与政策的研究等。

4. 中医全科医学教育研究

包括中医全科医学的教育课程、方式方法、教育投入产出分析以及自学评估的方法等。

5. 中医药与行为学、心理学及社会学方面的研究

如居民健康及疾病就诊中的心理行为、与中医全科医生的医患关系，个人心理问题上中医药的干预等研究。

三、科研设计的基本要素

中医全科医学科研设计与其他学科一样，由三个基本部分组成，即被试（处理因素）、受试对象和反应（因素的效应），也称为科研设计的"三要素"。科研设计的创新性与先进性完全取决于研究者如何选择与安排这三个要素。

（一）被试因素的确定

一般来讲，应当选择最重要因素或主要因素作为被试因素。中医学科研中的被试因素因研究目的而异，可以是某个中医或中药理论问题、中药复方、单味药的有效成分或其他。关于被试因素要注意以下几个问题。

1. 被试因素的数目及水平

（1）单因素单水平

这是科研中最常见的实验类型。如夏枯草对肾性高血压患者降压作用的观察，就属于这类实验。这类实验的条件易于控制，简单易行。但若有多个因素待试时，则进度太慢。

（2）单因素多水平

这是单因素多组群的实验。如调经促孕丸不同剂量对排卵的影响，便属于这类实验。珍贵中药、毒性较大的药物或新药剂量的最佳选择，往往需要采用这类实验。

（3）多因素单水平

比较不同有效成分、不同单位中药或复方的疗效或不同因素在某一疾病发病学中的作用通常采用这类实验。如黄芩不同成分对 Ag-IgE 反应影响的体外观察。

（4）多因素多水平

摸索化验或培养的最佳条件、探索联合用药的最佳方案，通常都用这类实验。中医方剂大多是由多味药组成，为了分清主次，明确彼此间相互影响以及探索最佳组成，往往也需要采用这类实验。如观察知柏地黄丸诸成分对去势雌性大鼠雌激素的影响。

2. 被试因素与施加方式的标准化

被试因素的强度、频率、持续时间与施加方法等，都应通过查阅文献和预备试验找出各自的"最适条件"，然后订出有关常规及制度，使之相对固定。一旦进入正式实验，不允许轻易改变，如确需改变，一般应将被试因素实验条件改变前后的实验结果分别予以处理。如被试因素系中药，则应正确选择药物剂型与给药途径，并使之标准化和相对固定化。同一中药或复方，不同剂型的有效成分及其含量是不同的，即使同一煎剂，由于煎法不同，其有效成分与含量也会有所差异，如煮沸后，继续久煎则易于挥发的成分可能损失较多，但水溶成分浸出较充分；倘若通以蒸气，温度高，但煎煮时间短，则挥发成分损失相对较少，然而水溶成分浸出也相对减少。因此煎煮方法与时间都应选择最佳条件，并将其固定下来。

3. 给药途径与剂量

给药途径不同，药物吸收速度与作用方式亦异。同一中药口服与非胃肠道给药，其作用可能并不完全相同。所以，正确选择给药途径，这对中医药科研是十分重要的。此外，剂量选择要统一。

（二）受试对象的选择

在医学科研中，作为受试对象的前提是所选对象必须同时满足两个基本条件：①必须对被试因素敏感；②反应必须比较稳定。此外，存在以下情况之一者，不宜作为一般临床科研的受试对象：①存在影响反应结果的并发症；②危重状态；③多种疗法无效（机体反应性和致病因素与一般病例不同）；④不能配合者。但若专门研究并发症、危重病症或顽固性（难治性）病症，理所当然地应以这类患者作为受试对象。

（三）反应指标的选定

被试因素作用于受试对象所产生的反应或效应总是通过具体实验指标来反映的，因此反应指标的正确选定同样是非常重要的。反应指标必须具有关联性、客观化，其灵敏度能正确反映被试因素对受试对象所引起的反应，测定方法要精确，实验方法必须规范化和固定化。

中医药学有其独特的理论体系，因此，在选择科研三要素时，务必尽量体现中医的特色。①被试因素应是中医发展需要解决的问题：大体上说，中医学的理、法、方、药有大量内容需要研究，均可作为被试因素。②受试对象的选择应当贯彻病证结合的原则：中医治疗疾病的特点是辨证施治。临床上既可以有异病同证，也可以有同病异证。如果只辨证不辨病，在治疗上仅有发病学治疗，而无病因学治疗，这显然是不全面的。同样，如果只辨病不辨证，仅有病因学治疗，而无发病学治疗，这在不少情况下也是徒劳无益的。其次，传统的辨证主要是根据症状、体征、脉象与舌象，这有一定的局限性，因为某些疾病的一定阶段可能有病无证，同样，某些疾病的早期可能有证无病，因此，中医临床科研的受试对象的选择，必须贯彻辨病与辨证相结合的原则。③观察指标的选择必须有利于中医的创新与发展：如指标的客观化、诊断指标的规范化与标准化、疗效判定指标的合理化。

四、科研的主要内容

（一）病因和发病因素的研究

病因学研究是寻找与疾病发生有关的各种因素，以及各因素之间的相互关系及其对疾病发生发展的影响。临床流行病学依靠概率论和统计学评价各相关因素与疾病发生的联系紧密程度，即机体暴露于某危险因素后疾病发生概率的大小。具体又可分为观察性研究和实验性研究两类。全科医生进行病因学研究时常采用观察性研究。研究者在不干预观察对象的情况下，观察各种可能的暴露因子是否存在，再测定暴露因子对健康的影响。

医院的临床医生看到的病人往往是疾病自然史的后期，很难直接观察到危险因素暴露的早期。而社区全科医疗综合性和连续性服务的特点使全科医生对患者暴露的危险因素的种类和强度有详尽、早期的了解，既可对危险因素与疾病的联系作回顾性的分析，也可作前瞻性的观察。同时应用已知的知识对已暴露于危险因素的人群发生某种疾病的概率进行预测，如预测冬季寒凝血瘀诱发高血压、脑病、心血管疾病增高的可能性、脾虚肝旺引发妊娠高血压疾病的可能性、脾虚引起妊娠期贫血的可能性。观察性研究可再分为描述性研究和分析性研究。

1. 描述性研究

在无对照组的情况下，仅观察所研究的对象，在某时间所存在与健康相关特定因素（如人、时、地），经量化后描述其分布的情况。

观察性研究多从描述性研究开始，通过收集常规记录资料或通过调查资料来描述疾病（或健康问题）在时间、地点和人群的分布特征。如"某社区卫生服务中心中医全科医疗门诊疾病分布"、"高血压病人的中医证型分布"等均属此类研究。描述性研究能提供某疾病或现象的流行病学特征的资料，有时还可提供一些病因的线索。但描述性研究只能来提出假说，不能证实假说。证实假说需进行分析性研究。

2. 分析性研究

（1）现况研究

又称横断面研究，是流行病学研究最常用的一种方法。现况研究是研究特定时间与特定范围内人群中有关变量与疾病或健康状况的关系。其特点是所研究的暴露因子（如年龄、性别、住处、职业、吸烟习惯等）与疾病同时存在，探讨其相关性，因而一般不进行时间上因果关系的分析。现况研究有以下目的。

①描述疾病的分布（如不同年龄、性别的现患率）或者进行社区诊断。

②描述某些变量和疾病的关系如中医证型、血脂水平与高血压的关系。

③做经常性疾病检测，如进行定期的高血压流行病学现况研究。调查与决定暴露于某疾病危险因素的人群。

（2）病例对照研究

又称回顾性研究。在人群中收集某种疾病患者作为病例组，随机选取与病例组性别年龄等条件相似的非该患者做对照组。在两组对象中用同样方法，回顾调查有无暴露于欲研究的危险因素及其暴露程度，对比两组的暴露状况，计算该因素与疾病的联系程度。即"由果推因"。

（3）队列研究

是一种前瞻性研究。研究时将一范围明确的人群按是否暴露于某因素分：暴露组和非暴露组，观察一定时期两组人群中某病的发病率和死亡率并进行比较，以确定该暴露因素与疾病的联系，即"由因及果"。得到的结果比病例对照研究更为可靠。

（二）临床疗效的评价

中医全科医生治疗病人时不能单靠个人经验，应凭借现有的最好的科学依据来指导临床实践。同时中医全科医生丰富的临床经验以及与病人广泛直接的接触又为中医全科医生参与对各种防治手段（药物、手术、预防措施等）的效果评价研究赋予十分有利的条件。

近几十年来，随机对照临床试验由于其优越性和科学性，成为考核和评价临床疗效的重要手段。临床随机试验要遵循以下三个原则。

1. 随机原则

除处理因素（治疗）以外，很多其他因素如病人的性别、年龄、病程、病期、病理和先前的治疗，均可影响治疗结果。通过随机手段决定病人是入选到治疗组还是对照组，便可将影响因素均衡地分配到治疗组和对照组，从而最大限度地消除选择偏倚对研究结果的影响。

2. 对照原则

病人给予治疗措施后产生的治疗反应的程度，除与治疗措施有关外，还同疾病的自然史（自愈、自限或自发缓解），病人的状况及心理反应（安慰剂效应或"霍桑效应"）有关。在临床上观察到的"疗效"实际上是处理因素和非处理因素综合作用的结果，在试验中合理设置对照组就可将非处理因素的作用在试验组和对照组中得到均衡，将治疗措施的真实作用揭示出来。

3. 盲法原则

临床试验中受试者的心理因素可影响治疗结果，试验者、评估者和分析者处于对试验方案的偏爱或偏见，试验中会自觉不自觉地施加主观影响，从而产生偏倚，使试验结果的客观性和科学性受到干扰。于是人们提出了试验分组的盲法原则，如果仅仅是受试者不知道自身属于试验组还是对照组，这称"单盲"；如果受试者和试验者均不知道，称为"双盲"；如果受试者、试验者以及主持分析者在试验结束前都不知道分组情况，则称"三盲"。以上盲法可根据试验的性质和条件选用，事实上，出于伦理原因，实际工作中很少用三盲设计。

（三）预后的判定

预后是指疾病的自然史或临床过程中，发生某一结果（如出现并发症、致残或死亡）的概率，预后判断就是对疾病发生后出现某一结果的可能性进行预测。病人的预后判断是一个十分重要的临床指标，这是因为：①有助于医生和病人了解疾病发展的趋势和后果；②认识影响疾病预后的主要因素（预后因素），制订相应的防治方案；③根据疾病自然发展趋势和后果，正确评价治疗措施的效果。

中医全科医生在临床实践中接触的病人不少是处于疾病早期和临床前期，由于早期干预和治疗，其预后很可能不同于住院病人的预后。因此，开展对社区内早期病人预后和预后因素的研究，对指导中医全科医疗实践有重要意义。

疾病预后的结果变量用率来表示，如生存率、缓解率、复发率、痊愈率等。临床医生所关心的是各种预后因素对预后的影响，如病人的性别、年龄、症状体征、女病人的月经和生育状况，疾病的病理分型、证候分型、临床分期，所采用的治疗措施等等。研究时需对足够数量的样本（病人）进行随访，记录结果变量出现的时间，对有关预后因素做单因素或多因素分析。预后判断研究既可用于了解有关预后因素影响的大小，也可比较各种治疗措施或预防措施的有效性。

五、科研的具体步骤

（一）准备阶段

1. 选题和立题。

研究者首先应从日常社区卫生服务实践中发现问题，从中选择迫切需要解决而结合文献阅读确定尚未解决的问题，选作研究的课题。社区中医全科医疗中的相对重要和可行的研究课题，如：①季节与六气变化与疾病的关系研究；②危险因素的中医药干预效果研究；③常见病、慢性病的中医药诊疗效果研究；④中医综合疗法在社区卫生服务的应用效果评价；⑤对疾病的自然史或疾病的预后及预后因素作研究；⑥因社区诊断的需要，对有关疾病在人群中的分布状况作定量研究，如发病率、死亡率、患病率、病死率等；⑦对人群中发现的特殊病例或综合征作描述性报道；⑧中医证型分布与疾病发生的关系等等。在立题的时候要考虑到课题的必要性，即与人群的健康有重大关系的选题或与医学科学发展有影响的课题；考虑其可行性，即课题的实施已具备文献、材料、设备、研究人员等基本条件，并可通过努力申请课题经费，进一步争取必要的条件支持；考虑其科学性，即中医科研选题的科学性，主要看是否以中医药理论为依据，设计是否符合生物学及统计学原理，实验方法是否先进可靠。科学性关系到科研的成败，必须深思熟虑。

2. 查阅文献。

3. 成立假说及研究目标。

4. 制定研究方案。

研究方案是指导研究进行的"图纸"。一般在研究方案中应明确下列问题：①研究对象、样本及样本含量；②所需资料的种类；③收集资料的方法；④统计分析方法；⑤主要评价或研究指标；⑥研究中主要偏倚的防止；⑦研究的进度及经费预算；⑧研究所需的人力、物力及必要的条件。

5. 设备购置及人员培训。

（二）执行阶段

1. 预试验研究

主要是检验研究计划的可行性。

2. 收集资料

据研究目的和选题的不同，资料的收集方法不尽相同。一般有调查法、文献法和试验法。

（1）文献法

是利用现有的第一手或第二手资料，如人口普查、生命统计、疾病、病历、统计年鉴、调查报告、记录、期刊、报纸、专著、通讯等进行资料收集。除作为某些研究课题收集资料的方法外，文献法是任何研究选题所必须采用的方法。

（2）试验法

是在研究课题的要求和需要下，设计试验，对研究对象进行观察、记录，取得所需资料。

（3）现场调查

是流行病学研究和社会医学研究的常用方法。它是根据所需要的信息设计调查表格或选用统一的量表，通过信访、访谈等方式，获得资料。现场调查也是社区卫生服务医学研究常用的方法。

（三）总结阶段

1. 整理分析资料

整理分析资料是对所收集的资料进行审核，补充不完整的部分，剔除不真实、不合要求的部分，并按分析资料的要求进行分类。若需计算机处理，则进行编码录入。用研究方案中设计的方法进行统计分析，得出研究结果。

2. 解释结果

描述研究结果的含义、意义、应用前景，从正面解释阳性结果、阐述研究成果，并从反面指出研究存在的不足、分析解释阴性结果，建议进一步的研究方向和内容。

3. 论文的写作和发表

研究论文的撰写是科研工作的最后一道，也是十分重要的工序。其目的是总结研究工作的发现，上升到理论高度，用于指导医疗实践；同时通过论文的会议交流或正式发表，使更多的医学同行能共享研究的经验和成果，推动医学科学的发展，并为医学知识的宝库增添财富。

第 十 章

社区中医药卫生服务

1999 年国务院 8 部委下达的《关于发展城市社区卫生服务若干意见》明确指出："社区卫生服务是社区建设的重要组成部分，开展社区卫生服务是各级政府的一项重要职责"。同时又指出："社区卫生服务机构要积极采用中医药、中西医结合与民族医药的适宜技术"。2002 年国务院 10 部委印发的《关于加快发展城市社区卫生服务的意见》也提出：根据居民需求，大力开展中医药、民族医药的适宜技术，进一步深化社区卫生服务的内涵。天津、浙江、山东、上海等省市率先开展了这项工作，探索建立了中医药参与社区卫生服务的运行模式，所采用的中医药适宜技术普遍受到社区居民的欢迎。

中医药是中国传统文化之瑰宝，具有独特优势和丰富的科学内涵；中医传统的服务方式与现代社区卫生服务要求十分相似，符合当前医学模式由单纯生物医学模式向生物-心理-社会医学模式的转变。中医历来注重社会环境、心理环境，强调"天人合一"的整体观念，重视中医辨证辨病相结合，从而对社区居民的常见病、慢性病、老年病等更具优势。此外，中医诊疗技术的简、便、验、廉的特点，适合社区医疗服务，可明显降低治疗费用，提高卫生服务效益。长期以来中医药在社区有着深厚群众基础，深受欢迎，符合低收入、高效益、低成本、广覆盖的要求。

第一节　社区中医药卫生服务概述

一、社区中医药卫生服务的定义

社区中医药卫生服务是以社区卫生服务网络为基础，在中医全科理论指导下，发挥中医药的优势和特色，将中医药知识、理论与技术充分运用到社区卫生服务各个环节中，为社区群众提供方便、优质、价廉、可及的中医健康照顾。社区中医药卫生服务是具有中国特色的社区卫生服务模式的核心内容之一。

社区中医药卫生服务符合中国的国情，其特色可具体表现在以下方面：①适合中国的经济发展水平；②贯彻落实社区卫生服务和中医药工作方针，将社区中医药卫生服务纳入政府的社会经济发展规划之中，成为社区卫生建设的重要组成部分；③把社区中医药卫生服务纳入基本医疗保险；④把社区中医药卫生服务与初级卫生保健、群众性的卫生运动结合在一起；⑤社区卫生服务功能中充分体现中医药特点、发挥中医药特色和优势，积极参与社区医疗、预防、保健、康复、健康教育和计划生育指导工作。

二、社区中医药卫生服务的发展历程

中医学是我国特有的医学理论与实践体系，也是中华民族传统文化的重要组成部分。在中华民族五千年的发展史中，中医学在诊治疾病、保护健康方面，发挥了极其重要的作用。

历史经验已经证明，在促进卫生资源配置和提高居民健康水平方面，要发挥中医药传统服务的优势，规模集中的医院服务与小型甚至个体的分散式服务提供相结合，促进中医进社区、进家庭，同时为了适应居民已经形成的对大医院的信赖，合理设置不同类型中医机构的服务功能与服务范围，既要加强中医院和西医院中医科的建设，也要制定政策措施，促进中医进社区，进一步扩大基层中医药服务的规模，充分利用现有的中医资源，建立和完善中医服务网络，实现中医的医院服务、社区服务、个体服务相结合、相协调的服务提供方式。

在国家推开社区卫生服务的同时，社区中医药服务也应运而生。国务院1997年10月提出"改革城市卫生服务保健体系，积极发展社区卫生服务，逐步形成功能合理、方便群众的卫生服务网络"的决策。

1997年，在济南召开了《全国社区卫生服务工作现场研讨会》，天津市红桥区人民政府作了社区中医药卫生服务的书面交流。

1999年~2001年，上海市闸北区卫生局在上海市卫生局指导下，开展了《中医药融入社区卫生服务中运行模式探讨》的课题研究，内容涉及社区中医药卫生服务的整体框架、服务模式、规范服务内容、运行机制、补偿渠道、中医全科人才培养等。山东中医药大学在中医专业下开设了全科医学方向，开始探索中医全科医学人才培养模式，2001年该专业被列为山东省教育厅试点专业，形成了有中医特色的培养方案、师资队伍和实践基地。

2003 年 8 月，国家中医药管理局与卫生部、民政部联合印发了《创建全国社区卫生服务示范区活动实施方案》。2003 年 10 月 1 日起实施的《中华人民共和国中医药条例》明确指出中医药是社区卫生服务的一个主要内容。

2004 年 2 月，吴仪副总理在全国中医药工作会议的讲话中指出"社区卫生服务具有综合、便捷、低廉、持续的特点，治疗的疾病以慢性病、老年病为主，中医药在这方面有着鲜明的优势，在社区卫生服务中具有广阔的发展前景"。2004 年 7 月初，国家中医药管理局在上海召开了"全国社区中医药卫生服务工作座谈会"，来自全国 31 个省（市、自治区）的代表参加了座谈会，10 个单位的代表介绍了各自开展社区中医药卫生服务工作的经验。同年，中医药特色社区卫生服务示范区创建工作启动，两年内在全国范围建立了 25 个示范区，为社区中医药卫生服务打下了坚实的基础。

2005 年底，上海市卫生局在全国率先成立社区中医药卫生服务专业研究机构"上海市社区中医药卫生服务研究中心"。

2006 年 2 月，国务院印发《关于发展城市社区卫生服务的指导意见》，进一步明确了发展城市社区卫生服务的指导思想、基本原则和工作目标，提出了一系列行之有效的政策措施。2006 年上半年以来，中编办、发改委、人事部、财政部、卫生部、劳动保障部、中医药管理局等部门先后制订了 9 个配套文件，为加快推进城市社区卫生服务工作提供了有力的制度保障。其中卫生部、中医药管理局印发的《关于在城市社区卫生服务中充分发挥中医药作用的意见》，对资源配置、完善服务、人才培养等方面作了具体规定。

当前社区中医药卫生服务工作中主要存在以下问题：①对社区中医药卫生服务的地位和作用认识不足；②相关支撑政策和条件不够，如对社区中医药卫生服务的投入不足，经费筹集渠道不畅等；③社区中医药卫生服务的机制不够完善；④提供的社区中医药卫生服务数量较小，与社区居民的需求不相适应；⑤从事社区中医药卫生服务的人员数量和素质与服务要求不相适应。

三、发展社区中医药卫生服务的基本原则和目标

（一）基本原则

坚持中西医并重，突出中医特色，充分发挥中医的优势与作用；坚持以社会需求为导向，不断拓宽中医服务领域，提高中医服务能力；坚持在城市社区卫生服务

网络建设中合理配置和充分利用中医药资源，完善社区中医药服务功能；坚持因地制宜，分类指导；点面结合，稳步发展。

（二）工作目标

到 2010 年，社区卫生服务机构应能够提供设施齐备、人员配备合理、服务功能完善、服务水平有较大提高的中医药服务，基本满足社区居民的需求。东中部地区地级以上城市和西部地区省会城市要根据本地区经济发展水平和社区居民的需要，加快社区中医药卫生服务的发展。

四、发展社区中医药卫生服务的重要意义

随着 21 世纪的到来，世界人口老龄化程度加深，老年病、慢性病成为危害人们健康的主要因素。随着医源性、药源性疾病的增加，以及环境污染和生态失衡的困扰，人们逐渐认识到化学药品的危害，一个回归自然、返璞归真，热衷于传统疗法，崇尚使用天然药物的潮流逐渐形成。中医药对老年病、慢性病具有很好的疗效，并且副作用小，已越来越成为社区卫生保健、康复、防病、治病的理想途径。

中医的诊疗技术简便、方法灵活，中医资源丰富，成本相对低廉，适合社区医疗活动，对于解决医药费用增长过快的问题，减轻国家负担，可以发挥巨大作用。长期以来中医药在社区有着深厚的群众基础，利用中医的适宜技术进行社区卫生服务，既受欢迎，也符合低收入、高效益，低成本、广覆盖的要求。

中医药在社区卫生服务中有广阔的天地，有得天独厚的优势，丰富了社区卫生服务的内涵。中医理论对人体健康与疾病及其防治的阐述能很好体现"生物–心理–社会"医学模式，从而有效地指导了社区医疗的实践。

第二节　社区中医药卫生服务的管理

一、社区中医药卫生服务现行的运行方式

社区中医药卫生服务主要依托已有的社区卫生服务网络，以与中医医院多种形式的联合协作机制为支持，以中医门诊部、中医个体诊所等为补充。据 2006 年国家中医药管理局的有关统计显示：全国 95% 的地级以上城市、86% 的市辖区和一批县级市开展了城市社区卫生服务。目前全国已设置社区卫生服务中心 3400 多个，社区

卫生服务站近 12000 个。各地卫生和中医药行政管理部门依托已有的社区卫生服务网络，统计显示目前 91.8% 的社区卫生服务中心设有中医诊疗室，67.0% 的社区卫生服务站设有中医诊疗室。目前我国主要有以下几种社区卫生服务模式。

（一）四级网络模式

此种约占 30%，指在三级医疗网健全的城市，通过区医疗中心、街道社区卫生服务中心、居民委员会的社区卫生服务站和家庭构成社区卫生服务的双向网络，是现阶段理想的运作模式、合理的卫生资源配置和畅通的绿色服务通道，是社区卫生服务的发展方向。在上海市、区一级成立医疗中心和疾病控制中心或形成医院集团；195 所地段医院全部进行功能转换，建成社区卫生服务中心，中心进行组织结构改革，将原来街道（地段）医院繁多的业务行政科室整编为"二部一室"、"三部一室"或"四部一室"的格局；中心下设社区卫生服务站，通过站点进入家庭。

（二）三级网络模式

我国中等城市一般无一级医院，社区卫生服务直接由二、三级医院在社区建点，即二、三级医院社区卫生服务科（全科医疗科）、社区卫生服务站和家庭。这种模式的优势是能用最好的医疗资源为社区居民提供服务，双向转诊能成为现实，最大问题是缺少区域卫生规划，卫生资源不能得到合理配置。

（三）家庭病床网络模式

家庭病床是中国较早的社区卫生服务模式，20 世纪 80 年代，卫生部在天津市召开了家庭病床现场会，推广这种服务方式。部分中小城市，往往由二、三级医院将延续的家庭病床科直接伸向社区家庭。实际上，这也是二级服务模式。这种模式的优势也是能用最好的医疗资源为社区居民提供服务，双向转诊能成为现实。但服务内容单调，"六位一体"的综合性服务不能到位。

二、社区中医药卫生服务的基本内容

在开展社区中医药卫生服务中，社区卫生服务机构要充分发挥中医药的特色优势，开展中医药预防、保健、康复、计划生育技术服务、健康教育和常见病、多发病的诊疗服务。

1. 预防服务

充分发挥中医药特色和优势，积极参与传染病的预防工作，在公共卫生突发事件中发挥中医药的优势和作用；开展常见病、多发病、慢性病中医药防治一体化的服务；开展中医治未病工作；运用中医理论与技术，参与健康指导和行为干预；建立有中医特点的居民健康档案。

2. 医疗服务

提供基本的中医医疗服务，在门诊、病房、出诊、家庭病床等工作中运用中医理论辨证论治处理社区的常见病、多发病、慢性病；推广运用安全、有效、价廉的中医药适宜技术，如中药、针灸、推拿、火罐、敷贴、刮痧、熏洗、穴位注射、热熨等中医药治疗方法；提供中成药和中药饮片，满足开展中医药服务的需要。

3. 保健服务

制定有中医药内容的适合社区老年人、妇女、儿童等重点人群以及亚健康人群的保健方案，并组织实施；开展具有中医特色的养生保健工作。

4. 康复服务

运用中医药方法结合现代理疗手段，开展中医康复医疗服务。

5. 健康教育

运用多种形式，宣传中医药防病、保健知识，能够提供有中医药内容的健康教育。

6. 计划生育咨询以及技术指导

运用中医药知识开展优生优育、生殖保健和孕产妇保健的咨询及指导。

三、社区卫生服务中心的中医科室设置

社区卫生服务中心必须开设中医诊室，有条件的应设置中药房，配备一定数量的中药饮片、中成药，配置常用的中医药诊疗设备；社区卫生服务站要配备一定数量的中成药，有条件的可配备一定数量的中药饮片，并配置常用的中医药诊疗设备。2003 年发布的《全国中医药特色社区卫生服务示范区建设标准》要求：社区卫生服务中心中成药品种不少于 80 种，中药饮片不少于 250 种，社区卫生服务站中成药品种不少于 50 种或中药饮片不少于 200 种。社区卫生服务机构的中医门诊量不低于总门诊量的 30%；社区卫生服务机构的门诊中医科室中医治疗率不低于 85%。

四、社区中医药卫生服务的配置

（一）人员编制

原则上社区卫生服务中心的人员编制为每万名居民配备 2 ~ 3 名全科医师、1 名公共卫生医师。每个社区卫生服务中心在医师总编制内配备一定比例的中医类别执

业医师，至少有 1 名中级以上任职资格的中医类别执业医师；社区卫生服务站至少配备 1 名能够提供中医药服务的执业医师。全科医师与护士的比例，目前按 1 :1 的标准配备。其他人员不超过社区卫生服务中心编制总数的 5%。具体某一社区卫生服务中心的编制，可根据该中心所承担的职责任务、服务人口、服务半径等因素核定。服务人口在 5 万居民以上的社区卫生服务中心，核编标准可适当降低。社区卫生服务中心的人员编制应结合现有基层卫生机构的转型和改造，首先从卫生机构现有人员编制中调剂解决，同时相应核销有关机构的编制，要充分利用退休医务人员资源。

（二）房屋设置

中医科室应相对集中，区域独立。中医各类诊室每间不得少于 9 平方米，中医治疗室（针灸、推拿等）不得少于 12 平方米；独立设置的中药房不得少于 12 平方米；煎药房不少于 10 平方米，且周围 20 米以内无环境污染源；病床的设置、应符合相关规定。

（三）设备设置

应配备电针仪、磁疗仪、针灸针、火罐、梅花针、汽化热疗仪、中药灌肠治疗仪、中药离子导入治疗仪、中药熏蒸治疗仪、中药雾化治疗仪、按摩治疗床、牵引床等 5 种以上中医诊疗设备。

中医各诊室配备诊疗基本用具（如诊台、诊床、听诊器、血压计、脉枕等）；中医各科配置相应的专科常规诊疗设备（如妇科的妇科检查床、窥阴器等；骨伤科的牵引器、小夹板等）；药房配备相关设备（如饮片柜、量具、煎药机等）；消毒供应室应配备高压消毒锅。

五、社区卫生服务机构与中医医院的关系

社区卫生服务机构与中医医院（含中西医结合、民族医医院）之间是合理的分工协作关系。通过社区卫生服务机构与二级及以上中医医院和（或）二级及以上综合医院中医科建立的双方协作关系，建立和完善集业务指导、技术支持、人才培养、双向转诊、科研合作与指导等分工合理、协作密切的新型城市医疗卫生服务体系和具有可持续性的中医医院支持社区中医药服务的长效工作机制，形成"小病在社区，大病进医院，康复回社区"的就诊新格局，逐步提高社区中医药的服务能力和管理能力，提升社区中医药服务质量和水平。

（一）双向转诊

社区卫生服务机构与中医医院或二级及以上综合性医院中医科签订双向转诊协

议，即成为双方的定点转诊医院。双向转诊分为：上转，即社区卫生服务机构的病人转至二级及以上中医医院和（或）二级及以上综合性医院中医科；下转，二级及以上中医医院和（或）二级及以上综合性医院中医科的病人转至社区卫生服务机构。

（二）人才支援

中医医院或二级及以上综合性医院中医科选派具有丰富临床经验、中级职称以上的中医药人员，定期到社区卫生服务机构对口支援，主要形式有短期岗位支援、长期岗位支援、特殊岗位兼职服务等。

（三）人才培养

中医医院利用自身的技术优势，通过进修学习、师承传授、业务讲座、短期进修班、专题培训班等形式，有针对性地对社区中医药技术人员开展中医药基本知识、基本技能、适宜技术培训。

（四）科研合作

中医医院和（或）二级及以上综合性医院中医科与社区卫生服务机构建立中医药、中西医结合课题科研合作，指导社区中医药科研课题的申报和研究工作。社区中医药人员合作参与由二级及以上中医医院和（或）二级及以上综合性医院中医科开展的中医药、中西医结合研究课题，共同开展课题研究。

第三节　社区合理用药

一、中药合理运用的意义

当今我国社会年龄结构老年化严重，社区卫生服务对象中老年病日渐增多，加以医疗技术及治疗手段的发展，由此而延长了慢性疾病患者的生存期，诊断技术的发展更使新发现的疑难病日趋复杂。而由于化学合成药物开发期长、在新药制造过程中可能对环境造成污染、在新药应用过程中可能带来药源性疾病等问题，当今世界主流医药界对传统医学重新进行评价和认识，冀望从中开发出更有效、廉宜的新的治疗药物。与此同时，由世界卫生组织（WHO）主导的对于健康的观念也开始从单纯关注生物体本身，发展到同时关注心理和社会环境在内的复合因素对生物体的影响，而这种观念的突破恰恰与古老的中医学整体观、辨证观、动态观理论不谋而合。中药的实用性、有效性、安全性在我国经过几千年的医疗实践，证实其具有适应多样性疾病、作用缓和、相对安全的优点，日益得到医生和患者的接受，大量的中成药被广泛运用于临床、新的中成药品种不断被开发使用、新的中药剂型不断被推出，中药的开发研究与推广应用在国际上也日益受到关注和重视。虽然中药自身具有显著的优势，但由于中西医在基础理论和对药物认识上的差异，以及科学技术日新月异的发展，合理用药问题在中药的应用中也日益突出。随着中药制剂的运用日益广泛，其安全性也日渐受到关注，特别是马兜铃酸致肾毒性事件，其所引发的中药毒性问题广受世人关注，有关中药运用过程中所发生的不良事件的报道日益增多，因而合理用药也受到临床医生及患者的高度重视。

针对日益严重的药物不良反应，世界卫生组织于 1985 年在肯尼亚首都内罗毕召开的合理用药专家会议上提出了合理用药的定义。合理用药（rational use drug，RUD）是指安全、有效、经济地使用药品。构成合理用药的基本要素是安全性、有效性和经济性，也即患者接受的药物必须适合临床诊断、治疗的需要，药物剂量必须符合患者的个体化要求，而且疗程适当，药物费用对患者及社区应较为低廉。因此，合理的处方必须具备：适当的适应证、适当的药物、适当的患者、适当的信息、适当的监测。我国于 2004 年 3 月 4 日正式发布实施《药品不良反应报告和监测管理办法》，其对药品不良反应的定义是："药品不良反应（adverse drug reaction，ADR）是指合格药品在正常用法用量下出现的与用药目的无关的或意外的有害反应。"该定义规定构成 ADR 必须同时具备 3 个条件，即：①药品必须合格，假冒伪劣药品及其他质量不合格的药品造成人身伤害不包括在内；②正常用法用量，若不严格符合药品说明书的规定，或不遵守医生的正确医嘱，不正常、不合理的用药不在此例；③发生了有害反应，而且这种有害反应与治疗目的无关或出乎意料。

中医理论认为，中药的治疗作用在于以药物的偏性来纠正疾病导致的人体阴阳偏盛、偏衰。中药的运用，必须以中医理论为指导，在辨证的基础上，合理运用中药的四性五味等偏性来纠正机体阴阳气血之"偏"，从而达到治愈疾病的目的；反之，只会令偏者更偏，不但达不到治病的目的，还会产生各种不良后果。在古代中医曾将中药的这种偏性称为"毒"，西周时期的《周礼·天官》记载："医师……掌医之政令，聚毒药以供医事"，将所有用于治病的药物均称为"毒药"。中医正是利用中药的这种偏性来治疗疾病，《素问·异法方宜论》曰："其病生于内，其治宜毒药"。中医还认为，不但药物有偏性，人的体质也有偏性，甚至日常的食物也各有偏性，过食也有可能损及人体正气，导致疾病发生。如《素问·五常政大论》所述：

"大毒治病，十去其六；常毒治病，十去其七；小毒治病，十去其八；无毒治病，十去其九；谷肉果菜，食养尽之，无使过之，伤其正也。"《素问·脏气法时论》曰："毒药攻邪，五谷为养，五果为助，五畜为益，五菜为充。"王冰注："药，谓金玉土石草木菜果虫鱼鸟兽之类，皆可以祛邪养正者也。然辟邪安正，惟毒乃能，以其能然，故通谓之毒药。"明代医家张景岳对药物的偏性与"毒"的含义作了进一步辨析："药以治病，因毒为能。所谓毒药，是以气味之有偏也……是凡可辟邪安正者，均可称之毒药。故曰毒药攻邪也"。偏性作为药物的性能，作用于人体从而起到以偏纠偏的治病作用。中药的这种"毒性"是中药药性理论的核心组成部分，与中药性能理论中的四气、五味、升降浮沉、归经等理论同为指导临床用药的基本原则。环境因素对人体也会造成偏性的影响，《吕氏春秋》认为"天生阴阳，寒暑燥湿，四时之化，万物之变，莫不为利，莫不为害"。因此，人体必须适应环境的偏性，以趋利避害。依据偏性的理论，对不同个体的体质进行分类，并指导用药。《素问·五常政大论》中指出："能毒者以厚药，不胜毒者以薄药"。张介宾在《类经·疾病类·五脏病气法时》中说："药以治病，以毒为能。所谓毒者，因气味之偏也，盖气味之偏，药饵之属也，所以祛人之邪气"。对中药的各种偏性的认识是通过历代医家无数次的观察、口尝身受得来的，经实际体验逐步认识其治疗作用及毒副作用，并进而有意识地加以利用，逐步形成中药的理论体系。西汉《淮南子·修务训》记载："神农……尝百草之滋味，水泉之甘苦，令民知所避就，当此之时，一日而遇七十毒。"我国现存最早的本草文献《神农本草经》对药物的药性及毒性进行分类："药有酸、咸、甘、苦、辛五味，又有寒、热、温、凉四气，及有毒无毒。"将其所载的 365 味药物，依照有毒无毒、补虚或祛邪等不同属性分为上中下三品："上药一百二十种，为君，主养命以应天，无毒，多服、久服不伤人，欲轻身益气、不老延年者，本《上经》。中药一百二十种，为臣，主养性以应人，无毒、有毒，斟酌其宜，欲遏病补虚羸者，本《中经》。下药一百二十五种，为佐使，主治病以应地，多毒，不可久服，欲除寒热邪气、破积聚愈疾者，本《下经》。"中药治病的基本理论在于：疾病的实质是由于各种致病因素所引起的人体阴阳气血、脏腑功能的偏差，而每种药物都具有各自的偏性，药物之所以能够治病，就是利用其偏性来祛除病邪，消除病因，协调脏腑功能，纠正阴阳气血的偏盛偏衰，使机体功能恢复正常。

二、中药合理运用的方法

（一）中药饮片的合理使用

中药饮片的合理使用应始终贯穿于中药运用的各个环节，从医师的诊疗开始，进行诊查、辨证、立法、组方、用药、调配剂量及确定疗程等；通过药师复核药物的配伍及剂量、用法，准确进行配药调剂，并指导患者正确煎煮、按时服药，嘱以饮食、劳逸、情志等宜忌以发挥药物应有的疗效。

1. 辨证用药、合理组方

中药处方是依照中医理论为指导，按"理、法、方、药"的总原则对证立法、依法拟方。唐代名医孙思邈认为："夫为医者，当须先洞晓病源，知其所犯。以食治之。食之不愈，然后命药，药性刚烈，犹若御兵，兵之猛暴，岂容妄发？发用乖宜，损伤处众，药之投疾，殃滥亦然。"中药之所以对人体有不同的治疗调节作用，是由于各种药物具有各自的药性。因此处方用药，必先熟悉其药性。归纳起来，中药有寒、热、温、凉、平四气之分，有辛、苦、甘、酸、咸等五味之别；既有升、浮、沉、降等作用趋向性，又有脏腑归经之导向性；有的药峻猛有毒，有的药力缓平和。依照辨证结果，结合病位、病性，参照各种药物的作用特点，进行合理的组方，以祛除体内的病邪，或纠正失衡的阴阳，调畅紊乱的气血，调补脏腑的功能，达到调节改善或改变机体体质之目的。

各种药物均有其偏性，依照中医理论指导合理运用药物的偏性来治疗疾病，并可通过合理的配伍来平衡药性，使之达到调节人体阴阳偏胜的治疗目的；同时通过配伍还能降低其对人体的不良作用。《神农本草经·序例》指出："若有毒宜制，可用相畏、相杀者，不尔，勿合用也"。因此，配伍是合理应用中药的主要手段，通过配伍能增强疗效，相反如配伍不当则易引起不良反应。

2. 用量得当、使用得法

临证处方，决定中药饮片用量的因素是多方面的，主要包括：①药物因素，如药材质量、药材质地、药材性味、饮片炮制、有毒无毒等，因为有些中药的作用活性与用量有关，如甘草1～3g能调和药性，5～15g能益气养心，但如果大量服用，或少量长期累积服用，可导致出现水肿、低血钾、血压升高等不良反应。2005年版《中国药典》对所有中药饮片都作了严格的用量限定。②患者因素，包括体质、年龄、性别；病证虚实、病程长短、病势轻重。如对于病情急、重者，使用常用剂量无异于杯水车薪，于事无补，此时必须用重剂方可控制病情或驱邪外出，如《疫疹一得》中清瘟败毒饮的石膏用量达180～240g；③药物相互作用因素，如用途、配伍、剂型等；④季节、地域因素等；⑤医生因素，如知识结构、临床用药经验、用药习惯等。中药用量依据多样化，增大了用药的随意性和不确定性。某些药材资源紧缺，野生药材已不能满足临床用药的需要，使得大量的引种栽培品供给市场，为了得利，药农过量地使用化肥和农药，更将一些生长年限不足的药材采挖上市，或在非采收季节采收药材，致使药材中有效成分含量减少，药材质量下降。中药质量的改变，可影响中药的效价，进而影响医生临证处方时的决策。如果由于药材质量下降而盲目加大处方用药剂量，则会进一步加大药材的供需矛盾，造成药材资源的巨大浪费，使得原本紧缺的药材资源更趋紧缺，同时促使药农只着眼于提高种植药材的产量，而忽视药材的质量，如此恶性循环，不但扰乱医药市场的健康有序发展及药材资源的可持续利用，还加重了患者的经济负担，使得看病难的问题越来越严重。

中药饮片的用量与临床疗效关系密切。新版《中药学》（新世纪全国高等中医药院校规划教材）对中药用量的定义是：指干燥后的生药，在汤剂中成年人一日内用量。临床上中药剂量的使用，不如西药处方那样严格，如有的医师习惯用蛤蚧1对、蜈蚣2条、白花蛇1条等不合规范的剂量单位。应该按规定规范处方剂量单位，使用以克为单位的计量标准。

另外，中药饮片的用量与西药用量的不同还表现在，同一味药，由于配伍及剂量的差异而发生功能主治及临床疗效的差异，甚至起相反作用。如解表药的用药目的虽在于发汗，但不宜过汗，取遍身微微汗出即可达到腠理开、表邪随汗外出的目的。如部分中药性味较薄，作用平缓，用量可略大。体虚不足之证，多非小剂量药物所能奏效，常需较大剂量并长时间应用方可取效。贵重、稀有药品或毒副作用较强者，多有严格的用量限制，临床多用于治疗急、危、重症或难治之症。

无论体内还是体表给药，如果每次均按常量给药，机体对药物的吸收量与单位时间内给药次数成正比。若每日用药次数适宜，即可达到既祛邪治病又不会损害人体的要求。当然，如果用药次数减少，虽不会毒害人体，但也达不到有效治疗目的。反之，如果增加每日用药次数，可能增加体内的血药浓度，一旦超过人体的最大耐受，可以造成对人体的毒害。

3. 煎煮得法、服用相宜

徐灵胎在《医学源流论》中说："煎药之法，最宜深讲，药之效不效，全在乎此"。可见饮片的使用首先在于正确进行煎煮。历代医家均很重视煎煮方法对药效的影响。《伤寒论》虽然惜墨如金，却常常对所列方剂各药在该方中的质量要求、煎煮要求及服用方法进行详细说明，如麻黄汤虽只有四味药，但其煎药方法用了十几个字的脚注。

（1）煎药器具

传统的中药煎药器具多选用砂锅，因其导热均匀，化学性质相对稳定，保温性能好，而水分蒸发量小，宜于煎煮中药，但也存在孔隙和纹理多，易吸附各种药物成分而窜味的缺点。此外，一般家庭还通常选用陶瓷、搪瓷、玻璃器皿等煎药，这类器皿化学性质也较为稳定，不会与中药有效成分起化学反应。目前，社区卫生服务机构和药店普遍采用不锈钢的自动煎煮装置，不锈钢器皿具有受热快、耐酸、耐腐蚀等优点，而且化学性质稳定，是理想的煎药器具。煎煮中药不宜用铁器、铜器，因为这些材料化学性质活跃，在煎煮过程中易与中药饮片所含的多种药物成分发生化学反应。铝锅因为不耐强酸、强碱，在煎药过程中可析出铝离子，也不宜作为煎煮器具。

（2）浸泡

浸泡有利于使药物的有效成分充分析出，但浸泡的水温不同可影响药物成分的析出效果，从而影响疗效。含挥发油、苷类及维生素类多的饮片如厚朴、肉桂等以冷浸为宜，以免析出的有效成分在煎煮时随着水蒸气挥发掉；而含淀粉、蛋白质类等一些高分子成分多的饮片如花粉、淮山药、茯苓等用温水浸泡比冷浸更容易浸润和膨胀，有利于有效成分煎出。但是需要注意的是不宜用开水煎煮干燥的植物饮片，因为生物的外层组织细胞骤然受高热冲击会立刻凝固、紧缩，尤其是细胞壁上的蛋白质可形成一层不可逆性的变性层，阻止水分的渗入，致使组织内部的成分难以溶解析出，这样药物成分就不能有效地释放，严重地影响药物有效成分的利用率，药效势必降低，影响治疗效果。浸泡的时间一般以40~50分钟为宜，并根据药物组成的不同及气温适当增减，如质地较重、坚硬的饮片浸泡时间可稍长，气温高则浸泡时间可稍短，气温低可稍长。由于中药材在采收、炮制及储存过程中可能沾染泥土、灰尘等杂质，在煎煮之前可略加冲洗，但中药成分中含有的糖和苷类等溶于水的物质可能在此过程中有所丢失。另外，添加蜜、酒、醋等辅助材料加工炮制的中药，用水洗后会影响炮制的作用而降低药力。

（3）水量

通常首煎加水量取浸泡后淹没饮片2~3cm为度，另外还须根据火候、煎煮时间以及为达到治疗目的的预期服用量进行增减，而二煎液面可取与饮片表面相平。也可以依据下面的公式计算加水量：首煎加水量（ml）=吸蓄量×饮片总量（g）+预期得药量（ml）+蒸发系数×煎煮时间（min）。其中砂锅煎药吸蓄量为2.0ml/g；蒸发系数为13.1ml/min。首煎与二煎加水量按7 :3分配。

（4）火候及时间

李时珍在《本草纲目》中说："凡服汤药，虽品种专精，修治如法，而煎煮者鲁莽造次，水火不良，火候失度，则药力亦无功"。火候可分武火、中火、文火三种，用于祛邪的药物一般宜武火，而滋补类的药物一般宜文火慢煎。有些药物根据其药性及用法，对煎煮有一定的要求。如矿物、动物贝壳、化石类饮片其有效成分不容易溶出，煎药前要充分粉碎并先煎30分钟；此外，有毒性中药如川乌、草乌、附子等，久煎可以使其毒性降低，保证用药安全有效，多要先煎30～60分钟以上。而解表类、芳香化湿类中药久煎可使其药效成分大量散失，故宜在其他药物煎煮一定时间后，再将这些药物入锅同煎5～10分钟。其他如大黄先煎、同煎其功效不同，应按治疗目的决定煎煮时间。人参、鹿茸、羚羊角等贵重药物，因药量极小或价格昂贵，若与其他药同煎，其药效成分容易被其他药物的药渣吸附而降低疗效，故必须另行煎服。阿胶、鹿角胶、龟板胶、鳖甲胶、蜂蜜、饴糖之类黏性较大而容易溶解的药物，若混煎容易粘锅，影响其他药的煎出率，因此可用煎好的高温汤液直接冲使之溶化，或另行加温烊化再兑入煎好的药液中服用。消食药如谷芽、麦芽、鸡内金等，主要有效成分是其中所含的活性物质，如谷芽中的淀粉酶、转化糖酶、蛋白质分解酶等，这些物质不耐高温，若煎煮会使酶的活性降低而影响疗效；而鸡内金中的胃激素，能促进胃腺分泌，但易受高热破坏，所以这些药物宜用生品或微炒后冲服为佳。

有些药物如花粉、孢子类及细小种子类药物的颗粒疏水性强，表面张力大，不能与水充分接触而浮于水面，不利于药物有效成分析出；而含淀粉、黏液质较多的药物，同煎容易粘锅糊化、焦化；有些药物如旋覆花、枇杷叶等附有绒毛，容易脱落混入汤液中，服用时可刺激咽喉引起不适，有些药物易溶于水，如灶心土、五灵脂、蚕砂、柏子仁霜等，易使汤液浑浊，药渣难以分离等等。这些药物均需包煎。

煎药过程中可搅拌2～3次，以破坏药物之间的凝胶屏障；汤药煎好后应及时滤取药汁，如果放置时间过长，药汁可被药渣吸附，从而影响药液的品质和疗效；如果发生药液熬干甚至糊锅，可致药性改变，不能服用。

（5）服药时间

《本草纲目》中认为："病在胸膈以上者，先食后服药，病在心腹以下者，先服药而后食，病在四肢血脉者，宜空腹而在旦，病在骨髓者，宜饱满而在夜"……"攻邪当选经气最旺时，补虚当候经气最虚时"。说明服药应根据不同疾病及药物的性质，确定最佳用药时间，以提高疗效和减少不良反应。一般每剂汤药分早晚两次服完，间隔4~8小时；或分三次服完，以维持体内有效血药浓度。具体服药时间可参考以下原则：①补肾药宜在下午或晚上服用；②滋阴养血药宜入夜服用；安神类药则宜在睡前服，以利入睡；③驱虫药和泻下药多宜空腹服用，此时胃肠空虚，药液能较快地到达病所产生作用；④理气和胃药宜空腹服，以利药物直接作用于胃体，充分发挥药效，而消导药宜在饭后服，可延长药物在胃肠滞留的时间；⑤大剂苦寒药或对胃有刺激的药物也应在饭后服用，以减少药物对胃的刺激性。

中药汤剂大多由多味中药配伍组合而成，在煎煮过程中，各种化学成分之间可发生各种化学反应而产生沉淀物，如鞣质、蛋白质、生物碱和苷类等物质与有机酸相遇后均可生成新的难溶于水的化合物，从溶液中析出，产生沉淀。如果药液放置时间过长，甚至过夜，产生沉淀物就越多，相应的有效成分就会减少，这些沉淀物还可能导致不良反应。

（6）冷服与热服

根据疾病的寒热性质不同，以及治病用药的寒温药性法则，注意中药的冷服与热服，不但可以提高药物的疗效，还可减少药物的不良反应。中药煎好后，一般多采用温服，但如外感风寒感冒者就需热服，以助发汗，增强疏散风寒之效；高热邪实患者，往往使用清热解毒、通腑泻下的凉性中药，则多需冷服以助药性。如含巴豆的煎剂宜冷服，不宜与热粥、开水等温热饮食同进，否则可加剧其泻下作用。中医用药强调整体观念，人体内外环境的辩证统一，有"用温远温"、"用寒远寒"之说，用药时须顺应自然气候与地理环境。

4. 正确对待中药不良反应

对中药不良反应的发生应有正确的认识，既要慎重对待、积极防治，也不能风声鹤唳、草木皆兵。中医学对中药毒性的认识历史悠久，《淮南子》记载"神农尝百草，一日而遇七十毒"。将药物的毒性进行分类：无毒为上品，有毒为中品，多毒为下品。中医学的"七情"，"十八反、十九畏"，"君、臣、佐、使"等配伍理论和药材炮制理论、经验，都同增强疗效、减少不良反应有密切关系。

中药不良反应是指在中医理论指导下，用于预防、治疗或改善人的生理功能而给予正常剂量的中药所出现的与用药目的无关的或意外的有害反应。中药制剂不良反应的临床表现涉及神经、循环、消化、呼吸、泌尿、血液、皮肤等各个组织系统。

其中，以皮肤过敏反应和消化、神经系统损害为多见。

评判中药不良反应应按卫生部 ADR 监测中心制定的原则和标准进行评判，应有明确记录的相关用药史，药物不良反应的临床表现及实验室检查异常程度应与所用中药制剂有因果关系。根据其关联性评价、强度进行分级：出现药物不良反应后，再次使用同样药物又出现同样症状者视为"肯定"，未再使用者视为"很可能"，以此两级确定药物不良反应。

（二）中成药的合理使用

对中成药的合理运用是指在中医药理论指导下的辨证论治，并综合考虑患者的年龄、性别、体质等因素，做到合理选方用药。

1. 明确组成、对证用药

在社区使用中成药时必须熟悉所用药物的药理作用及用药方法与禁忌、不良反应，避免滥用药物，这就要求社区医生应加强业务学习，努力提高自己的专业素质，提高临床合理用药水平。中成药的使用在我国得到迅速的发展和运用，发展空间广阔。中成药的组方也是以中医基本理论为指导的，所以中成药的选用也必须体现中医辨证用药的特点。准确辨证是正确应用中成药的前提：一种疾病可以有不同证型，而一种中成药往往仅适合于某一个证型。中西医学分属两种不同的理论体系，使用截然不同的方法论，其临床诊疗过程的思维方式也截然不同。西医临床诊断重视"辨病"，而中医临床诊断则是"辨证"的过程，因而中成药的使用强调"对证用药"。证与病之间存在着本质的差别，如果用现代医学的治病思路来使用中成药，重病不重证，必然达不到药物应有的疗效，甚至会产生不良后果。

2. 合理选择剂型

在保证临床疗效的前提下，通过使用适宜的剂型可以充分发挥中药材有效成分的药理作用，并稳定疗效，方便临床使用，减少中药材资源的浪费，缓和药源紧缺的状况。因此，在选药过程中，必须先明确诊断，确定证型，提出恰当的治疗法则，并依据该治疗法则选择恰当的中成药剂型。如果单凭药品说明书的适应证用药，很可能导致中成药的盲目滥用。社区中成药剂型的选择，应该首选口服。由于静脉注射给药方法可增加临床用药不安全因素，当今国际上倡导口服给药，控制注射途径给药，WHO 已将注射剂人均用药次数作为评定合理用药的重要标准之一。因此，能够口服者尽量不使用注射剂型，能肌肉注射者则不使用静脉注射。

3. 正确使用中成药剂量

大部分西药的用量是根据病人的体重来计算的，而目前大部分中成药的剂量标准不明确，使用说明书中关于用药剂量的内容常常过于简单，导致临床医生对给药的剂量不易把握。在中成药的使用过程中要特别注意剂量问题，超量使用及盲目增加给药浓度、频次、疗程均是造成药源性疾病的重要原因。如果给药剂量严重不足，不仅会影响药物的治疗效果，使患者的病情得不到及时的控制、治疗，从而延误治疗时机，而且超剂量或超疗程给药，可能带来严重的后果，导致药物不良反应的发生甚至出现医疗事故。如大剂量、长时间地使用含有生物碱类的药物是极其危险的，含有罂粟成分的药物如使用疗程过长，同样也会造成不良的后果。

4. 掌握中西药联用有效原则

随着中西医结合发展步伐的加快，中药药理学研究的深入开展、研究成果的开发和临床运用日渐成熟，中成药制剂日益增多，在临床上中西药联用的情况也日益广泛，各类中西药联合组方的复方制剂也日渐增多。越来越多的临床和药理实验证明，合理的中西药联用具有提高疗效、降低毒副作用、减少不良反应、扩大适应证范围、缩短疗程、促进机体早日康复等特点，并能取得单独使用中药或西药所不能取得的疗效作用。但是，不合理的中西药联用，也有降低药物疗效、产生毒副作用或引起药源性疾病甚至致死的可能。因此，合理联用中西药具有十分重要的临床意义。中西药的配伍不是机械地相加，而是有理论、有原则的结合，必须符合中药使用的辨证立法原则，符合药物使用的适应证，避免违反药理配伍的禁忌。

通过中西药联用提高临床疗效、降低毒副作用及不良反应，如清热解毒类中药具有抑菌作用，能增强对青霉素耐药金黄色葡萄球菌的抑制作用，在抑制耐药菌体蛋白质合成上有协同效应，在与广谱抗生素增效剂 TMP 联用后，可使其抗菌活性增强，疗效比单纯应用 TMP 好。常用抗肿瘤化学药物在治疗过程中，常常在杀灭癌细胞的同时对机体的正常细胞也产生一定的杀伤作用，并降低细胞和体液的免疫功能及耐受力，对长期接受化疗的患者尤为严重。据药理研究，部分中成药如补中益气汤等对抗肿瘤药所致的肾上腺皮质和骨髓功能的抑制有一定的保护作用，并能增强抗肿瘤药的抗肿瘤活性，减轻消化道不良反应，改善和延长肿瘤患者的生存期和生存质量。

不合理的中西药联用，可能影响药物中各成分的溶解度、药理活性，或生成新的化合物，或产生拮抗作用，从而降低疗效或增加不良反应。如银杏叶片可以使地高辛的血药浓度升高而增加中毒的危险；参麦饮、乌梅丸等富含有机酸，如与磺胺类药物合用会使乙酰化后的磺胺溶解度降低，在肾小管内析出结晶，阻塞和损伤肾脏，引起血尿；含有汞的中成药如朱砂安神丸、冠心苏合丸等与具有还原性西药联用，可致汞离子被还原产生汞沉淀，从而刺激肠壁引起药源性肠炎。

（三）老年人、儿童的用药特点

1. 老年人的用药特点

随着年龄的增加，老年人用药的机会比年轻人要多，老年人各器官生理功能和代谢能力逐渐降低，其药物不良反应发生率比正常人高 3 倍，因此，安全有效是老年人合理用药的目标，为此应注意以下问题。

（1）明确诊断，合理用药

老年人用药前必须明确诊断，权衡利弊，确定是否需要用药。有些疾病如更年期综合征，若能做到均衡膳食、生活规律、适当锻炼可不药而愈。但有些疾病如高血压、糖尿病需长期服药，因此明确诊断、对症下药，并确保用药安全有益，才能改善症状，提高老年人的生活质量。

（2）因人而异，注意用药剂量

老年人肝肾功能减退，应用一般成人剂量可能出现较高的血药浓度和毒副作用，也可能因个体差异应用普通剂量无效。如地高辛，成人剂量易使老年人出现中枢障碍或严重的心脏毒性（如心律不齐、房性传导阻滞和窦性停搏等）。因此，老年人除维生素、微量元素及消化酶等药物可用成人剂量外，其他药物应采用小剂量的原则，必要时可以逐渐加量。一般常规剂量为成人剂量的 1/4 ~ 1/3，用药时间视病情及个体反应而定。

（3）避免多种药物同服

老年人往往同时服用多种药物，不少人还中西药合用，为此，在用药前须了解同服各药之间有无不良或有利的相互作用。老年人用药一般不能超过 5 种。多药同服不仅加重患者的经济负担，而且易导致药物不良反应的发生，出现皮疹、恶心呕吐、思维混乱、功能丧失、生活能力降低。有统计资料表明，单种药物不良反应发生率为 10.8%，如同时服用 6 种药物不良反应发生率上升到 27%。故应视病情的轻重缓急先后论治，以减少药物不良反应的发生。

（4）掌握正确的服药方法

老年人掌握正确的服药方法不仅能提高药物的疗效，还能避免由于服药方法不正确而导致的副作用。如内服药片或胶囊时，至少应用半杯温开水（约 250ml）送服，水量过少药片易滞留在食道壁上，既刺激食道，又延误疗效，服药的姿势以站立最佳，如病情较重，亦应坐直身体，吞下药片后约 1 分钟再躺下。此外，有的药片不宜嚼碎或压碎，有的药片则需要嚼碎或打碎后服用，都必须按说明书使用。对一些控释片、缓释片以及肠溶片等均不应打碎后服用。

（5）注意用药后监测

首先要了解老人的药物过敏史，尤其是在使用同类药物时更应谨慎，并留心观察用药后全身变化，如皮疹、瘙痒、红斑、头晕、无力等，一旦出现严重反应，应立即停药就医。对于易发生毒副作用的药物，应定期监测患者的肝肾功能、电解质与酸碱状况以估计药物代谢产生的影响，并据此调整药物剂量，对某些药应尽可能做血药浓度监测，如地高辛、利多卡因等。此外，应密切观察病情，了解患者感受。

2. 儿童的用药特点

（1）胎儿期用药特点

胎儿不能成为直接的用药者，但很多药物能够通过胎盘屏障，由于大部分药物自身的性质和胎儿生理及代谢功能不健全等诸多因素，致使胎儿中毒或致畸。20世纪60年代初发生的反应停事件令人触目惊心。迄今，对妊娠期绝对安全的药物还很少，因此应尽量减少妊娠期用药，杜绝滥用。

（2）新生儿、婴幼儿期用药特点

胎儿娩出后28天内为新生儿期，生后1个月至1周岁为婴儿期，2～3岁为幼儿期。此时的小儿正处于生理和代谢过程迅速变化的阶段，其生理特点是体格生长显著加快，各器官功能渐趋完善。由于该时期生长发育迅速，特别要密切注意药物通过不同机制影响儿童的正常生长发育。婴幼儿对药物的毒性或过敏反应不一，可以是明显的，也可以是不明显的。因此，要警惕药物对中枢神经系统的毒性。例如氨基糖苷类对婴幼儿很难反映出药物早期中毒的指征，一旦听神经受损，多成聋哑，造成终身残疾。这一时期主要是哺乳期，也要注意药物通过乳汁进入婴幼儿体内产生的后果。婴幼儿的给药途径仍以静脉滴注为优，因可直接获得较高的血药浓度，便于控制病情，肌肉、皮下注射因其局部血液循环不足，易造成吸收不完全。

（3）儿童期用药特点

儿童期包括学龄前儿童和学龄儿童，年龄从3～12岁。此时的儿童随着体内内分泌的改变，发育速度加快，第二性征开始出现，进入青春发育早期，因此对影响神经、骨骼发育和内分泌的药物特别敏感。如长期服用中枢神经抑制剂可造成中枢神经及智力的损害；长期服用类固醇皮质激素可造成骨质疏松，影响儿童的生长；喹诺酮类药物的动物实验表明，此类药可影响幼狗软骨的发育，虽在人类尚无实验证明，但可引起关节肿痛，故在儿童中不主张使用。在这一时期，还需注意药物是否会对儿童听力、注意力、营养吸收等造成影响。

三、社区药品管理

（一）加强用药监测

尽管我国对中药品的应用及其毒性的认识历史悠久经验丰富，但是由于历史认识的差异及科技水平、技术条件的限制等原因，至今对中药不良反应的认识依然停留在宏观认识上，同现代对药品 ADR 的认识存在较大差距，因此，必须对强化中药不良反应的监测，建立有效的监管机构。为了保障人民安全有效用药，我国自从1988 年开始建立 ADR 监测试点工作以来，逐步建立全国性的专业监测体系，但由于人力、财力及技术条件仍十分薄弱，仍不能充分有效地监管和监测防范 ADR。因此，应当大力加强国家级 ADR 监测机构的组织建设，并且把社区中药的不良反应监测这个具有我国 ADR 监测特色的工作置于应有的重要位置，不断强化中药不良反应的监测力度，完善中药不良反应的监测制度和规范，以便更好地防范中药不良反应，促进中药现代化发展建设，为中医药走向世界医药市场、造福人类打下基础。

（二）建立和完善药品不良反应报告制度

《药品管理法》规定，发现可能与用药有关的严重不良反应时，相关单位必须在24 小时内向药品监督管理部门和卫生行政部门报告。而目前我国药品不良反应监测的模式尚不完善，药品不良反应的报告几乎 99％ 是由医务人员上报的，完全忽略了制药生产企业这一主体，这与国外相比还存在很大的距离。因此，漏报率高是目前我国药品不良反应监测工作中存在的主要问题。政府、企业和患者对中药不良反应的观念都必须转变，正确认识中药不良反应，并由各地药监部门、医院临床、药品生产企业共同承担药品不良反应的监测工作，以完善药品不良反应的监测模式，及时反馈中药不良反应信息，减少漏报率。

（三）社区药师的指导和监督

由于医药行业的发展迅速，上市新药层出不穷，临床上使用的通用名相同而商品名不同的药物屡见不鲜，医生难以及时、全面掌握新药的相关知识，迫切需要药师的协助。社区药师可通过及时收集掌握新药信息，定期发布，让医生及时了解药物知识，减少不合理处方的产生。

通过开展药物咨询服务可有效沟通医师、药师、护士以及患者之间的关系。处于调配窗口一线的社区药师，不仅负责患者用药的供应与保障，还要接受来自医、护、患的各种咨询，包括药品的名称、适应证、规格、用法、用量、适用人群等一般信息，以及药物的作用特点、不良反应、与其他药物的横向比较等专业信息。在给药途径、时间与剂量控制等方面为临床医师提出恰当建议，协助社区医师合理选药，告知患者用药目的，以及如何使用及注意事项、禁忌证等，帮助患者掌握如何注意避免药物不良反应，出现哪些情况应及时停药及就诊等基本知识，使患者具备简单的自身用药监护能力，以便发现问题及早救治，避免进一步药源性损害。

社区药师对在发药时审核处方发现的不规范用药应及时与医师联系，及时订正，有利于防范不合理用药情况发生；充分了解患者病情及用药情况，给予用药的合理建议，以避免或减少联合用药带来的不良反应；对有特殊使用要求的药物应主动告知患者，严格把握用药时间，说明用药注意事项及服药时的饮食禁忌。为患者提供个体化的合理用药指导，从而最大限度地提高药物疗效，减轻患者的经济负担，更好地解决老百姓"看病难，看病贵"的问题，让用药者能够充分从药物治疗中获益并最大限度地减少药害，防止不良事件的发生。

（四）指导处方药与非处方药的使用

药品是整个医疗服务的物质基础，是医生防病治病的主要手段之一。国家把药品分为处方药与非处方药，进行分类管理。所谓处方药是指需经过医生处方才能从药房或药店得到并要在医生监控或指导下使用的药物。国际上通常用 Prescription Drug. 表示，简称 R.（即医生处方左上角常见到的 R.）。处方药一般包括：①刚上市的新药，对其活性、副作用还要进一步观察；②可产生依赖性的某些药物，如吗啡类镇痛药及某些催眠安定药物等；③药物本身毒性较大，如抗肿瘤药物等；④某些疾病必须由医生和实验室进行确诊，使用药物需医生处方，并在医生指导下使用，如心血管疾病药物等。非处方药（over the counter drug，OTC）是指消费者不需要持有医生处方就可直接从药房或药店购买的药物。这些药物大都治疗以下症状：感冒、发烧、咳嗽、消化系统疾病、头痛、关节疾病、鼻炎等过敏症状。根据安全程度，非处方药又分为甲类和乙类两种。甲类的安全性稍差，必须在药店出售，标识为红底白字；乙类的安全性是药物中最好的，除了药店，还可在药监部门批准的宾馆、商店等处零售，标识为绿底白字。

非处方药的实施不仅为国家节约大量的医疗保健资源，而且由于非处方药多数价格低廉，提供的药品项目种类繁多，可为患者节约大量的时间和医疗支出，已经成为患者容易接受的自我治疗手段。非处方药具有安全、有效、使用剂量受到严格控制等优点，但并不意味着使用这类药物就不会发生不良反应。虽然随着人民群众文化素质的提高，医学科普知识的增加和自我保健意识的不断增强，普通消费者实施自我药疗的选择范围不断增大，但由于专业知识及治疗经验的不足，很容易出现不合理用药，由此发生药物不良反应和药物相互作用危害的机会依然存在。实施药品分类管理后，大众对用药知识的需求愈加迫切，开展社区药学服务与合理用药更显重要，这也为药学服务提供了广阔的发展空间。

表 10-1 　　　　　　　　　　处方药与非处方药的主要区别

类别	处方药	非处方药
疾病诊断者	医生	患者自我识别，自我选择
取药凭据	医生处方	不需处方
主要取药地点	医院药房	药店（甲类）；超市（乙类）
剂量	较大	较小，剂量有限定
服药天数	长，医嘱指导	短，有限定
品牌保护方式	新药保护、专利保护期	品牌
宣传对象	医生	消费者
广告	不可上广告	批准后，可上大众媒介或广告

第四节　社区中医药卫生服务的质量评价

一、社区中医药卫生服务质量评价的概念

中医药卫生服务进入社区，在保健、疾病诊疗、慢性病管理、急性传染病疫情控制等方面发挥重要的作用。总的说来中医药卫生服务可分为投入、过程和产出三大部分，每一部分都涉及人、财、物、时间、信息等要素的投入，因此中医药卫生服务质量涉及的范围很广。目前对中医药卫生服务质量及其评价还没有统一定义，参照 WHO 提出的及国外很多专家比较推崇的从卫生服务消费者的角度对卫生服务质量的定义，社区中医药卫生服务质量定义有两种：一是中医药卫生服务质量是卫生服务部门及其机构利用一定的中医药卫生资源向居民提供中医药卫生服务以满足居民明确和隐含需要的能力的总和；二是卫生服务消费者获得的实际中医药卫生服务与其所抱的期望之间的差距（中医药卫生服务质量=消费者实际获得服务质量-消费者期望获得的质量）。

这样，中医药卫生服务质量评价的定义也有两种：一是对卫生服务机构开展的各项中医药卫生服务活动满足居民明确和隐含需要的能力的各个特性进行分析，从而对所开展的中医药卫生服务活动满足居民各种需要的程度做出判断的过程。二是

对中医药卫生服务消费者获得的实际中医药卫生服务与其所抱期望之间的差距的衡量和分析的过程。

二、社区中医药卫生服务质量评价的过程

社区中医药卫生服务质量评价是卫生服务质量管理中非常重要且贯穿始终的工作，工作的重点就是运用一切可获得的信息或可行的方法来评价中医药社区卫生服务的完成情况，更重要的是能指出其存在的困难和薄弱环节，接下来的工作重点就应该放在整个卫生服务链上的薄弱点。中医药卫生服务质量评价其实是一个计划-实施-检验-评价-计划的循环过程。

（一）评价设计

理论上讲卫生服务质量的评价可以在卫生服务提供过程的任意时间进行。但是考虑到对评价结果进行全面的分析还需要结合多方面的信息，因此评价不应该是一个突然的事件，而应该对整个评价工作进行完整的设计，包括评价人员的选择、调查指标的筛选、调查方法及实际操作方案的设计等等。

1. 评价人员的选择

按照评价人员与调查对象联系的密切程度可以将其分为"内部评价人员"和"外部评价人员"。"内部评价人员"通常指的是社区卫生服务中心（站）内的工作人员，由于其对调查对象的运行、管理以及相关影响因素等诸多方面都非常熟悉，而且了解调查对象在卫生服务中存在哪些固有问题和实际解决问题的可行性方法，所以评价将更为全面，但某些人因为情感因素的关系评价可能具有一定的主观偏倚。"外部评价人员"通常指的是与调查对象的关联不大，没有直接利益冲突的其他机构的工作人员或者社会义务调查员，这些评价人员往往能对卫生服务质量做出更为客观的评价，但可能缺乏对服务中很多具体环节的运行和管理问题的深入了解，而使评判有失全面。所以为了得到对卫生服务质量客观公正的评价，应该根据评价目的的不同和评价过程的实际需要，选择具有相关技术资格的合适的卫生服务质量评价人员。

2. 调查指标的筛选

指标信息的来源很广，Roemer 教授在关于初级卫生保健的卫生服务质量的报告中提出卫生服务质量评价信息的 6 大来源：①家庭调查；②常规报告；③临床记录；④直接观察；⑤病人的随访；⑥实验室检查。家庭调查主要通过直接入户或者电话调查的方式对家庭成员所获得卫生服务的质量进行调查。常规报告指在日常卫生服

务管理过程中的常规统计数据或报表，如疫苗接种报表、业务量及其收入报表等，是非常容易的一种信息收集方式。临床记录是指临床诊疗或试验中通过仪器来获得的数据资料、影像学资料等。直接观察指通过观察表情、体征的外在状况，或者程序的操作过程等获取信息。病人的随访指通过对曾就诊的病患的跟踪调查获取资料。实验室检查是指通过实验室仪器的测量来获取信息的方法。除此之外随着网络技术的发展，通过网络来收集多方的文献资料，或者通过网络在线与有卫生服务需求的人直接联系等信息收集方法也开始得到广泛的运用。

在以上信息基础上，进行指标筛选时，通常要遵循以下原则：①重要性，所选指标是较为公认的重要而实用的指标，能反映某一方面的情况；②有效性，所选指标能确切反映评价目标的内容和实现的程度；③特异性，所选指标有其特点，能从一定角度有针对性地反映某个方面的信息而不能被其他指标所取代；④敏感性，所选指标灵敏，区别力好，能迅速鉴别事物的变化水平；⑤代表性，所选指标包含的信息量大，能在一定程度上反映其他指标的信息；⑥可靠性，所选指标真实可靠，能准确反映实际情况；⑦可获得性，即可操作性，所选指标容易获得，能尽可能利用常规登记报告资料。到目前为止，相关研究以首先考虑指标的重要性和可操作性为最主要的筛选原则。卫生服务质量评价信息指一切可用于进行有目的的卫生服务质量管理的数据和信号。可通过文献研究法、系统分析法、专家讨论法、现场调查法、专家评判法、数理统计法等进行指标筛选。在实际工作中，社区卫生服务评价领域多采用专家评判法，即权重确定的方法。德尔菲法（Delphi 法）是确定指标体系研究中权重确定的主要方法。德尔菲法最常用于确定指标的权重系数。其核心是通过几轮函询征求专家们的意见，并将每一轮的意见都进行汇总整理，作为参考资料再寄发给每位专家，供专家们分析判断，提出新的意见，如此多次反复，意见逐步趋于一致，得到一个比较一致的且可靠性较大的结论或方案。目前德尔菲法是社区卫生服务评价体系研究中被广泛采用的一种方法。

3. 调查方法及实际操作方案的设计

在评价的设计阶段选择对评价和评价结果的分析处理方法也是相当重要的部分。概括的讲卫生服务质量评价方法可分为定性评价方法和定量评价方法两大类。两类评价方法各有所长。定性评价方法可设计的评价内容几乎没有限制，因此评价面较广，但由于其往往是某个人或某些人的主观意见，而且由于思维的发散性，评价的结果难于进行处理。定量评价方法可以用数据客观地衡量出某些卫生服务质量的情况，但是由于指标毕竟有限，所以评价较为局限。因此目前都提倡将定性与定量方法有机地结合起来，更有利于发现质量问题，提出处理对策。

（1）定性

主要有专题讨论、开放式问卷调查、专题研讨会等方法。专题讨论法是指选择与某卫生服务有关的各方面利益相关人员，进行分组讨论得出某服务质量优劣的评价的方法。开放式问卷调查是通过设计开放式的问题，采用问卷调查的方式获得对卫生服务质量评价的方法。专题研讨会议通过聘请相关领域的专家进行座谈会的方式对调查的结果进行评价，或者通过专家们直接到现场考察进行质量评价的方法。通过这些方法分析质量评价对象的利益相关因素，提出评价结论。

（2）定量

①统计学方法：统计学方法中用得比较多的综合评价法有3种。层次分析法，即依据德尔菲法对各项指标制定权重，按实际服务情况给每项指标打分，对打分结果应用层次分析公式计算评价结果后进行排序；加权秩和比法：即先对实际服务情况进行编秩经过相关回归分析得到线性回归方程，利用方程计算综合评价之后进行排序；模糊评价法，即建立模糊关系矩阵，依权重与模糊矩阵复合运算，得到综合评价矩阵，再进行归一化处理，得出评判结果。

②经济学方法：主要研究成本投入与效益产出之间的关系。包括疾病的成本最小化分析，如测定不同医疗措施的费用，假定这些措施效果基本相同，选择最经济、费用最小的方案。如假定对无并发症的胆结石病人，腹腔镜下摘除胆囊和开腹手术效果相同，则选择费用较小的腹腔镜手术。成本-效果分析，即分析费用消耗后产生的结果，可用达到每单位结果所需的费用或每单位费用达到的效果来表示。如晚期肾衰竭病人可用血液透析或肾移植来治疗，假设病人的生存期都是20年的话，前者每延长一年寿命需8万元，而后者则为4万元，显然肾移植的经济价值要优于肾透析。成本-效益分析，即在比较两种不同的医疗措施时，因为产生的结果不同，不能作成本-效果分析，这时可将效果转化成货币单位来表示，以效益和成本的比值来衡量，所采取的医疗措施是否合算。假定某地区在针灸、中药及体育器材等方面投入100万元作为肥胖人群的减重投入，在20年后由于体重下降所导致的高血压、糖尿病和心血管疾病减少，由此节约的医疗费用（直接费用）及生产能力损失的减少（间接效益）为1000万，则减重计划的效益成本比为10，是非常有经济效益的卫生投资。值得注意的是卫生服务质量除了衡量一定的投入和已经获得的经济上的收入以外，还应该预测由卫生服务质量产生的社会效益所可能带来的潜在的卫生服务市场及其收益。

③社会学方法：这种评价方法不以卫生服务的实际提供情况为依据，而是单纯的根据卫生服务的对象，即患者或者卫生服务的消费者的主观感觉，通过量表将这种主观感觉进行量化，表达服务对象的满意程度以及由此来反映卫生服务质量的优劣。目前主要有 SERVOUAL 量表以及在其基础上进行修改的加权 SERVQUAL 量表、SERVPERF 量表和加权 SERVPERF 量表等。

（二）评价实施

完成了评价设计工作、组织好了评价人员后就要开始实施具体评价了。在正式调查之前最好进行一次小范围的预调查，特别是如果正式调查要耗费相当大的人力和物力的情况下，开展小范围的预调查可以及时发现评价设计难以发现的潜在的弊端，避免资源的浪费。

（三）质量促进

评价不是最终目的，只是达到目的的手段。卫生服务质量评价的最终目的是为了促进卫生服务质量的改善和提高。所以要将评价的结果充分加以利用，作为制订质量改进措施的决策依据。最初的评价结果应作为后期评价的基准线，服务的提供者或管理者应该将前一次评价结果作为前提，制订下一轮质量评价的计划以及在下一轮评价开始之前卫生服务质量应该达到的目标水平。

参考文献

1. 吴春容. 全科医学概论. 北京：华夏出版社，2000

2. 杨秉辉. 全科医学概论. 北京：人民卫生出版社，2001

3. 顾湲. 全科医学概论. 北京：人民卫生出版社，2001

4. 顾湲. 全科/家庭医学概论. 北京：科学出版社，2001

5. 梁万年. 全科医学导论. 北京：中国协和医科大学出版社，2005

6. 梁万年. 全科医学概论（第2版）. 北京：人民卫生出版社，2007

7. 梁万年等. 全科医学基础. 北京：人民卫生出版社，2008

8. 杨文秀. 社区居民健康档案（试用）. 北京：北京大学医学出版社，2008

9. 王新华. 中医药高级丛书–中医基础理论. 北京：人民卫生出版社，2001

10. 孙广仁. 中医基础理论. 北京：中国中医药出版社，2002.

11. 张其成. 中医哲学基础. 北京：中国中医药出版社，2004

12. 王旭东. 中医养生康复学. 北京：中国中医药出版社，2004

13. 王琦. 中医体质学. 北京：中国医药科技出版社，1995

14. 王琦. 中医治未病解读. 北京：中国中医药出版社，2007

15. 王庆其，唐伟奇等. 内经选读. 北京：中国中医药出版社，2004

16. 王育杰. 中医养生学精华. 桂林：广西师范大学出版社，2007

17. 王育学. 亚健康状态. 南昌：江西科技出版社，2002

18. 杨军，翟德春. 医学伦理学. 辽宁：辽宁大学出版社，1998.

19. 冯泽永. 医学伦理学（第2版）. 北京：科学出版社，2006

20. 杜治政，许志伟. 医学伦理学辞典. 郑州：郑州大学出版社，2004

21. 杜慧群，刘奇. 护理伦理学（第2版）. 北京：中国协和医科大学出版社，2005

22. 黄津芳等. 护理健康教育学. 北京：科学技术文献出版社，2001

23. 曹培琳等. 常见病的中医预防. 北京：中医古籍出版社，1992

24. 李孟智．家庭医学与家庭医业管理．台湾：哈佛企业管理顾问公司，1988

25. 肖正平．中医教育与全科医学．中医教育．1995：255~56

26. 王均乐．等．建设有中国特色的全科医学服务体系．中国农村卫生事业管理．1993；2：7~10

27. 阮乃辉．浅论初级卫生保健与全科医学．中国农村卫生事业管理．1997；4：35~36

28. 余延芬，孙立虹，王少锦等．试论全科医学与中医预防学．河北中医药学报．2003；（19）11~13

29. 荆鲁．治未病理论浅谈．中医杂志．2002；43（5），397

3. 洪雷，冼华．中医"治未病"的理论研究．中国中医基础医学杂志．2007；13（2）：92

31. 王洪蓓，傅延龄．中医诊断对于认识亚健康状态的意义．湖北中医杂志．2006；28（5）：30~31.

32. Smith R. Medicine's core values. British Medical Journal. 1994；309：1247~1248